Perfect Health

乔普拉讲阿育吠陀

［美］迪帕克·乔普拉◎著　　耿丹◎译

海南出版社
·海口·

Perfect Health

Copyright © 1991,2000 Deepak Chopra M.D.

Originally published by Three Rivers Press,trademark of Random House Inc.

版权合同登记号：图字：30-2017-085 号

图书在版编目（CIP）数据

乔普拉讲阿育吠陀 /（美）迪帕克·乔普拉著；耿
丹译 . -- 海口：海南出版社，2019.12（2024.3 重印）
书名原文：Perfect Health
ISBN 978-7-5443-9035-4

Ⅰ . ①乔… Ⅱ . ①迪… ②耿… Ⅲ . ①医疗保健 – 研
究 Ⅳ . ① R197.1

中国版本图书馆 CIP 数据核字 (2019) 第 261190 号

乔普拉讲阿育吠陀
QIAOPULA JIANG AYUFEITUO

作　　者：［美］迪帕克·乔普拉
译　　者：耿　丹
责任编辑：张　雪
执行编辑：于同同
封面设计：吉冈雄太郎 ©Yoshioka Yuutarou
责任印制：杨　程
印刷装订：河北盛世彩捷印刷有限公司
读者服务：唐雪飞
出版发行：海南出版社
总社地址：海口市金盘开发区建设三横路 2 号 邮编：570216
北京地址：北京市朝阳区黄厂路 3 号院 7 号楼 101 室
电　　话：0898-66812392　010-87336670
电子邮箱：hnbook@263.net
经　　销：全国新华书店
出版日期：2019 年 12 月第 1 版 2024 年 3 月第 3 次印刷
开　　本：787mm×1092mm　1/16
印　　张：19.75
字　　数：290 千
书　　号：ISBN 978-7-5443-9035-4
定　　价：49.80 元

前言

　　《乔普拉讲阿育吠陀》第一版自出版问世至今已近十年，而这期间世界发生了翻天覆地的变化。十年前，人们的理念还只停留在如何获得健康而不是如何避免疾病上，当时我们所关注的是利用天然手段来激活人体内在的康复体系，我们认为人体是一个由能量和信息构成的庞大网络，而不仅是生理学意义上的冰冷的人体解剖学结构图。而如今，我们看到这些概念已经逐渐融进了现代健康、疾病和生死理念之中。《美国医学会期刊》最新调查显示，目前40％的美国人会定期接受非传统医学治疗，可见他们的健康观念已经超出了传统的人体唯物论；超过2/3的医学院也已增设替代医学（由西方国家划定的常规西医治疗以外的补充疗法）课程。另外，患者对更多治疗方式的需求也与日俱增，越来越多的保险公司和健康保护组织会承担整体医疗护理的项目费用。

　　科学界也一改往日坚决抵制和冷嘲热讽的态度，对替代医学进行了认真研究。搜索国家图书馆的医学数据库，你会发现有4万余册关于替代医学的书籍，仅关于草药医学的图书就超过了1600册。冥想、瑜伽、按摩和营养学正日益成为人们首选的治疗手段，贯叶连翘、银杏和紫锥花也都成了家喻户晓的名词，美国几乎所有的药店都会销售纯天然药物。随着杂志、图书和国际互联网信息铺天盖地地宣传，人们对健康知识的需求也越来越高，他们对自己的健康和幸福越来越关注。或许这对传统医学界是一个冲击，但我却认为人类这种自我发现和自我强大的趋势是促进人类个体健康和群体健康的标志。

在美丽的拉荷亚（La Jolla），我们的乔普拉健康中心为人们创造了一个舒适的治疗环境，这里致力于研究阿育吠陀医学与身心医学，我们制订了一系列适用于普遍健康问题的整体医疗原则并将其应用于实践。我们的"魔幻启蒙"课程会为孕妇及其伴侣提供孕期知识，以保证那些尚未出生的婴儿在胚胎时期就成为受人尊敬的"大人物"。我们还会请来世界各地的专业育婴专家来授课，在他们的帮助下，你一定会"创造"出身体健康、自我意识强大的新生命。

在乔普拉健康中心，还有来自世界各地的身心教育学者，他们在这里接受了有关如何缔造健康生活的培训，即我们的首要课程——身心医学与阿育吠陀医学。目前全世界已有 500 多人获得了中心认定的"原始声境冥想"课程讲师资格，这是一个舒缓压力的课程，可以让人们直接体验到其体内的能量场和自身的创造力。中心还开设了帮助人们回归整体健康的抗癌课程，这对战胜这种具有挑战性的疾病发挥了重大作用，而有关如何应对慢性疲劳、妇女绝经期现象以及盲目减肥的课程已帮助数以千计的人们意识到其身体内部潜在的患癌风险，并让他们自觉地改变了自己的生活方式。在过去十年中，我多次看到本书提供的诸多治疗方法对人们的生活产生了意义深远的影响。

我很高兴能够目睹这些改变，全世界的人对疾病的自我发现能力在提高，我们正在经历一场革命，一场将永远改变我们看待世界和看待自己的方式的革命。永无止境的阿育吠陀医学智慧以及现代最先进的物理学理论将会指引我们进入一个更深层的现实世界，这个世界会让我们相信宇宙是永恒的，是具有无穷无尽的潜能的，我们可以找到治疗和改变自身的通途。这也正是本书的核心思想。

本次修订版还在第一版的基础上做了一些重大改变。我总结了在乔普拉健康中心与患者接触的实践经验，进而提出了一些新的治疗方法，这些方法都被证明是极其有效的。书中还提出了一些具有指导性和目的性的观察和思考方式，可为我们提供直接经验并增强我们预防疾病的意识，以及改变人们对身体的认知方式。我还结合个体细胞、身体组织和器官的不同情况提出了一些微妙的身心治疗方法，让人们意识到发挥"自律"对个人在创造和维持完美健康状态时是非常重要的。我还更新了有关营养学和草药医学等几方面的内容，着重强调整体健康和均衡饮食。当今的人们为了健康滥用营养品，但他们没有意识到最重要的是不能忽视个人健康基数的提升，因此这里就存在一个均衡营养的问题。升华至完美健康境界的阿育吠陀医学饮食是要具备以下特点的：简单、精确和多样性。我在本书中列举了一些新的饮食参考食谱，这些都是从人体科学研究中提炼出来的精华，体现了人类在健康与疾病之间产生的身心交互作用。读者还能看到可以追溯至几千年前的有关健康原则的资料，这些资料通过对人类五大感官的研究比较客观地扩充了保养身体的方法，深入探讨了如何通过复原人类的听觉、触觉、视觉、味觉和嗅觉来唤醒人体的内在治愈能力。本书还会让人们了解环境是人类身体的延展，因此我将介绍几种有趣的运动体操，帮助人们更好地实现内在与外在的融合。总而言之，这版《乔普拉讲阿育吠陀》是一部集实用性、可读性和易学性为一体的好书。

在不断深入研究治愈人类疾病的过程当中，我始终确信真正的健康状态绝不仅仅是一个特殊状态下的实验研究，也绝非简单的身心合一的理想境界。健康从本质上来说是人类意识形态中的更高层次，几千年来，伟大的吠陀先知们早就宣称人类关注自己身体状况的目的就是维持自己作为思想启蒙者的地位。在启蒙阶段，人类的内在参考点从自我转变为精神，并且认识到认知者、认知过程以及认知对象都可以融为一体。时间与空间的界限已不存在，我们会意识到人类是一个极大的生命体，而作为个体的存在只不过是暂时被化了妆的躯壳。这种整体阶段则正是治愈所有疾病的基础，也就是完美健康的境界。而我则非常荣幸能够一路护送你到达这个境界——它其实离你并不遥远。

目 录

第一篇　完美健康境界

阿育吠陀医学饱含了古印度贤人们的集体智慧，它早在金字塔修建前的几个世纪就已出现，并以口口相传的形式传承了一代又一代人。阿育吠陀医学告诉我们生命是如何感应、形成、延展，以至于最终摆脱疾病与老化的控制的。其指导性原则就是精神会对身体产生最深层次的影响，而摆脱疾病的困扰则要依靠身体与自身意识之间的相互作用。人类的意识能够达到平衡，那么身体自然也就会达到平衡。这种意识平衡要远胜于任何一种形式的人体免疫力，它创造的是一个更高的健康境界——完美健康。

第二篇　**人体量子学**

在人类永不休止的自我认知过程中，三大生命能量理论成为一个重要的里程碑，它们让我们可以深入自己身体的内部世界。那是一个集合了所有生命智慧的场所——思想、情绪、动力、本能、希望，以及信仰，而这个内部世界是独一无二的，也是可以被我们所改变的。然而，生命能量不过是自我认知"旅程"中一个"歇脚的小客栈"，在它以外还存在着一个更为深刻和深远的真相。

第三篇　与大自然和谐共存

理想的完美健康境界需要完美的平衡，你的饮食、你的言谈、你的思想、你的举止、你看到的以及你感觉到的，所有能影响你的一切都要达到平衡。或许让你立刻将这些琐碎不同的事物控制得井井有条还不太可能，但是，只要你遵循特殊的体质饮食、运动、日常和季节养生，你就可以调整目前存在于你体内的大部分失衡状态，从而有效防止这些失衡转化成将来的疾病。

第一篇

完美健康境界

　　阿育吠陀医学饱含古印度贤人们的集体智慧，它早在金字塔修建前的几个世纪就已出现，并以口口相传的形式传承了一代又一代人。阿育吠陀医学告诉我们生命是如何感应、形成、延展，以至于最终摆脱疾病与衰老的控制的。其指导性原则就是精神会对身体产生最深层次的影响，而摆脱疾病的困扰则要依靠身体与自身意识之间的相互作用，人类的意识能够达到平衡，那么身体自然也就会达到平衡。这种意识平衡要远胜于任何一种形式的人体免疫力，它创造的是一个更高的健康境界——完美健康。

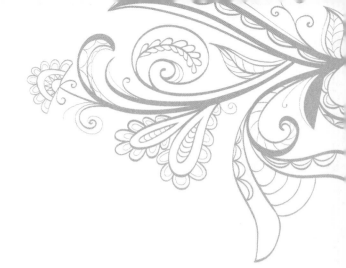

Chapter 1

第一章

一个新境界

　　每个人的身体都可能达到这样一个境界：没有疾病，没有疼痛，身体不会老化或者死亡。一旦达到这个境界，你自身体质的所有弱点就都会消失，甚至可以说，你的身体已经不存在任何弱点了。

　　这个境界就是——完美健康。

　　了解这个境界可能非常简单，但也可能会花费你几年的时间，然而，哪怕只是最肤浅的了解也需要你做出一个巨大的思想改变。一旦达到了这个境界，你先前所固有的想法都会有所改变。你可能会成为一个新个体，一个更加理想和完美的个体，所有的可能性都会开始慢慢发生。本书正是为那些愿意成为新个体的人们服务的，它将成为这些人生活中的一部分，并将永远发挥着作用。疾病产生的原因通常极其复杂，但有一点可以肯定，没有人认为患病是必须的；事实恰恰相反，患病绝对可以避免。我们每天都要接触数以百万的病毒、细菌、过敏原和真菌，而这些"敌人"中哪怕最微小的部分也足以导致疾病的发生。医生们通常会在患者的呼吸道中发现无致病性群生病毒性脑膜炎球菌，而这些细菌只有在罕见的情况下才会"发威"，从而引发脑膜炎这种严重破坏中枢神经系统的致命性传染病。我们当中有许多人的体内都携带水痘病毒，在儿童时期，初次感染后，病毒会休眠并潜伏于人体神经节，当机体受到某些刺激或压迫时，病毒会复发并引起产生疼痛感的带状疱疹，但这种情况的发生可以说是微乎其微的。那么，到底是什么造成了此类疾病的发生呢？至今尚无确切答案，但有人认为这与一种名为"寄生抗性"的神秘因素有关。也就是说，作为细菌宿主的人会莫名其妙地向细菌关闭或敞开"大门"，通常这扇"大门"在超过99.99%的时间里都是关闭的，这也就意味着其实我们每个人都比自己想象的要更接近于完美健康的状态。

在美国，心脏病是导致死亡的最大"元凶"，其病因通常是血液斑块堵塞了心脏的"制氧机"——冠状动脉。当胆固醇和其他沉淀物开始对冠状动脉造成梗阻时，心脏功能就会因缺氧而受到损害。不过心脏病的病因还是因人而异的，以两名患者为例：其中一个人的血管中只存在一小块斑块，却引发了心绞痛；而第二个人的血管中存在大量足以阻塞冠状动脉的大块斑块，可心脏却没有任何不适感。有些人的冠状动脉已有85%被斑块堵塞却可以去跑马拉松，而有些人的血管壁干净通畅却顷刻间被心脏病夺去生命。事实上，最近的研究发现，许多年轻人死于突发性心脏病的原因与传统意义上的冠状动脉堵塞毫无关系。因此，人类抵御疾病的功能具有可变性。

除了自身的机体免疫力以外，我们都还拥有抵抗疾病的强大精神力。我的一名女性患者曾经这样说道："心理学认为，只有完全适应环境的人才可以学会接受自己生病、变老直至最后死亡的事实。从某种程度上来说，这些道理我都明白，但从感情和本能上讲，我并不认同这样的说法。身体上的疾病或病情恶化的事实对于我来说似乎是一个极其严重的错误，我一直希望有人能帮我纠正这个错误。"

这名患者已年近80岁，身体和精神状况都非常不错，当我问她如何看待未来时，她这样说道："或许你认为这很疯狂，但我的确没觉得自己已经变老了，更没觉得我会死去。"这是不是有些不可思议？那些整日认为自己"忙得没时间生病"的人往往拥有良好的健康状态，而那些整日过度担心自己生病的人却总是更容易真的患病。曾有一位成功的电子业主管对我说过，完美健康理念对于他来说极具吸引力，因为它对于目前人类依靠药物抵抗疾病的现状来说是一个富有创造性的解决办法——或许也是唯一的解决办法，他还将完美健康理念比作帮助企业转型的"突破性思维"。

"突破性思维"是一种解决问题的独特方法：首先，你要制订一个超出所有期待和可能性的更高目标；然后再寻找各种办法，努力让这个目标变成现实。这位主管说道："如果人们总是以同样的方式去思考和行动，那么即使他们努力工作，也只能取得5%～10%的成绩。然而，如果想要让成果翻一番，甚至变成10倍，就必须把目标定得更高，这时人们就会想：'好吧，如果想取得更大的成就，我们就必须采用与之前完全不同的方式。'"

"突破性思维"早已广泛应用于美国硅谷的各顶级软件公司。举例来说，如果目前软件新版本的开发需要两年时间，那么下一代产品的开发时间就必须是1年；如果产品生产缺陷率已削减至5%，那么未来的生产原则就必须改为"零缺陷率"。这与如何达到完美健康境界是一样的——既然"零缺陷率"已经成为目标，那么就要想尽办法实现这个目标。在高科技产业，企业花费在修补产品缺陷上的成本是生产零缺陷产品的8～10倍，因此强化"源头质量"，即第一次就做好，要比仅仅追求通过维修而诞生好产品的理念更加适合企业生存。

同样，医学界也是如此。对待疾病，预防要比治疗省钱得多，这无论是在人类学还是经济学范畴都同样适用。一项最近的民意测验结果显示，美国人对灾难性疾病的惧怕胜于任何事物，其中的原因不仅是对痛苦的惧怕，更重要的是他们害怕长期住院所支付的巨额治疗费用。对于许多人来说，死亡远不如让家庭一贫如洗可怕。因此很明显，我们需要一个笃信"源头质量"的治愈方法，并将其应用于每一个人。

※ 前程似锦的新医学——阿育吠陀

对完美健康的了解始于你对完美健康的选择。在你自己看来，你或许是健康的，但那只是你自己看来，完美健康并不仅仅是超出良好健康状态5%～10%的指标，它是一种全新的视角转换，它要彻底转变你无法接受疾病和年老体弱的态度。

我们真的能够相信复杂的人体可以达到"零缺陷"的境界吗？美国国立老年研究所的研究显示，没有证据能够证明饮食、运动、维生素、药物或生活方式的改变可以延长人类的寿命。对一直折磨老年人的变性机体紊乱疾病的预防，如心脏病、卒中、癌症、动脉硬化、关节炎、糖尿病和骨质疏松症等，已较之前取得了可行性的进步，但仍不能保证可以百分之百地防控这些疾病。尽管医学研究员们公开声称他们已在攻克癌症和其他疑难疾病方面取得了重大突破，但就连他们自己对此也并不保持乐观，他们所期望的最佳结果只能是"摸着石头过河"的"渐进式"研究——一步一步地彻底治愈此类疾病。举例来说，据统计，大部分人会随着血液中胆固醇含量的降低而减少心脏病发病率，然而并不能保证个别胆固醇偏低的人可以幸免于难。

想要更加健康，你就需要了解一种全新的知识，一种以更深层次的生命观念为基础的知识。本书就是这种独特的知识领域的体现：一套由预防医学和保健医学组成的全新体系——阿育吠陀医学。这套印度医学已有 5000 多年的历史，"阿育吠陀"一词来源于印度梵文中的两大词根："ayus（阿育）"和"veda（吠陀）"，"ayus"即"生命"，而"veda"的意思是"知识"或"科学"。因此，"阿育吠陀"通常被翻译为"生命科学"，更准确的译法是"有关生命长度的知识"。

阿育吠陀医学会告诉我们生命是如何感应、形成、延展，以至于最终如何摆脱疾病与衰老的控制的，其指导性原则就是精神会对身体产生最深层次的影响，而摆脱疾病的困扰则要依靠身体与自身意识之间的相互作用。人类的意识能够达到平衡，那么身体自然也就会达到平衡。这种意识平衡要远胜于任何一种形式的人体免疫力，它创造的是一个更高的健康境界。阿育吠陀医学饱含古印度贤人们的集体智慧，它早在金字塔修建前的几个世纪就已出现，并以口口相传的形式传承了一代又一代人。乔普拉健康中心现已在此基础上发展了一整套现代阿育吠陀医学理论，将这套经久不衰的古代疗愈方法与最先进的现代科学知识完美地结合在一起。

在过去的 15 年中，我与中心同事共接待了 1 万多名患者，培训阿育吠陀医学理论保健师近 3000 人。在阿育吠陀医学的应用过程中，我们并没有摒弃传统的治疗方式，而是将其扩展，将古代智慧结晶与现代科学，阿育吠陀医学与西方医学结合在一起，并证明了它们是完全可以兼容的。乔普拉健康中心的医生们还针对患者建立了个人病史体系和体格检查制度，凭借客观的检测帮助患者诊断病情。同时我们还注重引导患者向其内在寻找病因，让他们发现其内在的意识平衡状态才是最重要的治疗手段。

✺ 人体量子力学

要理解量子力学是如何在人体中发挥作用的，我们就必须深入研究一下人体本身。根据阿育吠陀医学理论，人的肉体是通往"量子人体"的通道。物理学家认为，构成自然界的基本粒子是量子，而不是原子和分子。量子是物质与能量的最基本单位，最小的原子都比量子至少大 1 千万倍，因此在量子状态下，物质与能量是可以相互转换的。所有量子都存在肉眼看不到的振动——量子鬼波[1]，直至形成物质形态。阿育吠陀医学认为，人体也遵循同样的原理——起初人体以一种强烈但看不见的振动形式存在，即量子波动，直至后来与能量和环境物质粒子的推动力相结合。

人体量子力学是构成人体的基础：思想、情绪、蛋白质、细胞、器官以及我们身上任何可见或不可见的部分。在量子状态下观察人体，你会发现人体一直在向外发送各种不可见的信号，它们在等着你去选择，肉体中会有一个量子脉搏，也会有一个量子心脏在跳动。事实上，阿育吠陀医学认为，人体的所有器官及生理过程都会找到一个相对应的量子形态。

如果不能有效察觉到量子的存在，那么量子人体对于我们来说或许意义不

---

[1] 量子鬼波（ghost of energy）：波动的量子，是微粒子"平动与振动的矢量和"。

大。不过幸运的是，人类的意识还是可以感知到这种极其微弱的振动的，这要感谢人类神经系统令人难以置信的敏感性。一束光线的单光子打在人类视网膜上产生的振动比一粒灰尘落在足球场上还要微弱，然而视网膜上的特别神经末梢——杆状细胞[1]和圆锥细胞[2]却可以有效地感知单光子，然后将信息传递给大脑，从而使我们看到光亮。杆状细胞和圆锥细胞就像两架巨大的射电望远镜，其庞大的组织结构可以收集人体生理存在最初接收的所有信号，然后将光线转变为视觉神经冲动再传导至大脑，使我们可以直接对看到的事物作出判断。

通过研究潜在于人体内部的量子力学，阿育吠陀医学带来了远胜于传统医药治疗效果的医学革命，突破了局限于粗略生理研究的缺陷。这是因为量子状态下的人体要比正常状态下的人体更具"威力"。举例来说，原子弹爆炸就是巨大的量子能量的爆发；而激光则更能说明这个问题，这种与手电筒光没有什么区别的光束将量子振动聚合在一起，从而具备了切割钢铁的能力。

造成这种"威力"爆发的就是量子原则，它揭示了自然界在某种微妙的状态下是拥有无比巨大的势能的。黑暗空洞的星际空间看上去是真空状态的，却容纳着无法想象的巨大能量，足以保证空间每个角落里恒星的正常运转；而只有在被称为"虚能"的量子发生"跳跃式振动"时，星际空间才会爆发出热量、光能以及其他形式的可见性辐射。

我们都知道，燃烧一块木头所释放的能量要比通过核反应堆引爆原子小得多，但我们却忽略了其中包含的一个富有创造性的真相——在量子状态下，制造一个新的物体与破坏一个新的物体一样具有巨大威力。只有自然界可以创造出岩石、树木、星星和银河，但我们整日忙着创造的却是远远比一颗星星还要复杂和宝贵的东西——身体。无论我们是否意识到这个事实，总之所有人都在负责制造自己的身体。多年以前，美国旧金山心脏病专家迪恩·奥尼希博士曾发表过一篇轰动一时的文章，他证明了40位严重心脏病患者事实上完全可以降低其身体内

---

[1] 杆状细胞（rods）：对昏暗光线可做出反应的细胞。
[2] 圆锥细胞（cones）：接收可见光谱中3种不同波长的光，即红、绿、蓝。

日益阻塞冠状动脉的脂肪斑沉积量。他们的血管被逐步清空，新鲜的氧气开始到达他们的心脏，由此缓解了可怕的胸部疼痛，降低了他们患上致命性心脏冠状动脉闭塞以及猝死的风险。

　　奥尼希博士团队并没有依靠传统医药手段或采用外科手术来打通这些患者的血管，而是在治疗方案中加入了简单的瑜伽训练、冥想和严格的素餐饮食。最近，奥尼希博士再次证实了这些基本生活方式的改变可以长期有效地降低心脏病的复发率。那么这些发现为什么会引起轰动呢？这是因为主流医学至今尚不能保证心脏病不再复发。官方医学认为，发生病变的动脉血管一定要遵循其自身的老化过程：无论你怎么想，无论你吃什么，无论你做什么，它总要无情地追随着自己"严酷的命运"，一天天衰弱，一点点恶化，直到最后彻底被阻塞，甚至压断你的心肌。

　　然而，在量子状态下，人体中没有哪个部分是可以独立存在的。当然，动脉血管分子的连接并不是简单地依靠"金属线"，就像银河系中也没有什么可见的线将恒星连在一起一样，但二者却都可以"高枕无忧""天衣无缝"地保持其完整的存在性。这种无法在显微镜下看到的"隐形连接物质"实质上就是量子，没有这个"隐性生理功能"，你的"显性生理功能"就不会存在，它绝不是随意的、混乱的分子组合。

　　阿育吠陀医学认为奥尼希博士在心脏病治疗方面取得的突破性进展同样适用于任何一种人体生理紊乱现象，前提是你要懂得如何利用你的"量子人体"。沉淀在血管壁的胆固醇斑块看起来很顽固，它们就像附着在旧钢管内层的锈斑，但斑块本身却是有生命并且时刻变化着的。与身体其他部分并没有什么不同，新的脂肪分子会从斑块中进进出出，而在氧气和"食物"的滋养下又会有新的毛细血管生成。奥尼希博士的新发现让我们认识到我们可以在身体里"建造"什么，同时也可以"摧毁"什么。一位死于心脏病的 50 岁男子其实之前有很多机会"重建"新的动脉血管，一位患有骨质疏松症的 70 岁老妪也有很多机会"建造"健康的脊柱。事实上我们无法估算到底会有多少这样的机会，因为身体变化的过程是永恒的，但你却完全有可能在几周或几个月内修复一条被破坏的动脉血管或一根病变的脊柱。我们永远都有机会"建造"一个新的身体，那么我们为什么不去"建造"一条健康的血管、一根健康的脊柱甚至一个完美而健壮的身体呢？

古印度吠陀传统医学认为，隐藏于万事万物之中的最基本的力量就是生命智慧。宇宙毕竟不是单纯的"能量场"[1]，也不仅仅是混沌和无秩序状态。我们的世界存在着令人难以置信的精确配合——其中最重要的就是令人惊叹的 DNA——它可以在自然界制造出无穷无尽的生命智慧。正如一位天体物理学家所说的，人类无计划地制造生命，与一场飓风摧毁一个废品站和制造一架波音 707 一样容易。与传统医学相比，当代科学至关重要的改变就是：将生命智慧看作是宇宙中最重要的力量。举例来说，物理学中有一套"人择原理"，它认为自宇宙大爆炸以来，宇宙万物是"自选择"地以人类形式存在的。

而这与我们又有什么关系呢？从整体上看，阿育吠陀医学并不亚于一场技术革命，它是将人体放在量子状态下进行观察，为了达到效果，这需要一些特别的技巧和方法，本书将对其进行详细介绍。它们会帮助你卸下肉体的面具，你必须超越和远离那些充斥在你脑中的固定思维，这些思想活动就像无法关掉的收音机噪声一样让你无法安静；甩开那些令你分心的事物，置身于安静的环境，就好像身处空旷的星际量子场中，与此同时，人体内在的宁静仍可以让你容纳更多的希望，就像量子场一样。

内在的宁静是我们达到"量子人体"状态的关键，它不是混乱的，而是有序的，它有形、有意、有过程，就像我们的肉体一样。请不要把身体看作细胞、组织和器官的结合体，而要从量子角度将它看作宁静的、流动的生命智慧，这种生命智慧在各种推动力的作用下不断沸腾，从而创造、支配各种能量，直到演变成你的身体。在量子状态下，生命的秘密就在于：主观意念的波动可以改变你的身体。

你或许对此难以置信，那么让我来为你证明：蒂米，一个普通的 6 岁小男孩，患上了一种极其严重而罕见的精神病——多重人格障碍，蒂米身上拥有 12

---

[1] 在某个原子核的周围有着广大、无垠的空间，我们称其为"能量场"。

种以上的独立性格，每一种都有各自的情绪表现、声音语调和喜恶。然而患有多重人格障碍的人并不是只有心理疾病，随着他们在各种性格之间变来变去，他们的身体状况也会出现重大改变。

举例来说，某种性格有可能导致人类患上糖尿病，因为当这种性格发挥作用时会降低人体胰岛素的分泌，但其他一些性格则会让人远离糖尿病，他们的胰岛素检测总会保持在正常水平；同样，某种性格会导致高血压，而其他则不会；甚至就连疣、皮肤疼痛和其他皮疹的出现和消失也与性格的变化有关。据多重人格的病例记载，从脑电图上看，一些患者的脑电波可以在瞬间做出改变，而且他们的眼睛也可以立即从蓝色变成棕色。一位每个月来 3 次月经的妇女也与其拥有 3 种独立性格有关。

但蒂米的病情尤其令人吃惊，因为他的一个独立性格决定了其对橙汁过敏，只要他喝下这种饮料，身上就会暴发荨麻疹。健康专栏作家丹尼尔·戈尔曼曾在《纽约时报》上对此发表过评论："蒂米喝下橙汁会生荨麻疹，而他的人格分裂症状在他还对橙汁进行消化时就转向了另外一种性格；更令人吃惊的是，如果蒂米在发生过敏反应期间性格恢复了正常，他的瘙痒症状竟然会立即消失，水疱也会开始消退。"

这是一个非常典型的例子，有力地说明了从量子身体里发出的信号可以瞬间改变身体状况。其中值得注意的是：大家都知道，过敏性反应是不会随着精神状态的反复无常而反复发作的，那么过敏性反应是怎样产生的呢？人体免疫系统中白细胞的外表附有一层抗体，这种抗体是人类首次接触致敏抗原后产生的，平时它们只是被动地等待与抗原的再次接触。只要抗体再次接触到这种抗原，人体就会产生一系列过敏症状。

然而蒂米的病情有些特殊：他体内的白细胞在接触橙汁分子之前就已经"自行决定"形成抗体，无论这种分子是否到达过白细胞表面。这也就意味着蒂米体内的白细胞是"智能"的，而且这种"智能"要比其体内的橙汁分子更"高明"，因为这种表面抗体与橙汁的"接触"是以十分正常的形式出现的，即正常的碳、氢、氧原子的结合。

而这种分子可以"自行决定"抗体形成的理论严重挑战了当代自然科学——这就好比宣称糖有时可以是甜的，有时可以是酸的。不过蒂米令我们震惊之处还远不止于此。一旦我们接受了这种选择性过敏的说法，那就意味着我们要面临这样一种可能：我们也可以选择疾病。而人类却并没有意识到这种选择的可能性，因为它与我们的日常思维距离太远，可是只要人类意识到自己具备这种能力，人类就完全可以控制自己的疾病。

▒ 身体是一条河流

我们总爱把自己的身体看作"冰冷的雕像"——固态且固定的物质实体。然而事实上，我们的身体更像是不断变化着的河流，是流动着的生命智慧。古希腊哲学家赫拉克利特宣称："你不可能两次踏进同一条河，因为河水是永远流动着的。"人的身体也是一样。你用手指在腰部掐出 1 英寸的肥肉，但掐出来的这部分脂肪却并不是你上个月的脂肪。人体的脂肪组织在不断地填满和清空，因此你身上所有的脂肪每 3 周就要全部更换一遍。同样，胃黏膜每 5 天更换一遍；皮肤每 5 周就会完全变成新的；甚至就连看似坚硬的骨骼也会每 3 个月全部更新一遍。总的来说，人体内氧、碳、氢和氮原子的流动速度比较快，一般几周就会更新一遍；但稍大的铁、镁、铜及其他原子的流动速度则会慢一些。因此从外表来看，你的身体就像一座大厦，但这座大厦里的每一块砖实际上总是在不停地更新。每年，人体当中 98% 的原子都会"大换血"——这已经得到美国加利福尼亚橡树岭国家实验室（Oak Ridge laboratories in California）的放射性同位素研究的证实。肉体永不间断的变化正是受量子人体控制的，而普通药物的效果远远不能企及，因此想要实现这个目标仍需取得重大突破。

要想改变身体的"打印输出模式"，就必须学会"重新编写"精神"软件"。在本书接下来的几章中，我会带领你踏上一个自我探险的旅程，向你展示阿育吠陀医学是如何在量子状态下驾驭健康的，它势必将成为还你健康的"新药"。具体的康复方法共分 3 种，分别对应本书的三部分内容。

在第一篇中，我们首先要讨论一下完美健康的可能性，然后再考虑实践。阿育吠陀医学告诉我们，每个人生来就有自己独一无二的"设计图"，即"自然体质"，只要通过本书第二章的简单测试，你就会知道自己是十大基本体质中的哪一种。这是通往更高层次健康的重要一步，因为你的体质会告诉你，你更适合过哪种自然生活。根据阿育吠陀医学理论，人体自身非常清楚什么对它有好处，什么没有好处。大自然从你出生那天起就创造了适合你的本能，一旦你开始注意并遵从这些固有的本能倾向，你就会发现其实你可以不费吹灰之力就能让自己的生理机能达到完全平衡的状态。

随着研究的不断深入，你会发现哪怕是极其微小的不平衡现象都可能在你的身体里"播下"疾病的"种子"，而保持平衡却可以确保你处于理想的健康状态。弄清每种体质的优势和劣势还能确保你选择适合自己的特殊方式去预防疾病，就连讳疾忌医这种心理状态也是由你的自然体质决定的。

在第二篇中，我们要做的是深入研究量子状态下的人体，进一步探索精神是如何"指挥"身体"走向"健康或疾病的。早在几千年以前，医学还没有发现精神与身体之间有什么关联，但阿育吠陀贤人们就已经确定了二者之间存在必然联系——他们对人体意识的最深层展开研究，逐步发展出一套"内心治疗技巧"，而完美健康的秘密就在于熟练运用这些技巧。另外，我们还会讨论一下冥想在清除身体健康障碍中的作用。深入研究人体量子力学可以改变人体健康状况，其效果远胜于任何传统医药、饮食或运动。

我们在这部分中涉猎的学科范围非常广泛，从癫病到癌症，再到排除身体和精神毒素，以及应用在乔普拉健康中心的全部"药物"。透过一位阿育吠陀医生的双眼，你可以重新审视自己的身体状况，而那些在中心接受治疗的患者病例则会让你更好地理解为何"量子康复"会是精神和身体治疗的一项重大进步。

在介绍了庞大的阿育吠陀医学康复计划之后，我要在第三篇中为读者奉上我在过去 15 年里总结的有关健康的实用性建议。理想的完美健康境界需要完美的平衡，你的饮食、你的言谈、你的思想、你的举止、你看到的以及你感觉到的，所有能影响你的一切都要达到平衡。或许立刻让你将这些不同的琐碎事物控制得井井有条还不太可能，但是，只要你遵循特殊的体质饮食、运动、日常和季节养生，你就可以调整目前存在于你体内的大部分失衡状态，从而有效地预防这些失衡转化成疾病。

▨ 神奇自然

能够亲眼见证完美健康是如何融入一场足以动摇科学基础的更广泛的思想运动中是一件极具魅力的事。1977 年诺贝尔化学奖得主、思想运动先驱伊利亚·普里高津提出了"神奇自然"概念——大自然不是一台机器，而是一个神奇的外界，其中隐藏着众多人类至今都无法猜透的可能性。自然界就像一个拥有无数电台的无线电波段，你目前所能感知和经历的现实世界不过是这个波段的一个电台而已，选择了一个电台，固然会听到这个电台的全部内容，然而它却同时向你隐藏了其他电台的节目。

19 世纪末 20 世纪初，心理学家威廉·詹姆斯创始的功能心理学使我们的生活状态发生了改变，他曾经这样写道："我们这代人有一个最伟大的发现，那就是人类可以通过改变他们的精神状态来改变他们的生活。"这段远见卓识的评论将目标锁定在更远的未来，而不仅仅是詹姆斯时代。在詹姆斯时代，人们机械地探索大自然的方式可以说是无可争辩的，其结果只能是坚定地遵循某些自然法则而忽视人类的作用。如今，人类在探索大自然的过程中似乎发挥出了更大的作用——或许大自然呈现给我们的仅仅是我们所期望和信仰的大自然而已。

当然，人类在几个世纪里所坚定信仰的还包括疾病和死亡，也就是说人们谈论更多的是我们与生命的关系，而不是生命本身。生命是无限且易变的，促成生命本身具有忍耐性的"力"与导致生命走向衰退的"力"是同样强大的。如果你在被污染的城市市区栽种一棵狐尾松，那么它的寿命可能只有 50 年；种在乡村，它可能会活上 200 ～ 300 年；可如果移植到落基山脉的迎风坡，这棵狐尾松的寿命甚至会延长到 2000 年以上。那么，到底哪个才是它真正的寿命？这完全取决于环境，有些外界的"力"会帮助狐尾松延长寿命，而有些则相反，充满变数的平衡状态决定了这棵树的命运。因此，无论是相对较短的生命还是无限延长的生命都取决于自然环境。

实验小白鼠的寿命一般都在两年以上，但前提是饲养于笼内并提供正常饮食。如果降低小白鼠的体温，每日只让它摄入最少的热量，同时维持正常维生素、矿物质、蛋白质及其他身体所需的营养，那么其寿命就会延长到之前的 2 ~ 3 倍。相反，如果对小白鼠施加非正常压力，比如每天让一只猫在它眼前乱晃，那么小白鼠可能在几周内就会死亡。在任何情况下，死亡时小白鼠的内脏器官都会同时老化——损坏的心脏、肝脏以及肾脏都会一起"老去"，而最老的小白鼠是最小的小白鼠年龄的 50 倍。

随着外界"力"的平衡被打破，生命也会随之发生改变。对于人类来讲，周围的环境是可以选择和控制的，因此就决定了人类的寿命充满了极大的变数，我们所说的完美健康就是建议大家将这种动态的生命平衡变成我们最大的优势。没有人会永远活着，但将寿命延长 50 年还是可以实现的。如果以现代人的人均寿命 70 岁为平均基数，那么人类可以活到目前记录在册的最长寿命（121 岁，一位日本岛民）。罗马帝国时期成年人的平均寿命是 28 岁，而在未来的 2020 年，一个健康的美国人（男性或女性）的寿命却可以达到 90 岁。这恰恰体现了人类寿命具有非常大的可变性。

如果观察一下生命的最小单位——细胞，你就会看到"长寿"生命与"短寿"生命的细胞之间存在着极大的差别。在池塘边打上一桶水，取其中 1 滴水放到显微镜下观察，你会看到水滴中充满着单细胞植物和动物——草履虫、阿米巴虫、藻类等。每条阿米巴虫的寿命仅有 2 ~ 3 周，然而由于这些虫子是以自我裂变的繁殖方式[1]进行繁殖的，每条阿米巴虫所带的基因物质与裂变前的母细胞一样，因此这些虫子的寿命就增加到了 4 周；同样，阿米巴虫的母细胞也是从它自

---

[1] 一条阿米巴虫会自我繁殖出两条一模一样的阿米巴虫。

身的母细胞中裂变出来的，这时人们就会以为显微镜下的阿米巴虫寿命要比自己想象的长 3 倍，甚至是 4 倍；但人们最终会意识到，其实池塘内的阿米巴虫可能与其他所有在地球上生存了 10 亿年的阿米巴虫一样拥有相同的"年纪"。

阿米巴虫体内的原子和分子事实上并没有在其体内"住"那么久，氧、氢、碳和氮原子反而总是在其体内进进出出、不停地更换。但不管怎样，一代又一代的阿米巴虫始终保持着自己的形态和特性，周遭的一些生存力量反而使它们更加"团结"，只要阿米巴虫的 DNA 没有被破坏，这种单细胞动物就永远是地球生物家庭中的一员。

人体拥有 50 兆～ 100 兆个细胞，其结构要比阿米巴虫复杂得多，但人类的生命却说长则长、说短则短。要想准确地诠释人类的寿命，我们必须要提到存在于人体内的众多物质的生命长度。人类胃黏膜上的"典型"细胞只会存活几天，而"典型"皮肤细胞则是两周；红细胞存活的时间要长一点，为 2 ～ 3 个月；时间相对较长的要数肝细胞，一般要在几年后才会自行更新；而心脏细胞和脑细胞则伴随人类终生，不会重新生长。

人体令人惊讶的地方在于 DNA 可以控制所有器官的生命长度，无论是"长命的"还是"短命的"。皮肤细胞与脑细胞具有相同的基因，都是从卵子受精的一瞬间遗传而来，一半来源于父亲的 DNA，另一半来源于母亲，最后形成独一无二的 DNA 链，也就是独一无二的你。这个过程让我们明白，DNA 可以创造各种类型的特殊细胞——脑细胞、皮肤细胞、心脏细胞、肝细胞等，每一种细胞都分配好了各自的生命长度。仅就观察这些细胞而言，你无法准确地判断出哪种细胞"寿命"长，哪种细胞"寿命"短。人类大脑内的神经细胞大多数都是终生不再更新的，这些细胞与存在于你鼻腔内、给予你嗅觉能力的嗅觉细胞具有相同的基因，然而后者却要每 4 周就进行一次"大换血"。

与阿米巴虫一样，人体细胞中的原子也要不断地进进出出——肺部细胞每千分之一秒就要进行氧原子与二氧化碳原子的互换；脑细胞中的钠离子与钾离子每秒要"吸进、吸出"300 次；心肌每隔几秒就会从血液的血色素中吸取大量氧原子。血液通过冠状动脉流进心脏，以保证新鲜红色血液的注入，黑色废弃血液的排出。

然而，这种永无止境的"互换活动"却没有破坏人体的形态和特性，就像没有破坏阿米巴虫的一样。几百万年来，你的 DNA 还是保持着人类特征——从原始 DNA 中遗传下来的基因还是保持着老样子，甚至可以追溯到 20 亿年前的影子。你始终保持着自己的遗传基因，哪怕你身体内的各种物质不停地"来了又走"。

※ 没有缺陷的生命

如果说生命是动态且易变的，那么我们为何不能活得更久一些？而一旦了解如何掌握外界"力"的平衡，答案就是我们真的可以活得更久一些。古阿育吠陀贤人大胆提出了这样一个根本问题：人类真的必须生病和变老吗？他们认为当然不是。如果人体内部的各种"力"可以与外界的"力"保持和谐与平衡，那么我们就可以对疾病产生免疫力。完美平衡状态是有可能创造完美健康状态的。

阿育吠陀医学理论认为，只要能够保持平衡状态，我们就可以防止任何一种身体紊乱现象的发生。阿育吠陀贤人们提出，人类的生长和发育过程中总是有一股力量在推动，这种力量会自动主导人体的整体平衡；它存在于每个细胞之中，但在大脑中的"工作"最为显著，它要同时平衡人的体温、新陈代谢的速度、生长、饥饿、睡眠、血液的化学反应、呼吸以及其他无数人体功能，这种协调和平衡一定要做到准确无误，否则人体就会出现健康问题。下丘脑位于前脑，体积不过指尖大小，控制着人体多种重要功能活动，因此被称为"大脑的大脑"。

但是人体平衡的真正来源还在于更深层次的平衡，这就是量子状态下的平衡。现在，我们可以开发一些特殊方式并利用基本推动力原理来促进人体的生长和发育，因此这对于人类来说是必须要了解的。但目前来说，真正了解它的却只有极少数人，这也正是为什么人在面对疾病和老化时会那样无助。当某些违背生命的"力"在人体中占据优势时，人体只能随着时间的流逝而逐渐衰老和退化。

另一方面，如果我们学会从最深层次保持生命平衡，我们的内在生长也就不会遇到什么限制了。最近许多书籍都详细阐述了有关内在生长的价值，但它们却忽略了一个阿育吠陀医学一直在强调的关键因素：人体的生长是不由自主的，是大自然的规划，是固化人体细胞的过程；它是在追随寻找生命智慧这条寂静河流的源头，也是完美健康的最终秘密；如果我们的精神能够不断拓展探险到更高的现实世界，那么我们的身体也会随之前往。这还不足以免除疾病和避免衰老吗？

虽然我们仅能推测这种寻找和探索到底能走多远，但我这里却有一个非常生动的例子来证明：只要人类的精神拒绝相信疾病，身体也会迅速跟着拒绝疾病。前不久我接触过一位名叫安德烈·施密特的瑞士患者，他先前被诊断患上了癌症。在确诊之前的一年半左右，安德烈突然感觉后背疼痛，只要靠在椅背上就会非常痛苦。随后安德烈在后背上摸到了一个一角硬币大小的肿块，妻子说肿块看起来像是一个放大了的黑痣；妻子在后面拿着镜子，安德烈从反射中看到了自己的肩胛之间有一个紫褐色的隆起。

后来的情况急转直下，一位日内瓦肿瘤专家对安德烈的活组织切片进行了检查，之后确定其为恶性黑素瘤——一种恶性度大、转移发生快的肿瘤，也就是说安德烈患上了皮肤癌。当天安德烈便接受了手术：先是将后背的隆起切除，然后对右腋窝下方的淋巴结进行了检查，先后共有14个"可疑"淋巴结被切除，其中4个已经癌变。此时原发黑色素瘤已经被清除，下一步就是在安德烈的背部和肩部进行射线照射，以跟踪杀死身体中可能残存的游离癌细胞。然而，受过良好教育、刚刚50岁出头的安德烈却拒绝接受放射治疗。

他后来对我说："我觉得还是再等等看。最开始的恶性肿瘤已经没了，为了手术，我的身体受到了很多创伤，内心也没有把握还可以承受更多治疗的痛苦。如果能腾出时间在家里休养并重新树立起战胜疾病的勇气，我是不是可能会好起来呢？"

这个决定让那位肿瘤专家非常迷惑，他认为如果安德烈终止治疗的话，黑色素瘤肯定会在6个月内重新在其体内繁殖扩散。

"接受放疗就能阻止这样的情况发生吗？"安德烈问道。

"至少概率会小一点儿。"医生回答。

"那如果这种情况发生了的话，我还会活多久呢？"安德烈继续问。

医生的回答令人感到不安。如果不接受治疗，转移性黑色素瘤患者仅能活几个月；如果尽最大的能力治疗，患者的寿命可以被适当延长，有时可以是几年。能够存活5年的患者不超过10%，而存活10年则是不可能实现的。

"既然终归一死，"安德烈说，"我为什么还要听医生的话去承受治疗的痛苦呢？"

安德烈的生命就这样继续"前行"了6个月，直到身体内再次出现肿大的淋巴结，这次是他的左腋窝，化验后果然如医生所料他被确定为黑色素瘤复发。这一次安德烈放弃了所有医疗手段，来到美国向我求助。我首先向他阐述了"量子人体"概念："人体恶性肿瘤必然会诱发人体深层次的病变，我们暂且不提这是DNA自我修复功能的衰弱或致癌物对人体造成的影响，根据阿育吠陀医学理论，疾病的产生来源于维持人体健康状态的量子振动紊乱。"

"你可以试着将意识放入一种微妙的状态下——事实上，我们所谓的'思想'和'情绪'都只不过是量子波动的具体表现。人类的意识是可以治愈疾病的，哪怕对那些痼疾也拥有意外治愈的能力。"

一切所谓痼疾其实都有被无法解释的手段治愈的情况发生。恶性黑素瘤的特性之一就是它比任何一种形式的癌症都更加依赖人体的自我修复能力，因此这种疾病的"自然康复"率非常低，目前只有不到1%。但很明显，只要是"自然康复"的患者就一定会获得彻底且永久性的康复。

我还指出："一个人一旦产生了战胜恶性黑色素瘤的想法，那么我们就要相信这种想法是可能实现的。是什么诱发了这种疾病？——必须向人体内部找原因，而你此时也就立刻获得了与其他健康人一样的生存机会。"

于是，安德烈不顾其他人的反对，认真地接受了我的建议。他学会了利用阿育吠陀医学手段激活自己体内的康复之力，通过净化治疗清除了体内杂质（具体方法参见本书第六章和第七章），而我们治疗的重点则是提高他的即时生命质量。之后安德烈回到瑞士，4个月后他兴高采烈地向我报告：肿大的淋巴结已经消失，X射线和血液检测也证明他体内已经没有黑色素瘤的迹象。尽管那位瑞士肿瘤医生曾预言安德烈在体内癌细胞复发后不会活过 3 个月，可现在几年过去了，安德烈仍然过着正常人的生活。

这个病例的惊人之处就在于，患者的精神"邀请"身体接受并进入了一个新的现实世界，一旦接受了这个世界，身体就会忘却之前"不可能"发生的一切。我们该如何解释这种非常事件？针对 400 个进入"自然康复"状态的癌症病例的研究显示，他们存在一个共同点：这些人当中有些选择喝葡萄汁和服用大量的维生素 C，而有些则会祷告、喝药草茶或仅仅是为自己加油鼓劲，但这些选择不同方式的患者其实都是在做一件事——与疾病抗争，他们突然醒悟并且非常确定，身体正在好转，疾病不过是一场幻景，自己正走进一个没有恐惧、没有失望、没有疾病的新空间。

他们进入了完美健康的境界。

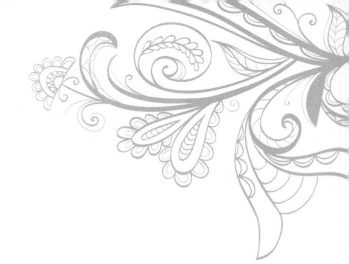

Chapter 2

第二章

你的体质

十月里一个晴朗的日子，波士顿市区，吃完午餐的人们正匆匆赶回公司上班。有些人戴着帽子、围巾和手套，来应对还没有到来的冬季；而有些人则穿着短袖衬衣，似乎正享受着夏日的温暖。一位光着上身、只穿短裤的慢跑者在绿灯亮起时跑过马路，向公园前进，而与之形成强烈对比的是一位老妪，她正穿着毛领长大衣在等公共汽车。看着这些穿着迥异的人们，你还以为他们生活在不同的季节里。事实上，他们正在向外界展现着各自不同的体质。

尽管大多数人的午餐差不多，都是三明治、炸薯条和咖啡，但这些食物在有些人的胃里可以慢慢沉淀，在有些人的胃里则会"翻江倒海"，而有的更是无声无息地被消化掉了。走在过于拥挤的人行道上，有些人只是心脏会跳动得快一些，而有些人则会吐出大量酸水或血压升高。正是这些各不相同的表现构成了这个不同的世界。然而传统医学真的注意到了这种人与人之间的不同了吗？

传统医学所注意到的并不是人与人之间的不同，而是疾病与疾病之间的不同。如果一位患者抱怨手腕关节发炎，疼痛难忍，那么内科医生就会将其与100种以上能够引发关节疼痛、僵硬和发炎红肿的疾病联系在一起。众所周知，有些人患上关节炎是由遗传基因决定的，但其实这种疾病还与许多因素有关——激素分泌紊乱、身体与精神压力、饮食不当、缺乏运动等。

阿育吠陀医学认为，疾病的区别主要源于人类体质的不同。尽管生物学已承认人类自出生时就具备各自的"生化个性"，但这对于传统医学来说并没有太大的现实意义。"生化个性"是指没有人会永远处于平均状态，也就是说在任何时候，人体细胞与组织器官内都不会保持平均含量的氧原子、二氧化碳原子、铁原子、胰岛素或维生素 C，相反，这些物质的含量对于某一瞬间的人体状况和思想情绪状态来说都是独一无二的精确数值。人体是一个由上百万细微差别构成的三维立体"合成品"，了解每一个细微差别将有助于改善自己的健康状况，而这种完美健康状态则是一个非常特别的生物学现象。

▒ 第一步——发现你的体质类型

你在观察自己的身体时会发现，它时刻都在与空气、水和食物中的分子"亲密接触"，并在自己固有的本能倾向的带领下"展开"独特的"行动"。你可以自由选择是否跟随这些本能倾向，但如果一味鲁莽地违背这些本能，那就会沦为违背自然的异常现象。阿育吠陀医学认为，与大自然保持和谐生活——放松、舒适、没有任何压力的生活，会影响你自身体质的独特性。

如果你前往一位阿育吠陀医生那里就诊，听到的第一句话一定不是"你患了什么病？"而是"我的患者是谁？"这里的"谁"并不是指你的名字，而是指你的体质。阿育吠陀医生会根据每一个蛛丝马迹去发现你的自然体质，梵语"prakruti"的意思是"大自然"，是医生想要在你体内发掘出来的天生本性，以免它让你产生痛苦和疾病。

阿育吠陀体质类型就像一个勾画你固有本能倾向的"设计图"，而这种本能在你出生时就已经存在于你的体内。一杯牛奶中含有 120 卡的热量，无论谁喝下去都一样，可有的人喝下去是将热量转变成脂肪囤积在体内，而有的人却将其转化成了能量并消耗掉。儿童需要吸收大量的钙，用以"建造"新的骨骼组织，可成年人则会通过肾脏将同样剂量的钙排出体外，或将其转化成能够引起疼痛的肾结石，这说明此时人体对钙的吸收能力已经弱化。

一旦确定了你的体质类型，阿育吠陀医生就会告诉你哪种饮食、运动和医疗手段会帮助你恢复健康，哪些则会对你造成伤害。举例来说，一张比萨饼和一块奶酪对于患有动脉血管疾病的人来说可能会变成致命的"杀手"——脂肪的摄入，可能会成为造成阻塞心脏动脉血管的血液脂肪斑块崩裂的导火索，严重的心脏病发作就是由这些细小血管的崩裂造成的。而同样一张比萨饼对于其他人来说却相对无害，因为高脂肪食物对于无法从正常饮食中增加体重的人来说非常适合。发现你是谁、是什么体质，对于你选择吃什么具有举足轻重的作用。

为什么达到完美健康境界首先要发现和了解自己的体质类型？这里有 3 个重要原因：

1. 疾病的种子是慢慢种下的。一位 40 岁左右的心脏病患者在其 20 多岁时一定会表现出某些心脏病的征兆。一位病理学家曾检查过一位 20 岁死者的动脉血管，发现其脂肪纹理已表现出未来可能患上心脏病的迹象。即便是 10 岁的孩子也已经开始有过敏症、慢性肥胖、高胆固醇和胃溃疡的倾向。但是在这个年龄段，尽管一些初始病情可以非常容易得到控制和预防，但这些症状却并不容易被发现。如果在此时了解了他们的体质类型以及体质优势和劣势系数，这些人就会在早于疾病暴发的易治疗阶段采取一些预防手段。

2. 体质类型的区分使疾病预防更为有效。其实人们并不容易生病，但大多数人都过于谨慎，试图预防各种各样的疾病——癌症、心脏病、骨质疏松等，虽然没有多大把握，却不停地与各种医学治疗方式打交道。然而，如果你在不了解自己体质类型的情况下试图做到预防各种疾病，那无异于在黑暗中不断碰壁。为何 6000 万美国成年人仍在遭受高血压的困扰？其中部分原因就是他们并没有充分认识到个体需要与疾病预防之间的联系，心脏病、癌症与糖尿病是某些特殊人群必然要"沾染"的疾病。以此类推，其他疾病也是如此，只有在这个认识的基础上去探寻才能使疾病预防变得更有意义。

3. 一旦某种疾病出现，体质类型的确定可以让治疗更为精确。通常来讲，医生会让所有出现焦虑反应的患者服用镇静药物——地西泮，让出现溃疡症状的患者服用抗酸剂，而这绝对是一种没有选择性的无计划"诊疗"，它将一种疾病的治疗方法应用在了所有人的身上，这在我们看来是错误的。阿育吠陀医学理论认为，3个同样感觉焦虑的人所处的是3种不同的压力水平；3个人的溃疡则源自3种不同的饮食、工作压力或家庭琐事。事实上，他们所患的是3种完全不同的疾病，只不过最终表现为相同种症状而已，因为就连那些嗜烟者、嗜食者或饱受过敏症和哮喘症折磨的患者也会出现相同的症状。对于所有这些病例，阿育吠陀体质类型都可以做到极其精确的划分，因为它可以查明每个人体的内部究竟发生了什么。

发现自己的体质类型对于了解自己是十分必要的。当你知道了人体内部是怎样运转的，你就不会再让"社会概念"去束缚你的行为、言语、思想和感觉。学习阿育吠陀医学最大的快乐之一就是可以深入洞察那些你可能忽视的微小细节，而这些细节正是你身体特征的体现。电视节目里总是鼓励大家清晨喝一杯橙汁，但有些人喝了以后胃部会有灼烧感或疼痛感，这就是一种非正常状态，表明这些人属于特殊体质，橙汁的酸性特质与他们的体质类型不符。

喝下一杯淡咖啡就足以让神经受到剧烈刺激的人与那些喝下3杯浓咖啡也丝毫感觉不到异常的人在体质上就完全不同。当你对一杯咖啡、一股冷空气、领导的批评、充满爱意的短信或是下雨的天气产生反应时，这都是你的体质类型在向你发出信号，而且是一种只有你自己才能感受到的信号。请仔细聆听这些信号，你会发现它们每一天、每一分钟都在向你源源不断地发射信号，它们会影响你的情绪、行为、感觉、味觉、才能、吸引力以及其他许多的东西。

"自然体质"不过是"prakruti"一词的部分解释，"prakruti"实质上所指的是你的世界，一个从身体核心内部产生的真正的个人现实世界。更准确地说，我们可以将"prakruti"称为人类"精神生理学体质类型"，既包含精神（心理）也包含身体（生理）。之所以没有采用这种称谓是因为著书要力求措辞简单，但我却不能不提醒读者：人类的体质类型是包含人的精神层面的。

⣿ 人体交换站

人类体质类型一说从何而来？从本质上来讲，所有人都具有同一种类的细胞和器官，哪怕是遗传基因决定了你的眼睛是蓝色或是棕色。尽管人类的个性有千种万种，但我们的情绪和情感却属于同一范畴。为了找到体质类型的更深层次来源，阿育吠陀医学"看到"了身体与精神交汇的"地点"——显然它们两个是必然要"碰面"的，只要人的精神出现状况，身体也一定会随之出现状况。如果一个孩子怕黑，他的恐惧感在身体上的表现就是血流中的肾上腺素急速增加。阿育吠陀医学认为，这种身体与精神的互动行为就发生在二者之间的"某个地方"。在这里，思想会转化为物质，而转化过程则是由三大人体运行原理操控的，即三大生命能量。

生命能量是非常独特且极其重要的，因为它是精神与身体进行对话的媒介。人类的希望、恐惧、梦想、心愿以及哪怕是最微弱的情绪和欲望都会在人体的生理功能上打上烙印——这些精神活动在与身体"对话"时会让身体即刻产生某种反应。对于大多数人来说，仅仅靠这些"对话"还不足以延长生命，但从成年人生活的某些方面来看，压力与老化的"烙印"已经开始多于成长和发展的"烙印"，如果你的精神可以充满爱和创造力，而身体却在逐年衰退，那么此时你就要注意一下自己的生命能量了。

根据阿育吠陀医学理论，造成人体功能衰退胜于人体进化发展的原因在于生命能量失衡，身体与精神也就不再完美协调。这也正是才华横溢的英国诗人济慈26岁就死于肺结核、奥地利音乐天才莫扎特35岁就死于肾病的原因。精神天才并不能保证身体的高质量。相反，让生命能量向精神和人体系统重新敞开大门才是永久维持平衡、健康和发展的关键。

这三大生命能量就是"瓦塔""皮塔"和"卡法"。尽管它们控制着人类精神和人体系统中数以千计的独立功能，但基本上还是可以被分为三大类：

瓦塔：动作

皮塔：新陈代谢

卡法：结构组织

人体每一个细胞中都必须含有这三大生命能量。要想活着，人体就必须含有瓦塔，也就是必须要有动作，这样人类才可以呼吸，血液才可以流动，食物才可以通过消化道进入胃，大脑才可以传送和接受各种神经冲动。人体也必须含有皮塔，也就是进行新陈代谢，这样进入人体的食物、空气和水才能得到"有效加工"。最后，人体内也必须含有卡法，也就是结构组织，这样才能将细胞聚集在一起，组成肌肉、脂肪、骨骼和肌腱。大自然需要这三大生命能量来"建造"一个完整的人体。

在接下来的章节中，我们会深入研究这三大生命能量。首先我们必须要确定你的体质类型，然后为你指明一个具体方向。也就是说，尽管阿育吠陀医学理论中包含三大生命能量，即三种基本体质类型，但仍然要依靠你身体中是哪种生命能量占主导地位来确定诊疗方向。如果一位医生对你说"你是瓦塔体质"，那么就意味着瓦塔特征在你身体里表现突出，也可以说你的体内是"瓦塔的大自然"。

确定自己是瓦塔体质还是皮塔体质或卡法体质，对于严格锁定自己的饮食、运动、日常习惯以及其他预防疾病的手段是非常重要的。一个瓦塔体质的人是生活在充满瓦塔"色彩"的世界里的，哪怕是最微小的细节也都会表现出瓦塔特征，进食时他会懂得如何维持瓦塔的平衡，然后尽量让这种平衡影响身体的每一个部分。现在只要完成下面的测试就会让你对此深有体会。不过请记住，你的体内其实同时存在这三大生命能量，并且都需要保持平衡。发现自己体质类型的目的是让你懂得维持整体平衡的关键，它会告诉你如何"改变"——改变自己，回归自然。

▧ 测一下你的体质类型

以下测试分为 3 个部分。前 20 道题检测体内瓦塔特征，仔细阅读每题的说明和分数，1 ～ 6 分分别代表瓦塔特征在你体内的表现程度。

1 分 = 完全不

3 分 = 稍微（有时）

6 分 = 完全（经常）

最后，请在本部分测试的最后填写你的瓦塔测试总分。例如，如果第一题你选择 6 分，第二题你选择 3 分，第三题你选择 2 分，那么你的总分数就是 6+3+2=11 分。照此方法完成本部分的 20 道题，最后得出瓦塔总分。接下来再完成皮塔与卡法测试的各 20 道题。

三部分测试全部完成后，你会得到 3 个分数，将它们进行比较之后你就会判断出自己的体质类型。只要做到完全遵循客观特征，你的选择就会呈现出明显的倾向性。但由于人类的心理特征和行为特征更具主观性，因此在回答问题时要严格以生活中最常有的感觉和最常发生的行为，或者至少是你过去几年的生活习惯为标准。

第一部分：瓦塔测试

		完全不	稍微 （有时）	完全 （经常）
1	行动快。		1·2·3·4·5·6	
2	不擅长记忆。		1·2·3·4·5·6	
3	天生热情、活泼好动。		1·2·3·4·5·6	
4	体形偏瘦，体重不易增加。		1·2·3·4·5·6	
5	擅长接受新事物。		1·2. 3·4·5·6	
6	走路轻快迅速。		1·2·3·4·5·6	
7	不擅长做决定。		1·2·3·4·5·6	
8	胃肠胀气、容易便秘。		1·2·3·4·5·6	
9	手足冰凉。		1·2·3·4·5·6	
10	烦躁易怒。		1·2·3·4·5·6	
11	怕冷，不合群。		1·2·3·4·5·6	
12	语速快，朋友眼中的健谈者。		1·2·3·4·5·6	
13	善变，轻微情绪化。		1·2·3·4·5·6	
14	失眠，夜晚很难入睡。		1·2·3·4·5·6	
15	皮肤干燥（尤其是冬季）。		1·2·3·4·5·6	
16	思维极度活跃，有时无法安静下来，爱幻想。		1·2·3·4·5·6	
17	行动快速活跃，生命力旺盛。		1·2·3, 4·5·6	
18	易激动。		1·2·3·4·5·6	
19	就自己而言，饮食、睡眠经常不规律。		1·2·3·4·5·6	
20	学得快，忘得也快。		1·2·3·4·5·6	

瓦塔测试总分＿＿＿＿＿

第二部分：皮塔测试

		完全不	稍微 （有时）	完全 （经常）
1	做事效率高。		1·2·3·4·5·6	
2	行动准确、讲求秩序性。		1·2·3·4·5·6	
3	有主见，指挥力强。		1·2·3·4·5·6	
4	天热时，较其他人易感身体不适和疲劳。		1·2·3·4·5·6	
5	易流汗。		1·2·3·4·5·6	
6	易烦、易怒，但不经常表现出来。		1·2·3·4·5·6	
7	如果没有按时吃饭，身体会出现不适感。		1·2·3·4·5·6	
8	头发过早灰白或过早秃顶，发质稀少，发丝较细， 发色呈金黄、红和沙色。		1·2·3.·4·5·6	
9	食欲旺盛、饭量大。		1·2·3·4·5·6	
10	固执、倔强。		1·2·3·4·5·6	
11	肠胃功能正常、排便通畅，极少便秘。		1·2·3·4·5·6	
12	易急躁。		1·2·3·4·5·6	
13	完美主义者。		1·2·3·4·5·6	
14	怒气来得快，去得也快。		1·2·3·4·5·6	
15	喜欢冷食，如冰激凌和冰镇饮料。		1·2·3·4·5·6	
16	经常感觉室内热。		1·2·3·4·5·6	
17	不喜欢烫食和辛辣食物。		1·2·3·4·5·6	
18	不能忍受不同意见。		1·2·3·4·5·6	
19	喜欢挑战，做事坚决。		1·2·3·4·5·6	
20	对自己和他人要求苛刻。		1·2·3·4·5·6	

皮塔测试总分＿＿＿＿＿＿

第三部分：卡法测试

		完全不	稍微 （有时）	完全 （经常）
1	做事慢、行动慢。	1·2·3·4·5·6		
2	体形偏胖，体重不易减少。	1·2·3·4·5·6		
3	性情平和安静，不易受外界影响。	1·2·3·4·5·6		
4	经常不按时吃饭也不会有不适感。	1·2·3·4·5·6		
5	黏液分泌过多，多痰，器官慢性充血、哮喘或窦性炎症。	1·2·3·4·5·6		
6	每日必须至少8小时睡眠，否则第二天无精打采。	1·2·3·4·5·6		
7	睡眠质量良好。	1·2·3·4·5·6		
8	冷静沉着，不易动怒。	1·2·3·4·5·6		
9	接受事物速度慢，但具有超强记忆力。	1·2，3·4·5·6		
10	身材丰满，体内容易囤积脂肪。	1·2·3·4·5·6		
11	不喜欢湿冷天气。	1·2·3·4·5·6		
12	头发浓密、乌黑，自来卷。	1·2·3·4·5·6		
13	皮肤光滑柔软，肤色苍白。	1·2·3·4·5·6		
14	体型高大、结实。	1·2·3·4·5·6		
15	性格随和、亲切、温柔、宽容。	1·2，3·4·5·6		
16	消化系统迟钝，饭后感觉难以消化。	1·2·3·4·5·6		
17	有毅力，身体耐力强，精力持久稳定。	1·2·3·4·5·6		
18	行走缓慢，步伐均匀。	1·2·3·4·5·6		
19	嗜睡，醒后难以清醒，上午进入工作状态慢。	1·2，3·4·5·6		
20	进食速度慢，做事有条不紊。	1·2·3·4·5·6		

卡法测试总分_____

最后得分：

瓦塔_____　皮塔_____　卡法_____

⸬ 确定体质类型

尽管只有三大生命能量，但阿育吠陀却用 10 种方式将它们进行组合，总结出了三种不同的体质类型。

单一能量体质：

瓦塔

皮塔

卡法

如果其中一种生命能量的测试分数明显高于其他两种，那么你就是单一能量体质。最明显的标志就是最高分值是次高分值的两倍，例如瓦塔 90 分，皮塔 45 分，卡法 35 分。单一能量体质的人，其体内的瓦塔、皮塔或卡法特征会十分明显，尽管次高分值的生命能量也会影响你的身体，但其影响力非常低。

双能量体质：

瓦塔—皮塔或皮塔—瓦塔

皮塔—卡法或卡法—皮塔

卡法—瓦塔或瓦塔—卡法

如果测试结果中没有极高分数出现，那么你就是双能量体质，也就是说你所表现出来的体质特征是两大生命能量占主导地位，二者轮流互换起主导作用，其中分值较高的是你体内的首要生命能量，但二者都决定了你的体质特征。

大多数人都是双能量体质类型。有些人的首要生命能量比较强大，例如瓦塔

70 分，皮塔 90 分，卡法 46 分，这说明他的体质类型是皮塔占主导，瓦塔为次要。而有时这种差距却并不明显，尽管首要生命能量依然占主导地位，但次要能量也旗鼓相当，此时分数可能是瓦塔 85 分，皮塔 80 分，卡法 40 分，这种情况仍然属于瓦塔—皮塔体质，即使二者之间的差距非常小。

此外，有些人的分数会出现首要生命能量分数极高，而其他两项分数相同的情况，例如瓦塔 69 分，皮塔 86 分，卡法 69 分，尽管它们仍然是双能量体质，但却无从选择次要生命能量。其实这类人的体质类型既是皮塔—瓦塔也是皮塔—卡法。如果你的分数符合这种情况，那么请注意首要生命能量在你体内的变化，因为随着时间的流逝，次要生命能量的作用会变得越来越明显。

三能量体质：

瓦塔—皮塔—卡法

如果 3 个分数值相当，例如瓦塔 88 分，皮塔 75 分，卡法 82 分，那么你就属于三能量体质类型。然而这种体质极为罕见，因此请你仔细核对答案，或者请朋友帮忙重新做一次测试，以证实你做出的的确是正确选择。然后仔细阅读接下来有关瓦塔、皮塔和卡法体质特征的描述，确定一下其中一种或两种是否是你身体的主要特征。如果仍然不是，我们会在后面详细说明三能量体质类型。

瓦塔容易造成体质特征的混乱。如果你发现测试中的许多问题都无法找到明确答案，那么你的体质特征可能在瓦塔失衡的影响下变得模糊不清。瓦塔是"三大生命能量的领导"，有时甚至"酷似"皮塔和卡法。你可能看起来瘦弱，但事实上超重；你可能容易忧虑，但也会易怒；或者你在一段时间内总是失眠，但接下来就会呼呼大睡。瓦塔失衡就很容易造成这种体质特征的多变性。

实际上，人类体质类型从总体上来说还是很容易确定的。只要你多了解一下阿育吠陀医学体系，就完全可以做出符合自己身体特征的答案，并看清哪种情况是瓦塔失衡造成的，哪种才是你真实的体质特征。如果仍然心存疑惑，你可以咨询一下我们推荐的阿育吠陀医生。

▦ 人类体质特征

确定了体质类型，现在我们可以学着解读自己的体质。其中最重要的就是要了解阿育吠陀医学体系是以遗传学为基础的，人类的体质是通过遗传得来的。早在 DNA 理论出现以前，阿育吠陀贤人们就已经认识到遗传基因特征是可以被分类的：东方人的肤色和发色一定要配一双褐色的眼睛，而不是蓝色；结实的肌肉一定要有一副巨大的骨骼支撑，体重过轻或身材过瘦都不行；人类的精神、身体和行为总是潜移默化地被组合在一起，而只有生命能量才可以揭示其中的奥妙。

人的体质就是你被塑造成的"模型"，却并不能承载你的命运。或高或矮、或犹豫或果断、或焦躁或镇定，这些都是体质特征的表现，但人体是一个容纳万物的巨大"房间"，体质不能控制的东西还有很多——思想、情绪、记忆、才能、欲望等。之所以要了解自己的体质是因为它能让你达到更理想的健康境界。与注重身体和精神健康的西方医学不同，阿育吠陀医学要做的是将生命的所有细节都提升到一个更高的境界——人际关系、工作满意度、精神成长与社会和谐，所有这些都与人类的精神和身体有着非常密切的关系。因此，如果能够足够深入地了解阿育吠陀医学，只需要这"一副药"就可以影响你生命的全部。这也正是阿育吠陀医学努力达到的目标，我认为其意义深远，也足以令世人信服。

瓦塔体质特征：

· 体重轻、体型瘦弱

· 行动迅速

· 时常感到饥饿，消化系统异常

- 睡眠质量差，失眠
- 热情、活泼、爱幻想
- 易兴奋，情绪易变
- 记得快、忘得也快
- 易焦虑
- 易便秘
- 易感疲劳，做事易用力过度
- 精力旺盛、情绪易爆发

瓦塔体质的基本特征就是"易变"。与皮塔和卡法相比，瓦塔体质的人更喜欢"难以预料"的冒险和不拘一格，从而使这种易变——身材、体型、情绪和行为——变成了他们的"商标"。瓦塔体质的人精力旺盛，身体和精神经常处于"爆发"状态，缺乏稳定性。其明显体质特征还包括：

- 经常感到饥饿
- 喜欢刺激、情绪多变
- 每晚失眠、不按时吃饭、生活习惯不规律
- 消化系统不稳定
- 情绪易爆发但维持时间短
- 走路很快

从身材上看，瓦塔体质的人是三种体质类型中最瘦弱的一个，其身材特征一般都是肩窄臀瘦。有些瓦塔人苦恼自己胖不起来，常年体重不足；而有的瓦塔人则非常高兴自己能够保持苗条柔软的好身材。尽管食欲旺盛，但他们是唯一一类无论吃多少东西都不会发胖的体质人群。不过有些瓦塔人的体重波动较大，青少年时四肢瘦长、骨瘦如柴，中年时却往往会超重。

瓦塔人身材的不规律性是由于瓦塔过剩造成的——与身体相比手脚过大或过

小，牙齿过大、过小或突出，牙齿过度咬合是瓦塔人的典型特征。尽管大多数瓦塔人身材姣好，但 O 形腿、内八字、脊柱弯曲（脊柱侧凸）、鼻中隔歪斜、双眼距离过近或过远也是非常常见的。骨骼过轻、过长或过重，关节和肌腱突出，肌肤纹理明显，这都是由瓦塔人的皮下脂肪层过薄造成的。另外，关节容易断裂也是瓦塔人的典型特征之一。

瓦塔是构成人体活动的生命能量，你的肌肉可以活动，是因为瓦塔在起作用，另外它还控制着呼吸、食物的消化以及大脑发送神经冲动。瓦塔最重要的功能就是控制着人体的中枢神经系统，在瓦塔受到干扰时，人体会出现颤抖、惊厥和痉挛。如果这种生命能量失衡，神经就会紊乱，人体会陷入一系列的情绪失控状态，如焦虑和萎靡不振（一种空洞的忧郁状态，只伴随一般的疲惫感和空虚感，并不是受卡法影响的深度忧郁状态）和临床精神障碍。人体出现的任何一种精神和身体问题都可以归咎于瓦塔在作祟，因此，让瓦塔恢复平衡通常会治愈这些症状，这也正是阿育吠陀可以挑战其他常规治疗手段的关键。

对于人体来说，瓦塔只负责"开始"而不管"结束"，当瓦塔失衡时这种特征就会表现得更加明显——瓦塔人总是会忍不住逛街，却不买任何东西；他会一直说个不停，却不知道在哪里结束；渐渐地，他们就会产生一种不满足感。瓦塔体质人群有时会被人说成是不惜一切代价寻找自由、浪费金钱和精力以及唠叨不休的人，但这其实并不是真实的瓦塔人，原因只在于瓦塔失衡，要知道，瓦塔是"掌管"人体行为平衡的生命能量。

大多数瓦塔人都比较容易陷入焦虑，并且有时会深受失眠的困扰，这都是他们喜欢"永无休止"地思考造成的。正常瓦塔人的睡眠时间是所有体质类型中最少的——一般不会超过 6 个小时，而且随着年龄的增长睡眠时间还会更少。压力带给瓦塔人的典型负面情绪就是焦虑（恐惧）；尽管有时只是神经性胃痛或者只是普通的消化问题引起的。瓦塔人的典型体质特征是消化系统异常——慢性便秘和（或）胃胀气。另外，消化性胃痉挛和经期前乳房胀痛也归因于瓦塔失衡。

瓦塔平衡的瓦塔人拥有极富感染力的快乐和热情，并且精力充沛，他们头脑清晰、思维活跃，由内到外散发着令人愉悦的气质。瓦塔人对周围环境的变化极具敏感性，对声音、碰触和噪音的反应迅速而剧烈，个性活泼、充满活力、易激动、情绪易变、爱幻想、健谈，这些都是瓦塔人的特征。

然而当瓦塔失衡时，瓦塔人体内的巨大热情就会让他们对自己"用力过猛"——兴奋会转化成精疲力尽，接着就会陷入长期的疲劳状态和萎靡不振之中。

瓦塔最重要的一个特征就是它领导着其他两大生命能量，这也就意味着瓦塔失衡会引起人体初级阶段的疾病。瓦塔可以"假装成"其他生命能量，误导你认为是皮塔和卡法引起的疾病，事实上，人体一半以上的功能紊乱都是由瓦塔造成的。瓦塔是其他两大生命能量的"首领"，因为只要瓦塔平衡，皮塔和卡法一般也会随之平衡。因此，维持瓦塔平衡对于每个人来说都至关重要。

瓦塔体质的人要记得多休息，不要让自己处于"过度"状态，尤其要注意一下生活习惯的规律性。或许让瓦塔人接受这些建议并不容易，但它们的确可以快速解决身体和精神方面的问题。既然瓦塔"掌握"了身体和精神的总体平衡本能，那么我们就要特别注意维持它自身的平衡。

皮塔体质特征：

· 中等身材

· 身体力量与忍耐力一般

· 进取心强，喜欢挑战

· 高智商

· 易感饥饿和口渴，消化系统强大

· 压力下易怒、易兴奋

· 肤色白皙红润，常有雀斑

· 不喜欢阳光和炎热天气

· 说话清晰明了，善于表达

· 每餐都不能少

· 发色一般为金黄、浅棕、红色（或浅红）

皮塔人的主要特征就是"激烈"。只要是头发火红、面色红润的人，其体内必定含有大量的皮塔。另外，此类人通常雄心勃勃、头脑机敏、坦白直率、机智勇敢、爱与人争辩并且嫉妒心较强，好斗是皮塔人的天性，但他们平时并不一定会表现出来。当皮塔保持平衡时，皮塔人会温和有礼、热情洋溢，充满深情并令人感到安心，他们总是容光焕发，脸上挂着幸福和满足感。其明显体质特征还包括：

· 延迟半个小时吃饭会感觉极度饥饿

· 严格遵守时间（他们的手表通常会价格不菲），并且痛恨浪费自己时间的人

· 夜晚醒来会感觉热和口渴

· 善于控制和感觉自己周围的境况和局势

· 与其常打交道的人感觉其有时过于苛求、刻薄和爱挑剔

· 大步行走

从身材上看，皮塔人一般胖瘦适中、比例协调，体重也不会有太大的波动和变化，对于他们来说，想要随意增加或减少几磅体重是非常困难的。皮塔人的面部比例较好，眼睛大小适中，眼神中经常会透出一股锐利的光芒。手脚也很匀称，关节活动功能正常。

皮塔人的头发和皮肤具有非常明显的特征。头发通常很直，发丝比较纤细，发色一般为红色、金色或沙色，甚至会过早地出现灰白色。发质干枯、头发稀少、发际线偏后，这些都是皮塔过剩的表现。皮塔人的皮肤温暖而柔软，肤色白皙，不容易被晒黑，然而即使在没有日光照射的情况下，他们的皮肤也会红润发烫（尤其是发色金黄、发丝纤细的人）——这也是皮塔人不喜欢晒太阳的原因，这是他们的天性。皮塔人的皮肤还有一个非常典型的特征，就是长有雀斑和黑痣（对于黑皮肤黑头发的人，皮塔体质的认定要依靠其他特征）。

皮塔人一般都拥有非常高的智商和超强的专注力，他们固有的本能倾向就是

秩序性和高效的"管理"能力——精力、金钱和行为，毫无节制地浪费金钱对于他们来说是最不可能发生的事。皮塔人喜欢周围一切美好的事物，喜欢对这个世界做出真实的反应。

皮塔人体内到处都是过剩的热量：急性子、暴脾气、手脚过热，就连眼睛、皮肤和肠胃也在燃烧着"热情"，而这些往往都是皮塔失衡时的表现。正因为皮塔人这样"燃烧着自己"，所以他们才不喜欢暴露在太阳下，炎热的天气会让他们极易感到疲劳，因此他们无法胜任阳光下的重体力劳动，包括皮塔人的眼睛也无法适应太阳的光照刺激。

皮塔人典型的负面情绪是易怒，在承受某些压力时，他们会急躁、不耐烦、苛刻并且吹毛求疵，尤其是当体内皮塔失衡时更是如此。尽管皮塔人拥有伟大的抱负且具有超强的领导才能，但他们有时表现出来的严厉尖刻和强硬粗暴会让许多人对其"敬而远之"。

皮塔人说话清晰明了，非常善于表达，他们往往会成为出色的演说家。这类人通常观点明确，喜欢与人辩论，当体内皮塔失衡时他们的言语会变得尖酸刻薄。但与其他体质类型一样，皮塔人也有两面性：皮塔平衡时他们会非常可爱、快乐、自信和勇敢。皮塔人喜欢挑战，看上去总是神采奕奕，但事实上他们的体力状态一般，持久力也是中等，即便拥有强大的消化系统（人体精力之根本），他们仍然没有多余的精力可以耗费。人到中年时的皮塔人往往都会这样说："我过去什么都能吃，可现在不行了。"任何人体内的皮塔含量都控制着新陈代谢。而皮塔人体内"熊熊燃烧"的"消化之火"（阿育吠陀医学）会让皮塔人对食物的需求量大增，并且经常会感到口渴。在所有体质类型中，皮塔人最不能忍受不按时吃饭——这会让他们感到更加饥肠辘辘和（或）烦躁易怒。体内皮塔过剩还会引起胃灼热，从而导致胃溃疡并刺激肠道引发痔疮。如果对过剩的皮塔不加以重视，它甚至还会削弱人体的消化能力。

皮塔人的皮肤组织很容易被感染，易发生皮疹、炎症和粉刺，他们的眼白也很敏感，容易出现血丝，视力变弱也与皮塔失衡有关。皮塔人睡眠质量很好，但很容易因感觉过热而半夜醒来，睡眠时间相对适中，一般保持在正常的 8 个小时。不过一旦皮塔失衡，皮塔人就会饱受失眠的痛苦，尤其是当他们处于工作状态时，失眠会消耗掉他们的全部精力。

皮塔体质人群应该注意自己的生活方式，最好让自己保持在一个节制而纯净的生活状态里。人体每个细胞都依赖于皮塔所"控制"的食物、水和空气的纯净度，一旦皮塔失衡，所有人体内都会快速产生毒素。皮塔人对不纯净的食物、被污染的水和空气、酒精以及香烟反应特别敏感，一些诸如敌意、憎恨、偏狭和嫉妒等"有毒的"不良情绪也会深深影响他们。皮塔这种生命能量给予我们的健康因素是：节制、纯净和质量。

卡法体质特征：

· 结实、体格健壮，体力好、耐力强

· 精力持久稳定，动作优雅缓慢

· 个性安静随和，不易动怒

· 肤质光滑，毛发浓密，肤色苍白，油性皮肤

· 接受新事物慢，记忆力超强

· 睡觉沉，不易醒

· 易胖

· 消化系统弱，不易感到饥饿

· 温柔、宽容、忍耐

· 占有欲强，自满

卡法体质的基本特征是随和。卡法这种生命能量构成了人体的结构组织，它让人体保持一种稳定性。卡法是储存体力和耐力的"仓库"，与典型卡法人强健有力的外形相对应。在阿育吠陀医学理论中，卡法人被看作幸运的象征，因为他们天生就拥有良好的健康状况，另外他们的个性也体现了大自然平静、愉快、安详的特点。其明显体质特征还包括：

·做决定之前总是陷入一团糟

·睡觉不易醒，喜欢赖床，醒来后需要一杯咖啡

·易满足现状，且为维持现状取悦于他人

·尊重他人的感觉，诚恳，为他人着想

·喜欢从食物中寻找情绪上的满足感

·动作优雅，明眸善睐，走路悄无声息，哪怕身体超重

由于卡法这种生命能量给予了人体天生抵御疾病的力量，因此排除健身因素的话，卡法人的身材一般都比较粗壮，并且肩宽臀大。这类人的体重很容易增加，甚至是哪怕多看几眼食物也会增加体重。由于增加的体重不易减少，因此在卡法失衡时他们通常会被肥胖问题困扰。不过，中等身材的人也有可能是卡法人或是双能量体质的人，比如瓦塔—卡法，他们的身材也可以很瘦。因此卡法体质的主要特征是皮肤爽滑、毛发浓密、肤色苍白、多油，以及温柔又水汪汪的大眼睛。脸部和身体上任何静止和稳定的特征都可以被看作是卡法的主宰。对于女人来讲，拥有文艺复兴时期雕像美人那样丰满和曲线美的身材就是卡法在起主导作用。

卡法体质人群行动都比较缓慢。这类人吃饭慢，表明其消化力通常比较弱；说话也很慢，尤其是在权衡一件事的时候。他们总是很平静，沉默寡言，不易动怒，喜欢平和的环境。卡法人感知世界的方式是通过味觉和嗅觉，他们总是会把食物冠以许多重要的意义。一般来讲，卡法人更依赖身体上的接触，本质上更接近大自然。

卡法人精力持久稳定，耐力比其他体质类型的人都要好，因此在体力劳动时总是显得积极肯干，身体也很少感觉筋疲力尽。卡法人是储存和积攒的高手，几乎任何东西都不放过——金钱、财产、精力、话语、食物，还有脂肪，他们的脂肪一般都囤积在下半身，如大腿和臀部。

由于卡法这种生命能量控制的是人体黏液组织，因此当卡法失衡时，卡法人总会表现出黏膜疾病，如窦阻塞、胸闷、过敏、哮喘和关节疼痛（尽管关节炎是

瓦塔人的典型体质特征），尤其是在晚冬和春季时，以上症状更为严重。

卡法人天生柔情似水、擅长忍耐并且宽容大度，用"母性"来形容他们再恰当不过。卡法人不容易被危机打倒，反而总能安抚周围人的不安。不过他们总是自鸣得意，哪怕是在体内卡法处于平衡状态时，处于压力下的他们也总是慢吞吞的。卡法人的典型负面情绪是贪心和过度的依赖欲，另外他们还非常怀旧。当体内卡法失衡时，卡法人会变得固执、迟钝、昏沉和懒惰。

与瓦塔一样，卡法也是一种"低温"生命能量。不过与瓦塔不同的是，卡法并不总是处于"冰冷"状态，由于卡法人的循环系统比较强大，因此他们不会有手脚冰凉的困扰。卡法人不喜欢湿冷的天气，否则他们精神上会更加迟钝甚至完全萎靡不振。他们的睡眠时间较长，睡得也比较沉，典型卡法人一般一天要睡8个小时以上，并且从来不会失眠。他们总是苦恼睡得太多，但醒来后通常一上午都无精打采，反而在深夜时倍感精力充沛。

三大生命能量体质中，卡法体质人群是接受新事物能力最慢的一个，不过作为补偿，他们拥有快速的记忆力，因此总能及时掌握自己所学的东西。面对新信息，卡法人可能接受得慢一些，但他们自有一套井然有序的学习方法牢牢掌握它。不过当卡法失衡时，卡法人也会变得迟钝和蠢笨。

卡法体质人群要注意生活中的"不断进步"。任何一种停滞不前的局面都会让卡法人的"稳定性"转变成"惰性"。他们应该明白，人不能永远地抓着过去、抓着周围的人和所有财产，也不能永远畏首畏尾地拒绝改变；他们要确信自己拥有更多的动力和更大的活力，尽管这不是多数卡法人的天性；他们要放弃昏昏欲睡、冰冷的食物和暴饮暴食，要多做运动，拒绝重复单一的工作。卡法这种生命能量给予我们的是一种内在的安全感和稳定性，这也是健康的基本要素。

❖ 双能量体质

每个人在出生时体内就已经包含了所有的生命能量，我们将那些体内某一种生命能量极高的人称为"绝对"瓦塔人、"绝对"皮塔人或"绝对"卡法人，因为他们是极端能量者。然而这却不能代表绝大多数人，人们普遍都是双能量体质，也就是一种能量占主导地位，而不是极端主导地位。

从某种意义上来说，单一能量体质的人是幸运的，因为他们只需注意保持体内一种极端能量的平衡就可以了。不过这种优势对于人体健康来说是次要的，因为每个人都需要保持三大生命能量的平衡。尽管人们总是本能地密切关注各自的体质类型，但只有做到熟悉每种生命能量的作用才会对健康更有意义。正确的做法是你在着重关注一种或两种生命能量的同时，也要考虑其他能量在自己身体上的表现。

简单讲，三种"绝对"能量体质的人具备以下体质特征：

瓦塔：身材纤细，行动迅速，情绪多变，充满活力。区别于其他人的典型特征是善变，在压力下表现出激动和焦虑。

皮塔：中等身材，讲求秩序性，果断，行动有力。区别于其他人的典型特征是激烈，在压力下表现出易怒和粗鲁。

卡法：身材肥胖，性格安静平和，做事拖沓懒散。区别于其他人的典型特征是松懈，在压力下表现出犹豫和沉默。

你可以结合这些特征总结出最接近于自己的双能量体质类型。比如说瓦塔—卡法人有时激动，有时沉默，从表面上看并没有特别明显的极端特征。人类对世界万物做出的第一个反应往往是主导生命能量的作用体现，无论是身体上还是精神上。而第二生命能量的作用是以不同方式出现的，不过一般来讲，两种生命能量并不是像颜料一样简单地混合在一起。即使是瓦塔与卡法相结合的"产物"，也不可能是简单地将前者的纤细身材和后者的肥胖身材进行中和，变成中等身材（中等身材是皮塔人的典型特征），而瓦塔—卡法人真正的体质特征是两种能量的交替表现。即便如此，一个人体内两种能量的转换也是有时间性的，例如，皮塔—瓦塔人在压力下会表现得既焦虑又易怒，这两种情绪有时同时发生，有时则在不同时间出现。

在阿育吠陀医学实践过程中，我们曾仔细观察过双能量体质人群的各种行为和表现，希望这些描述可以帮助你更好地理解三大生命能量是如何在人体内"联合"发生作用的。

- 瓦塔—皮塔

一般来讲，这类人群的身材会和"绝对"瓦塔人一样纤细瘦弱，并且行动迅速、友好而健谈。瓦塔—皮塔人富有进取心并拥有高智商，这是皮塔人的特征。他们并不具备极端瓦塔能量的特征，不容易激动，身体相对结实，身材比例协调。他们的体质在皮塔能量的影响下总体趋于稳定，较"绝对"瓦塔人而言，通常拥有较强的消化能力和耐寒能力，这是因为其体内的皮塔能量改善了他们的循环系统。"绝对"瓦塔人对环境非常敏感，他们无法忍受周围的噪音和寒流，也无法忍受身体上的任何不适，但这对于瓦塔—皮塔人来说却不成问题。

- 皮塔—瓦塔

这类人通常拥有中等身材，较瓦塔—皮塔人来说他们身体更强壮、肌肉更结实，而瓦塔—皮塔人则要比"绝对"瓦塔人精壮。皮塔—瓦塔人行动迅速，拥有较好的耐力，但总是过于自信，明显带有皮塔人的"激烈"特质，只不过瓦塔人的"轻率多变"却并不明显。他们较瓦塔—皮塔人和"绝对"瓦塔人而言拥有更强的消化能力和排毒能力。他们喜欢挑战，充满热情，又总是咄咄逼人。

瓦塔—皮塔人和皮塔—瓦塔人都比较容易焦虑和发怒，这也是受两大生命能量"控制"而产生的典型负面情绪。如果瓦塔和皮塔同时处于失衡状态，那么处于压力下的这两类人都会表现得紧张焦急、情绪失控和心神不定。阿育吠陀医学则认为这最易引发心脏病，并且皮塔—瓦塔人比瓦塔—皮塔人更容易引发心脏病。

- 皮塔—卡法

卡法是一个非常强大的生命能量，只要是含有"卡法"的双能量体质人群就会拥有一副粗壮魁梧的身材，即便它不占主导地位。皮塔—卡法人通常比较容易被认定，因为他们既拥有皮塔的"激烈"也拥有卡法的健壮身体。相对于皮塔—瓦塔人而言，他们的肌肉更加结实，甚至可以形成肌肉块。这类人个性中的皮塔特征要明显于以稳定性"著称"的卡法，他们易怒、爱挑剔，与卡法的安静平和完全格格不入。皮塔—卡法人是天生的运动员，其体内拥有皮塔的旺盛精力和卡法的良好耐力，并且一日三餐都不能少。皮塔"控制"下的强大消化能力与卡法"控制"下的抵御疾病能力让这类人天生就非常健康。

- 卡法—皮塔

这种双能量体质类型更加突出了卡法的"强大"。卡法—皮塔人的肌肉组织非常发达，但身材比皮塔—卡法人或"绝对"皮塔人肥胖。他们拥有圆圆的脸和圆圆的身体，并且行动更加缓慢，比皮塔—卡法人更加"松懈"；但其体内多余的卡法则让他们拥有更持久的耐力和更充沛的精力。这类人会进行有规律的体育锻炼，这补偿了卡法"控制"下的惰性和迟钝，但较皮塔—卡法人来说，他们的运动性还是相对较差的。

- 瓦塔—卡法

这种体质类型仅凭一份书面体质测试是很难界定的，因为瓦塔与卡法是两个截然相反的生命能量（暂且不提瓦塔在整个人体内的"领导"地位）。这类人的明显特征往往是瓦塔的瘦弱加上卡法的"松懈"，此时他们的悠闲懒散成了区别于"绝对"瓦塔人的标志。而从另一个角度来讲，"继承"了卡法性格特征的他们却不知何故没有"继承"卡法的肥胖身材，事实上，由于瓦塔身材一般都会比例失调，他们甚至会更加瘦小。

与活泼好动的"绝对"瓦塔人不同，瓦塔—卡法人注重的是一种内在稳定的感觉。他们往往冷静沉着，但在压力下却表现出瓦塔人的惊慌失措。他们可以在不得不参与的活动中做到迅速高效，但内心却总是懒散拖沓，这是卡法人的特征，而且这类人对欲望的储存和积攒也只是暂时性的。由于瓦塔与卡法都是"低温"生命能量，因此他们特别不喜欢湿冷天气，这种"低温"甚至还会造成他们消化系统的不稳定，导致食物消化速度变慢。

- 卡法—瓦塔

这种体质类型的人与瓦塔—卡法人很接近，但身材通常更加健壮，行动更为缓慢。在卡法能量的影响下，他们更加沉着冷静，甚至比瓦塔—卡法人更加"松懈"，瓦塔的激烈和热情却并没有明显体现出来。这类人同样极具运动天赋，耐力更加持久，相对于瓦塔—卡法人来说，他们的消化系统更弱并且更加无法忍受寒冷。

三能量体质

三能量体质有时被称作维持人体生命能量平衡的最佳"模板"，因为其体内瓦塔、皮塔和卡法所占的比例几乎相同，这就等同于"一辆马车不是只有一匹强壮的马带动整个队伍前进"。真正的能量平衡体质会拥有终生的健康、完美的免疫力和较长的寿命。而从另一个方面来说，这种体质的人一旦能量失衡就会出现重大损伤，因为他们必须同时面对三大生命能量的调整，就像当马车失控时，因缺少领头马的带领而让整个队伍停止前进一样。

人体内的生命能量是在不断变化的，三者彼此互动的方式多达几千种。人类从一出生就拥有相同比例的生命能量几乎不可能——这就像同时在地面上抛出三枚硬币，且三枚硬币全都笔直地排成一条直线一样。大多数人都是双能量体质，对我们来说重要的不是把自己严格地归为哪种体质，而是通过这个过程更多地了解自己。因此人们在初次了解自己的体质类型时可能会感到有些茫然，而三能量体质则会让人更加茫然。

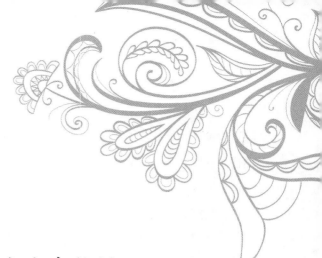

Chapter 3

第三章

世界的缔造者——三大生命能量

阿育吠陀医生在进行诊疗时，通常会观察人体内无处不在的生命能量所表现出来的种种迹象，而不是逐字地解释生命能量本身。因为生命能量是不可见的，它们掌控着生命体的生理运行过程，但又不完全等同于生理物质。我们过去一直称之为"代谢原则"，这是一个非常抽象的概念，而生命能量本身则非常具体，并且无处不在，持续变化。它们可以被人体组织"吸收"，也可以转移到人体的其他部位——因此只能算是一种生理物质。生命能量还存在于身体与精神之间，并且也不属于西方医学范畴，只有从阿育吠陀医学角度出发，我们才能读懂瓦塔、皮塔和卡法的核心意义到底是什么。

学会"观察"生命能量

想象一下，你正在观看电视上出现的一幅彩色图片，屏幕似乎被人物、树木、动物、天空和云彩塞满了。可是如果近距离观看，你通常会发现屏幕最后只剩下了3个色点（磷光）——红、绿和蓝，3种颜色不停转换从而组成新的图像。

所以你看到的到底是图像还是色点，取决于你观看的距离，每一个观察角度都是有效的，但最基本的元素仍然是那 3 个色点。如果画质变差，那么你还要调整色差。瓦塔、皮塔和卡法就是阿育吠陀医生在观察你时所"看到"的 3 个"色点"。肝脏、肾脏、心脏、胰脏等身体器官的表现都是这三大生命能量相互组合而形成的不同模式。调整人体就像调整电视图像一样，会涉及重新调整生命能量彼此之间的关系。

首先，解决问题的方式要更多地依靠你观察它的方式。或许你不能立即看到自己的强迫性焦虑症源于瓦塔不平衡，或者自己无法控制的火爆脾气源于皮塔不平衡，但假如你能将观察重点稍微转换一下，然后再对瓦塔和皮塔做出调整，那么这些性格问题就可以迎刃而解了。即使是体重增加这样的生理问题也是受无处不在、无孔不入的生命能量的影响。

当你吃一大碗巧克力冰激凌时，你会想到其中的脂肪含量，并认为它是让你变胖的"元凶"。严格来讲，这样的说法并没有错，不过如果追究导致你发胖的深层原因的话，则在于你体内的生命能量。首先，这些生命能量决定着你是否会感到饥饿，然后再决定冰激凌是否会比胡萝卜和芹菜更能吸引你。从很大程度上来讲，生命能量甚至决定着热量是否会转变成脂肪。瓦塔体质的人倾向于将热量转变成能量，而卡法体质的人则倾向于将热量转变成脂肪，因此冰激凌对于前者来说并不会过多地增加体重，而对于后者则相反。

如果没有生命能量在起作用，你根本就不会让冰激凌碰到你的嘴唇，更别说让它进入你的胃，因此巧克力冰激凌所含的热量只能对人体发挥部分作用，真正指挥你进食的是你自身的生命能量，是一种在你看不见的地方操纵你行为的东西，这要比热量的作用大得多。相同情况也会发生在生活的其他方面，如导致吸烟者罹患肺癌的"元凶"并不是香烟，而是吸烟者的吸烟习惯或烟瘾，因为它已经过度影响了人体内的生命能量。更确切地讲，并不是你在渴望香烟，而是你体内的瓦塔，它是可以控制你神经系统的"管理员"。不过当你决定不再吸烟时，戒烟就成为你的行动，那么此时自主选择就要比生命能量发挥更大的作用了。

为了能够尽早"观察"到生命能量的失衡迹象，阿育吠陀医生要做到准确地锁定生命能量类型，而锁定人体生命能量类型的一个传统方法就是诊脉。多年以来，阿育吠陀医生们对这种诊断方法进行了深入研究，使用起来得心应手，他们通常会比普通医生更容易探知人体内的能量失衡迹象。

最近，乔普拉健康中心的一位阿育吠陀医生正对一位曾来中心做过健康评定的男性检查者进行能量评估。在诊断过程中，这位男性否认自己有任何健康方面的问题——睡眠质量良好，消化功能强大，排便规律正常。除了承认在繁忙生活中时常背负压力以外，他认为自己相当健康。

作为完整身体检查的一个程序，这位阿育吠陀医生开始为这位男性诊脉，在触诊手腕几秒钟之后，这位医生开口问道："你患口腔溃疡多久了？"这位男性检查者惊讶得差点儿昏厥过去，他大喊道："我忘了对您说我有口腔溃疡的毛病了，而且总也治不好啊。"

医生接着向这位男性描述了其生命能量的状况，并解释说他在脉搏中感知到了其体内皮塔不平衡的迹象，这也正是造成他口腔溃疡反复发作的原因，而解决办法就是改变饮食习惯。他建议这位男性减少酸性物质和发酵类食物的摄入，包括酸奶和酒精。酸奶对于皮塔体质人群来说是一种非健康食品，因为这种物质进入体内会加重皮塔失衡。另外，皮塔人还应该严格控制摄入一切酸性和发酵类食物。正是这些酸性食物、酒精及其他一些造成皮塔失衡的因素导致了这位男性体内出现间歇性能量失衡。如果按照西医理论来讲，这位男性除了时好时坏的口腔溃疡以外基本算是健康的，而按照阿育吠陀医学标准来看，更加危险的能量失衡症状早晚会出现在他的身上。

我们建议这位男性减少诸如酸奶、乳酪、醋和番茄等酸性食物的摄入，这样可以帮助他减轻由体内能量失衡造成的口腔溃疡症状。由此我们可以看出，掌握体内生命能量类型可以为我们提供一个快速而精确的健康评估报告。

三大生命能量不仅遍布人体的每个细胞，还存在于身体的几大"场所"，即器官。每种生命能量都有自己的"首要位置"，也就是各自的"座位"，这就为我们的能量调整工作锁定了焦点。

如果一种生命能量开始失衡，那么人体内的第一反应症状应该出现在它的

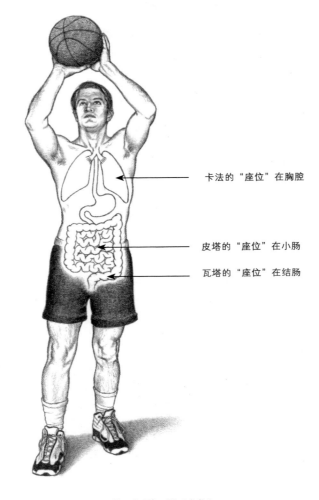

卡法的"座位"在胸腔

皮塔的"座位"在小肠

瓦塔的"座位"在结肠

每种生命能量都有自己的"首要位置"，即"座位"。

"座位"上。肠内胀气、肠痛和便秘就是瓦塔失衡的典型症状，胃部有灼热感和疼痛感是皮塔失衡的表现，而胸闷、咳嗽或感冒则是卡法失衡的明显特征。

　　不过这并不意味着这些第一症状总是会出现在相应的"座位"上。瓦塔失衡时可能会导致腰痛或经期疼痛，注意，这些症状其实仍然围绕着躯干下方和结肠附近区域，但由于每种生命能量遍布在人体的各个部分，因此失衡的瓦塔还可以转移，从而导致人体出现头痛、肌肉酸痛、哮喘或者其他症状。

从能量失衡角度观察疾病可以令疾病预防措施变得更为详细和精确，因为你已经对自己体质的优势和劣势了如指掌。

这些由能量控制的身体反应可能会永远"驻扎"在你体内，或者至少在较长时间内是这样的。瓦塔人可能终生无法摆脱失眠，而卡法人早就意识到热量在其体内极易转变成脂肪。然而，对于人类来说，真正重要的在于可以预防所有疾病的阿育吠陀医学知识，而不仅仅是在某一时间内小心翼翼地调整瓦塔、皮塔或卡法，我们要做的是教你学会如何利用自己所掌控的生命能量来调整你的整个身体以达到平衡状态。

▓ 动态平衡——25 项基本属性

由于三大生命能量彼此联系紧密，因此它们是一起"行动"的，即便你认为是其中一个在发挥作用，但事实上其他两个也在做出相应的反应。比如你吃下了一碗红辣椒，那么此时你体内的"高温"能量皮塔就会上升，而"低温"能量瓦塔和卡法则会随之下降；如果再喝下一杯冰水，体内的皮塔就会下降，瓦塔和卡法又会上升；但如果接下来继续吃一些茴香籽，那么瓦塔和卡法又会下降，皮塔则再次上升。三大生命能量的互动是永无止境的，就像生物之间的此消彼长一样。

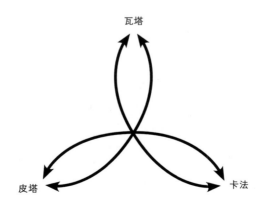

瓦塔

皮塔   卡法

如上图所示，瓦塔始终站在"领导"的位置，因为它总是第一个发生变化并且带动其他两种能量发生变化。这就意味着生命能量的平衡并不像天平那样单纯达到两侧物体的平衡就可以了，而是更像我们先前所说的调整电视屏幕上流动的图像。换句话说，生命能量的平衡是一种动态的平衡，变化性和永久性决定了它们之间势必互相影响。为了达到这种平衡，阿育吠陀医学描述了大自然中最明显、最持久的生命能量属性，也就是以下的 25 项基本属性：

瓦塔	皮塔	卡法
1. 干	9. 热	16. 重
2. 运动	10. 机敏	17. 低温
3. 低温	11. 轻盈	18. 油性
4. 轻盈	12. 潮湿	19. 甜味
5. 易变	13. 微油性	20. 稳定
6. 精细	14. 易变	21. 缓慢
7. 粗糙	15. 酸味	22. 柔软
8. 快速		23. 黏性
（领导其他能量）		24. 迟钝
		25. 光滑

这些基本属性对于整个自然界和人类个体而言在本质上是一致的。心脏的快速跳动是瓦塔的体现，消化和新陈代谢过程中产生热量是皮塔的体现，黏膜柔软并具有黏性是卡法的体现。

生命能量及其属性

这 25 项基本属性是人类每种体质类型全部特征表现的源头。以下内容是瓦塔、皮塔和卡法的几项主要属性，以及在这三大生命能量

"控制"下的几个人体典型特征。

瓦塔的主要属性：

低温：手脚冰凉，不喜欢寒冷天气。

运动：与循环系统息息相关，而循环系统的好坏取决于瓦塔是否平衡——瓦塔过高容易造成高血压、心律不齐、肌肉痉挛和背痛。另外，神经性快速眨眼也是瓦塔失衡的表现。

快速：与多种体质特征相关，如记得快忘得也快、较差的长期记忆能力、爱幻想、爱做噩梦、多动症、容易冲动、情绪多变、容易走神、说话速度快。

干：皮肤干燥、发质干枯、眼球干涩、不易出汗。皮肤容易干裂，易患牛皮癣和湿疹。

粗糙：皮肤粗糙、发丝较粗。

皮塔的主要属性：

热：皮肤红润发热，容易发炎，新陈代谢过快，胃部、肝脏、肠部等器官有"灼烧"感。皮塔人喜欢冰冷的食物和冰镇饮料，以抵消体内过多的热量。

机敏：思维敏捷，说话刻薄，体内酸性物质和胃酸分泌过多。

潮湿：排汗系统发达——皮塔人的典型特征就是手热手潮。体内湿气过重导致皮塔人无法忍受夏季的闷热潮湿天气。

酸味：身体易散发难闻的或酸味体臭，体内皮塔过高会导致尿液和粪便味道重。

卡法的主要属性：

　　重：任何与"重"有关的紊乱都是卡法失衡的表现，肥胖、消化力强大、沉重，令人窒息的忧郁和消沉。

　　甜味：过度摄入会导致体重增加，引发糖尿病。

　　稳定：卡法人的稳定性造就了他们的独立性，他们的身体在运行过程中不会出现极端反应，不像皮塔和瓦塔人那样需要外界刺激，他们的身体不受任何变化的影响，因此不易出现能量失衡现象。

　　柔软：与多种体质特征相关。皮肤和发质柔软，个性温柔，眼神柔和，容易融入周围环境。

　　缓慢：这是卡法人的典型特征。动作缓慢流畅，说话速度慢，深思熟虑。

　　干、热和重是三大生命能量各自的"商标"。喜欢"干的"东西就一定是瓦塔能量在升高，无论是秋天里干燥的天气、干燥的大风还是干燥的食物，如爆米花、薄脆饼干和李子干。如果你的皮肤和鼻窦感觉很干，那么可能是你体内的瓦塔在升高，甚至已经失衡。

　　想要自己变热就一定是皮塔在"作祟"。喜欢7月里的炎热天气，喜欢热气腾腾的浴室以及诸如生气和性欲等"热烈"的情感都是皮塔基本属性的表现。如果你体内任何一个地方有"燃烧"感，如胃、肠、直肠或皮肤出现发炎红肿，那一定是皮塔能量在不断升高。皮塔人并不像瓦塔人那样能做到精细和明察秋毫，却敢做敢当、思维敏捷。

　　任何"重的现象"就一定是卡法在发挥作用。体重增加、感觉沉重或是喜欢阴沉的天气都表明卡法能量在升高。如果你感觉自己比往日睡得更沉或者白天头昏眼花，那就一定要归咎于卡法。在三大生命能量中，卡法是最稳定、最接近物质形态的能量。

从阿育吠陀医学角度出发，人体生理系统要维持这25项基本属性的平衡，所有人都必须用自己的方式来适应这个需要冷热平衡、轻重相抵和粗细均衡的世界。冷气流之后会有暖气团，洪水之后会有干旱，低潮之后会是高潮，大自然的运动其实就是这些物质的运动。阿育吠陀医学理论认为，我们自身应该是一个平衡的生态系统，与外面的世界匹配——只有与外界进行对比，我们才能确定自己是轻是重、是热是冷、是光滑是粗糙、是稳定还是不稳定。

当开始将一种特定的生命能量与这些基本属性联系在一起时，我们就会发现它们的动态平衡状态变得更加复杂，生命的成长变得更加有趣，可同时维持这种平衡却变成了一个巨大的挑战。大自然如何磨平了我们的个性，又是如何调整了我们的感觉？举例来说，皮塔的基本属性是"潮湿"和"热"，那么闷热的夏天对于皮塔人来说就是一个巨大的挑战，而干热天气就会相对好一些，最典型的就是他们在沙漠中的感觉要比在热带丛林里好。而其中却包含着另一个更深层的意义。

2000多年前古代人类穿过当时连接阿拉斯加与亚洲北部的大陆桥迁移至美洲大陆，有的沿北冰洋散开，一直到达北极圈；有的则沿大陆一直往南，最终到达火地岛，几乎进入南极地带。因此当时的因纽特人（以鲸脂、海豹和鱼为生）、墨西哥土著印第安人（以玉米和豆类为生）和亚马逊印第安人（以动物和热带雨林植物为生）其实都具有相同的基因，他们的DNA几乎相同，其体内的细胞、器官、酶以及激素都是一样的。然而他们却要不断调整自己去适应各自不同的环境——其内在生态机制已经学会如何去适应外部环境。这三个种族的人具有一个共同特点，那就是他们从来不会受到心脏病的困扰，这的确令人震惊。

这是一个适应大自然的奇迹，因为这些人从来没有绞尽脑汁地去计划自己吃些什么——他们只是吃那些从大自然得到的食物，然后完全依赖自己的身体调节达到适当的平衡。别的地方的人如果在自己的食谱中加入鲸脂，营养学家会对此大惊失色，因为鲸脂中含有极高的胆固醇。但最近人们却在鲸脂中发现了 ω-3 不饱和脂肪酸，这种物质可以有效清除血液中的脂肪，防止冠状动脉中的血液凝块造成阻塞。

因纽特人的心脏病发病率只有美国人的 3％，其表层原因好像是因为前者常年食用鲸脂，然而事实果真如此吗？与因纽特人一样生活在北极圈的其他本土人并不食用欧米伽 -3 不饱和脂肪酸，可是他们也一样不受心脏病的困扰。与因纽特人不同的是，他们每个人的健康状况都很好，内在与外界也一直保持平衡。

而我们可以这样描述自己吗？生活在现代社会根本无"内在"可言，我们必须向普遍存在的心脏病低头屈服，这是美国和其他所有工业化国家必然要承受的痛苦。阿育吠陀医学认为，我们仅仅需要做的就是塑造一个属于自己的内在世界，然后与自然的或我们塑造的外在世界相协调、相一致。

最后我要说的是这 25 项基本属性具有的一个重大意义——它们可以让人类的自然性脱离身体的束缚。如果把自己看作细胞的结合体，那么人类只会把皮肤看作身体的"边界线"；然而，如果把自己看作基本属性的结合体，那么你将与整个大自然相融合。举例来说，卡法的基本属性是"低温"和"黏性"，那么在寒冷、潮湿的 12 月，卡法人的平衡状态就会遭遇巨大挑战，此时人体会感觉越来越压抑，这就是人们常说的季节性情感障碍症的典型症状，这些特定人群在冬季里会感觉特别沉闷和忧郁。

西医认为，季节性情感障碍症的病因是人体在日光照射不足时，松果体会分泌一种被称为"褪黑激素"的激素，然而松果体到底是如何感应冬季的来临这一问题至今未解，因为这种深嵌在头骨中的器官根本无缘与外界光线"见面"。阿育吠陀医学则可以用一个更简单的解释来说明季节性情感障碍症的病理：当外界卡法能量上升时，人体内部的卡法能量也在上升，这时特定人群（体内卡法易失衡的人群）会随着体内卡法的升高而感觉不适，最后导致萎靡不振。其实我们所有人都会有这种不适感，因为所有人的体内都或多或少地含有卡法。

在阿育吠陀医学理论中没有什么是解不开的谜，它就像一把万能尺，可以丈量所有健康和生病的人。人类面临的挑战其实并不是如何与冬季抑郁症战斗，而是学会如何随季节的变化让身体跟着"流动"。大自然在给了我们这个挑战的同时也赋予了我们面对它的能力,每天你都要回答这样一个问题:"今天你的生态系统平衡吗?"最后,大自然将根据你保持与外界平衡的能力来判断你是否健康。平衡是需要适应变化的平衡,而完美平衡是需要适应不断变化的完美平衡。

▦ 五大元素

阿育吠陀医学如何认定瓦塔的基本属性是"干",皮塔是"热",卡法是"重"?答案会有些令人目眩神迷,因为它向人们揭示了一个完整而意义深远的自然观。瓦塔、皮塔和卡法是人体运行的基本原理,尽管它们以物质形式存在于血液、骨骼、胃黏膜、心跳和呼吸中,但同样非常抽象。

我们在观察自然界的时候,首先看到的东西——星星、树木、狮子、玫瑰花——在脑海中基本上都是具体的,并且彼此不相关。但根据爱因斯坦的著名公式 $E=mc^2$[1] 可知,物质是以能量的形式存在的,所以人们才逐步接受了大自然是抽象性的理论。那么相反地,物理学中最抽象的概念也可以有其具体实物形态的存在。与阿育吠陀医学中"重"的基本属性相对应的西方重力学,目前就被"具体"到了物理粒子(引力子)可以被储存到像砖块这样的实物中,至少这在理论上是行得通的。

在西方科学体系中,自然界是建立在两个抽象层次上的,一个是物质,一个是能量。在我们看来,能量要比物质更抽象,它可以到处"游走",会有消长,也能够被储存,例如电可以被储存在电池内。阿育吠陀医学理论中同样也有两个抽象层次,尽管存在些许不同,但还是基本符合西方科学体系的抽象理论。这两个层次分别是:三大生命能量和五大元素。

---

[1] $E=mc^2$ 即质能守恒定律。质量和能量是统一的,都是物质存在的一种形式,只不过我们观测它们的方法和角度不同。——译者注

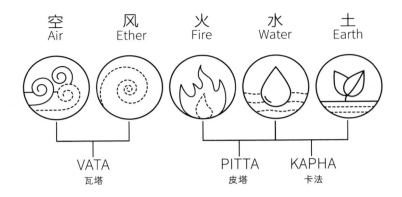

这五大元素既包含物质也包含能量，按由轻到重排列分别是：

空、风、火、水和土，它们包含了五种"真正的"元素，但它们同时也是抽象的。如果要问五大元素分别代表什么，阿育吠陀贤人是不会指着吹过的风、燃烧的木头或是流动的小溪来回答你的。五大元素只是一种代码，代表着生命智慧的形态——构成了人类的精神和他们所感知的这个世界的一切。

将这五大元素两两组合在一起，我们就会得到三大生命能量：

瓦塔：风与空组合

皮塔：火与水组合

卡法：土与水组合

现在，瓦塔失衡时人会讨厌湿冷天气的原因就非常清楚了，因为瓦塔是"风性"能量，太多流通的空气会形成风，风让环境变干燥，从而令瓦塔含量升高。瓦塔人经常会抱怨肠内胀气，这是一个非常典型的体质特征，说明瓦塔与风以某种方式相结合了。风是轻的、具有穿透力的，就像瓦塔一样。

皮塔人经常觉得热，表明其体内有"火气"，他们还经常流汗，这正是由于皮塔是"水性"能量的缘故。火是旺盛的，带有进攻性和活跃性，就像皮塔一样。

卡法人的典型特征是脚踏实地，他们经常出现胸闷、鼻窦阻塞以及其他与黏液分泌有关的问题，而这些都与太多的"水"直接有关。另外，水与土的混合会生成缓慢、黏性和稳定的黏泥，就像卡法一样。

至于"空"这种元素似乎可以与其他四种元素随意组合，它在阿育吠陀医学中特立独行，这是因为只有它才可以让"声"存在，而"声"的存在必须得有一个空间才行。"声"是万事万物存在的根本，阿育吠陀医学理论中的"声"并不是我们平常所说的雷声或其他可以用耳朵听见的声音，而是可以在我们宁静的意识中产生共振的微弱振动。阿育吠陀医生就是利用这种"声"来治愈人体疾病的，他们会采用各种不同的方式来"移动"这种"振动"，这一点我还会在后面详细阐述。

接受这些新代码或许需要一段时间，但到那时你会发现它们完全是自然的。25 项基本属性可以与视觉、触觉、味觉和其他感觉联系在一起，而西方医学却不能把这些感觉与酶、激素、神经传送体以及其他人体"积木"联系起来。举个例子，有多少人能说出胰岛素的基本属性呢？可你只要花上一个小时的时间就会知道卡法的属性，而它正是平衡人体胰岛素含量的生命能量。

❖ 亚生命能量

为了更加完整地介绍阿育吠陀医学，我在这里还要说明一下：每种生命能量还可以细分出 5 种亚生命能量，这样才能保证诊断和治疗更加精确。每种亚生命能量在人体中各安其位，出现失衡时会引起一些特殊紊乱，例如瓦塔中最重要的亚生命能量"帕瑞那瓦塔"位于人体头部到胸腔上部的这个区间，控制着人体的呼吸和神经冲动，因此对人体的所有功能活动具有非常重要的意义。

心脏是人类所有身体和精神活动的重要十字路口，因此三大生命能量都有属于自己的亚生命能量在这里发挥作用。这些深入细节的知识对于每一位阿育吠陀医生来说都是必须要掌握的，而对于患者来说也是可以选择了解的。为了向你展示所有关于生命能量的信息是如何汇总在一起发挥作用的，让我们先来看一下一位患者的病历。

安·赫尔姆斯，十几岁时开始痛经，成年后痛经更加严重，每个月几乎都有一周的时间在饱受腹部绞痛、恶心呕吐和腹泻的折磨。月经来临之前的几天，她会紧张焦虑、心烦意乱，经期结束后更是精疲力尽。总之，安每个月都有近两周的时间处于无法工作的状态。

她四处求医，想尽办法来解决这个问题。一位医生建议她服用大剂量的维生素。安回忆："这一下肚子倒是不痛了，但是我的月经干脆不来了。我觉得这并不是解决办法。于是我又找到了那位医生，他为我减少了维生素的服用剂量，但紧接着我的痛经就又回来了。"

之后两年多的时间里，安又找过几位专家。一位妇科医生给她开了大剂量的布洛芬，这种非麻醉止痛药在一定程度上缓解了安的疼痛。而其他几位医生也赞同安继续吃药治疗，或者去医院做手术切除子宫。

然而一旦停药，疼痛就会蔓延到她的整个小腹和后腰，她甚至不能提重物，也不能走远路，可安又不想切除她的子宫。由于过去曾经有过住院的经历，安决定调整一下自己，选择不去住院，毕竟此时的她还有战胜痛经的勇气。然而几年过去了，她依然没有好转，心灰意冷的安开始觉得也许切除子宫是无可避免的了。就在这时，她遇到了一位阿育吠陀医生，而这位医生对病情的反应却令安大吃一惊。

"我讲完我的病史以后，他并没有表现出困惑，而是将我的疼痛描述为'生命能量'。这时我才明白，瓦塔在我的体内占主导地位，当瓦塔失衡时就会引起痛经，而疼痛感一般都与瓦塔失衡有关。另外还有一种特别的、被称为'阿帕那瓦塔'的亚瓦塔能量，这种亚能量掌管人体的小腹和后腰，正是它的失衡导致我这些部位的肌肉产生无力感和疼痛感。总之，他对我所有的症状都一清二楚。"

听到医生的一番话后，安感到很安心，因为这是对自己病情的清晰阐述，而过去的日子里正是缺少这种安心才加剧了她的混乱和自责感。这位阿育吠陀医生建议安依靠重新恢复体内瓦塔平衡来逐步停止药物治疗。这需要调整饮食、每日精油按摩（重点按摩腹部）、洗热水澡、晚上喝一杯热牛奶以及保证规律的生活习惯，这些方法对恢复瓦塔平衡非常有效。

安还接受了药草治疗来帮助其稳定体内的瓦塔含量，并定期回到中心接受排毒治疗，这种排毒治疗的主要目的是清除体内的残余毒素，是达到健康状态的必要一步。除了这种治疗方式以外，安只要在家里就可以完成其余步骤的治疗。

安的治疗效果非常好，痛经现象随着时间的推移越来越微弱。"刚开始接受阿育吠陀治疗时，我在经期时每天要服用20粒400mg的布洛芬，然而几个月后就降到了5粒。我坚持实施阿育吠陀医生的诊疗计划，并且一年两次回中心接受排毒治疗。现在3年过去了，我的经期从以前的一周缩减到了4天，疼痛和不适感也减弱了，在刚过去的这10个月里，我已经不再服用布洛芬了。我现在重新找回了自信，又感觉自己是一个正常的人、快乐的人，而不是那个每月饱受折磨、侥幸存活的受难者了。"

✲ 亚生命能量——更精确的"领路者"

为了更加准确地找到疾病的源头，阿育吠陀医生继续"挖掘"三大生命能量，找到了遍布人体每个角落的15种亚生命能量。以下内容作为参考，帮助你深入了解生命能量到底是如何在日常生活中发挥作用的。

瓦塔的亚生命能量

瓦塔与人体神经系统相连，因此它可以到达人体的每个部分，不过瓦塔的5种亚生命能量有其各自的位置和功能。从传统意义上说，阿育吠陀医生还将这些亚生命能量称之为人体之"风"，正如我们前面说过的，这种"风力"可以"吹遍"人体的神经、肌肉、血管以及任何人体可以"活动"的地方。

帕瑞那瓦塔——位于人体大脑、头部和胸腔

帕瑞那瓦塔负责人体的知觉和所有活动。正因为其位于大脑，所以帕瑞那瓦塔是保证人体视觉、听觉、触觉、嗅觉和味觉正常工作的关键（主要是听觉和触觉）。帕瑞那瓦塔会激活人类的思考能力和判断能力，能够赋予人类各种感觉和情绪（积极的和消极的）。帕瑞那瓦塔处于平衡状态时，人类会思维敏捷、头脑清楚、情绪高涨、生机勃勃；另外，它还控制着人体呼吸和吞咽频率等上行活动，因此帕瑞那瓦塔与人体上行功能有着密切的关系。

帕瑞那瓦塔是其他 4 种瓦塔亚生命能量的"领导者"，也是瓦塔最重要的一个方面。由于瓦塔是控制整个人体的"领导者"，因此帕瑞那瓦塔在 15 种亚能量中占有非常重要的地位。保持帕瑞那瓦塔的平衡是保证人体机能健康的重要因素。

帕瑞那瓦塔失衡会引起焦虑、不安、思维过于活跃、失眠、神经紊乱、打嗝、哮喘以及其他呼吸系统症状，另外，还会造成紧张性头痛。

乌达那瓦塔——位于人体喉部和肺部

从身体结构上来讲，这种亚生命能量控制着人体的语言功能。尽管人类的语言能力中心位于大脑，但乌达那瓦塔同时还控制着人类的记忆和心理活动。

乌达那瓦塔失衡会引起语言迟钝、干咳、喉咙痛、扁桃体发炎、耳痛以及广义的疲劳。

萨玛那瓦塔——位于人体胃部和肠部

这种亚生命能量控制着食物经消化道进入人体后的一系列活动，是一种负责"蠕动"的亚生命能量。

萨玛那瓦塔失衡会引起消化过慢或过快、肠胀气、痢疾、神经性胃痛、不能充分吸收营养以及身体瘦弱。

阿帕那瓦塔——位于人体结肠和下腹部

这种下行亚生命能量控制着人体消化道外的排泄系统、性功能和月经。其中结肠是瓦塔的"首要位置",也是瓦塔失衡时最先出现症状的部位。

阿帕那瓦塔失衡会引起便秘、痢疾、肠胀气、肠痉挛、大肠炎、泌尿生殖功能紊乱、月经不调、前列腺肿胀、各种性功能紊乱、腰部疼痛和腰部肌肉痉挛。

维安那瓦塔——无所不在,经由神经系统、皮肤和血液循环系统"流"遍全身

这种亚生命能量以不同形式控制着人体的血液循环系统,不过主要掌控人类心脏的跳动频率、血管扩张和收缩以及血管末梢循环系统。维安那瓦塔还控制着人类的血压、出汗、打哈欠和触觉功能。

维安那瓦塔失衡会引起高血压、血液循环系统疾病、心律不齐以及神经紊乱。

皮塔的亚生命能量

皮塔掌管着人体的新陈代谢,是人体热量的源泉,控制着人体消化功能;敏锐的视力与敏捷的思维也是皮塔能量的作用。皮塔的5种亚生命能量分布于人体的各个部位。

帕其可皮塔——位于人体胃部和小肠

皮塔在人体内的位置是小肠,因此帕其可皮塔是一个重要的亚生命能量。它控制着人体的消化功能,可以对人体内的废物进行营养分离。另外,这种亚生命能量还掌控着人体的消化"热量",控制着消化速度和消化能力的强弱。当人体排泄物出现恶臭或人体无法从食物中正常汲取营养时,很可能就是帕其可皮塔的失衡造成的。

帕其可皮塔失衡会引起心脏疼痛、胃酸分泌过多、胃溃疡及消化系统异常

（过弱或过强）。

瑞其可皮塔——位于人体红细胞、肝脏和脾脏

这种亚生命能量控制的是一些较复杂的人体功能，如健康红细胞的产生、血液化学指标的平衡以及通过血液将营养传遍全身。含有毒素的食物、空气、水、酒精或香烟进入人体后会引起皮塔失衡，而其更具体的表现就是瑞其可皮塔的失衡。

瑞其可皮塔失衡会引起黄疸、贫血等各种血液疾病和皮肤炎症，导致人类产生易怒和敌对情绪。

萨达可皮塔——位于人体心脏

除了控制着心脏的生理功能以外，萨达可皮塔还会让人的心灵产生满足感，并且它与人类的良好记忆力有关。如果你感觉自己缺乏面对挑战与做出决定的勇气，那么很有可能是因为你的萨达可皮塔已经失衡。

萨达可皮塔失衡会引起心脏病，让人记忆力变差、情绪混乱（悲伤、生气、心痛）以及做事优柔寡断。

阿里其可皮塔——位于人体眼部

与阿里其可皮塔相关的首要人体感官就是眼睛，阿里其可皮塔的平衡与否决定着人的视力的好坏，并且与"饱含感情"的眼神"息息相关"——当你的眼睛发红，或因愤怒而变得"盲目"，或眼神中充满了怒气，这都表明阿里其可皮塔正在体内升高。处于平衡状态的阿里其可皮塔会让你的眼睛变得明亮、清澈，散发健康的光彩，一个温暖而满足的凝视就是皮塔达到完美平衡的表现。

阿里其可皮塔失衡会导致眼球出现血丝、视力下降以及其他眼部疾病。

巴其可皮塔——位于人体皮肤

人体感知世界依靠皮肤，皮肤的敏感性则与瓦塔和皮塔有关，再具体一些

就是要通过亚皮塔生命能量——巴其可皮塔表现出来。皮塔人的皮肤一般都会红润、敏感、易发炎，他们的情绪最容易透过"满面红光"的皮肤泄露出来，压力下容易诱发皮疹、疥疮和粉刺。而巴其可皮塔平衡时，人类的肌肤会"闪耀"快乐并且充满活力。巴其可皮塔失衡还会引发皮肤癌以及其他皮肤疾病。

卡法的亚生命能量

15 种亚生命能量的最后 5 种"隶属于"卡法。卡法的"主题"是结构组织和湿润。而这 5 种亚生命能量的"职责"是保证人体组织和关节的紧密结合和足够润滑。此外，人体的味觉、嗅觉以及对湿润的感觉也是由卡法掌控的。

可列狄卡卡法——位于人体胃部

这种亚生命能量可以保持人体胃黏膜的湿润以及消化系统的正常进行。胃部是卡法在人体内的重要位置，因为卡法的过度升高首先会表现在胃部。传统阿育吠陀医学理论认为，过度积聚的卡法只有通过"呕吐"才可以从人体内清除，但乔普拉健康中心并没有采用这种治疗方式，因为它会过度损伤人体。可列狄卡卡法平衡时，人类胃功能会变强，胃部组织柔软，胃黏膜润滑性良好。

可列狄卡卡法失衡会削弱人体消化系统，导致消化过慢或过快。

阿瓦伦贝卡卡法——位于人体心脏、胸腔和腰部

卡法在人体中的位置是胸腔，所以阿瓦伦贝卡卡法是一个非常重要的亚生命能量，它维持着人体胸腔、肺部以及背部的强壮。典型卡法人的身体耐力正是从这些器官"爆发"出来的，因此卡法体质的人通常都有健硕的胸部和肩膀。当阿瓦伦贝卡卡法处于平衡状态时，人体肌肉结实，心脏功能良好；当它失衡时则会产生胸闷、呼吸困难、哮喘和充血性心力衰竭，严重程度要视失衡状态而定。出现以上症状时，卡法人往往会失去往日的能量，导致疾病缠身。另外，吸烟是严重导致阿瓦伦贝卡卡法失衡的罪魁祸首之一。

阿瓦伦贝卡卡法失衡会引起各种呼吸系统疾病以及腰痛和无精打采。

巴达卡卡法——位于舌头

这种亚生命能量掌控味觉。与西医不同的是，阿育吠陀医学认为人体的味觉十分重要，它是营养和药物进入人体后的"领路人"。卡法人对这个世界的首要感知方式就是味觉，其次才是一起发挥作用的触觉和嗅觉。这些人只要管不住自己的味觉或禁不住大吃特吃，其结果一定会引发健康问题，味蕾也会因为吃得过多或过于频繁而失去敏感性。另外，过于集中地食用一种味道的食物也会降低味蕾功能。当味觉得到"肆无忌惮"的"满足"时，卡法人就会过度肥胖、对食物过敏、黏膜充血，甚至患上糖尿病。

巴达卡卡法失衡会造成味蕾和唾液腺损伤。

塔尔皮卡卡法——位于人体鼻窦腔、头部和脊髓液

人类的鼻腔、口腔和眼睛要始终保持湿润，才能维护这些器官的功能。脊髓液的含量对于保护中枢神经系统来说是十分必要的，而掌管人体体液流动和活动性的则正是塔尔皮卡卡法。一旦这种亚生命能量失衡，人体体液就会出现阻塞或过多现象，而这两种情况正是造成典型卡法人经常出现一系列鼻窦问题的元凶。

塔尔皮卡卡法失衡会引起鼻窦充血、花粉病、鼻窦炎性头痛、嗅觉失灵以及广义上的感觉迟钝。

斯拉西卡卡法——位于人体关节

这种亚生命能量是所有亚卡法生命能量中最"居无定所"的一个，因为卡法的润滑作用针对人体的每一处关节。大多数的卡法失衡会表现在胸腔，然后扩展至头部，人体还会出现全身性关节疼痛。体内瓦塔过多会造成关节脱水，从而引发关节炎；体内皮塔过多会造成关节发炎、发热，从而引发风湿；而体内卡法过多则会造成关节松散和充水。

斯拉西卡卡法失衡会引起关节松散、充水、疼痛等关节疾病。

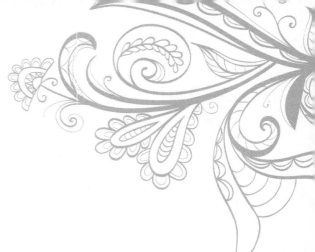

Chapter 4

第四章

与生俱来的"设计图"

在机场遇到麻烦时，你可以观察一下周围的人都会有怎样的反应：有的人会像热锅上的蚂蚁，匆忙寻找另一个航班，这是瓦塔的焦虑和不耐烦；有的人会发怒，咒骂航空公司的无能并要求尽快兑现自己的机票，这是皮塔的愤怒和爱批评人；而有的人则会保持沉默，一动不动地坐在椅子上，这就是卡法的顺从和稳如泰山。

其实，焦虑、愤怒和顺从并不仅仅是人类情绪上的一种表现，而是每一种体质类型的本能反应。生命能量可以影响你的情绪，并将其转变成你真实而合理的外部反应。如果你想试着让焦虑的瓦塔人变得更有耐心，那么你最终会发现你不得不承认其实瓦塔的焦虑是合理存在的。

当然，这些"固定的搭配"也并非唯一。每个人的体内都含有皮塔，因此在压力的影响下，人人都会有不同程度的愤怒。同样，恐惧也不只是瓦塔失衡造成的，而稳如泰山也不只是卡法人的特征。不过，尽管如此，你固有的本能倾向还是会不时地表现出来，因为这是你与生俱来的天性。生命能量为身体提供了大量信息，仅仅将阿育吠陀能量类型称为体质类型有些片面，因为更准确地说，它是一种精神体质类型。瓦塔人的思想活动永不静止，身体活动也永不静止；皮塔人的皮肤容易爆发皮疹，行为也容易鲁莽冲动；卡法人做决定的速度很慢，在面对清晨的阳光时总是慢吞吞的。

总而言之，生命能量是人类本性的体现，因此阿育吠陀医学才会用梵语"prakruti"来描述每个人从出生时就与生俱来的"体质"。当你说"瓦塔是我的体质类型"时也可以说"我天生就是瓦塔体质"，这两种说法表达的是同一个意思。在前面几章里我介绍了"生命能量"这个概念，现在我要向大家阐述的是：根据自己的体质类型去制订符合自己的康复方案，这才是通往完美健康的最佳途径。

⸪ 尊重自己的体质类型

大多数人在成年后都比较了解自己身体的基本需要，这却并不意味着我们可以听之任之。人们往往终生都饱受某些"身体需要"的困扰和折磨，一旦身体里种下了"抑郁""肥胖""失眠"和其他慢性疾病的"种子"，它们就会不顾我们拒绝抑郁、肥胖和失眠的意愿而在体内"疯生疯长"。这些都是与生俱来的"体质"问题，如果不将它们"连根拔除"，它们就会不停地在体内膨胀蔓延，就像花园中足以令花朵窒息的杂草一样。

不过我们可以暂且不考虑症状问题。为了能够更好地生活，为了达到更高的健康境界，我们需要通过根据自己的体质类型去寻找解决的办法，这也正是达到人体平衡的第一步。离开这一步，你就无法到达一个更加真实的世界。

博比·托马斯是"绝对"瓦塔体质类型，他身材瘦削、聪明伶俐、性格外向，对待所有人都是抱以阳光般的笑容。他行动迅速、反应机敏，因此满以为自己会胜任餐厅服务生的工作，然而由于长期身处热闹的餐厅，博比体内的瓦塔开始严重失衡，他变得无法安静下来，并且非常抑郁。

可周围其他的服务生看起来则是精力充沛，至少他们没有因为嘈杂的工作环境而感觉压力重重。"我到底怎么了？"博比感到莫名其妙，于是他决定更加努力地工作，然而效果却并不好，他甚至开始失眠、食欲减退、体重减轻。短短几个月里，他开始感觉周身不适，却找不到具体原因。

于是博比来到了乔普拉健康中心，他以为自己只是需要一些镇静剂，而其他医生也肯定也会给他同样的东西，因为他表现得非常焦虑，并且无法安静下来。然而阿育吠陀医生为他做过仔细诊察后却这样说道："从你描述的情形来判断，其实你没得什么病。"博比很吃惊，甚至有些不高兴。那他的焦虑症状该怎么解释？答案只有一个——这是典型的瓦塔失衡表现。在西医理论中，博比的所有症状都可以在医学书籍中找到明确阐述，失眠、焦虑、腰痛等。然而，如果能够透过这些表面症状看其本质，你就会发现其实只有一样东西出了问题，那就是瓦塔，只不过它是以不同的形式表现出来而已。

幸运的是，调节瓦塔要比治愈五六种症状容易得多。就博比而言，我们无须用药，只要诊察清楚就足够了。开药这种方式只会掩盖人体的根本问题，因此我们建议他"聆听"自己的身体。或许博比的工作环境与他的体质类型不相匹配，他应该换一份工作，以便让自己体内的瓦塔"感到快乐"，而不是把它"逼疯"。无论如何，博比的身体并不适合在噪音过强、过度热闹和需要保持身体活跃性的环境里工作，这些会让瓦塔"无法忍受"。

那么瓦塔到底"喜欢"什么呢？首先就是安静与平和。如果博比能够在相对安静的厨房里做一名实习厨师应该会感到快乐许多。另外，爱幻想的瓦塔人创造性也比较强，一份能够体现创造力的工作会让瓦塔人感到巨大的满足和快乐。当然，烹饪或许也适合博比，但那些诸如表演和设计等需要强大自我表现力的工作则更加适合他。于是博比采纳了我们的建议，立即辞掉了餐厅的工作，休息了一段时间后，先前那些症状很快就消失了。几个月后，他找到了一份美术设计的工作，从此不适感再也没有出现过。

让你的生命能量"感到快乐"，你也就会感到快乐，这就是人类精神与身体达到平衡的秘诀。要做到尊重自己的体质类型，就必须充分相信它的需要会让你受益，建议博比更换工作就是尊重他身体的"表达"。在身体处于失衡状态时，没有人会觉得开心和健康，因为失衡是一种非自然、非本质的状态。

⠿ 你的本质

与生命能量一样，人类的体质也是一把双刃剑，你既可以通过身体的蛛丝马迹去观察自己，也可以从自己的体质特征中获取信息并从中受益。皮塔决定了你天生"好斗"，瓦塔决定了你天生容易患上"肠易激[1]"，但没有任何外力会强迫你在皮塔过剩或瓦塔枯竭的压力下生活。与生命能量和谐共存就是要你摆脱天性局限，寻找自由。

人类从出生时就决定了自己与生俱来的体质，因此体质一般不会发生改变，而生命能量却始终在发生变化。眺望远山、吃着薯片、听莫扎特的音乐或是将想法和行动贯彻到底，这些都会使生命能量发生转换。一个心脏跳动有力的人一定是瓦塔"强壮"的反应，无论他是何种体质。因此无论属于何种体质，人类都要学会与三大生命能量和谐"共存"。要想达到完美的健康境界，每个人的每种生命能量都要保持在最佳状态——这也正是完美人类的意义所在。

以下是每种生命能量的正面人体反应特征：

瓦塔：爱幻想、敏感、无约束、复原力强、愉快开朗

皮塔：高智商、自信、富有进取心、愉快

卡法：镇静、和谐、勇敢、宽容、充满深情

如果你在生活中遇到了一个具备以上所有特征的人，那么他一定会令你印象深刻，因为这样的人得到了上天赐予的最好礼物——完美平衡。这种平衡或许非常少见，却不是不可能出现的，我们每个人都可能达到这种完美的平衡。

每一种体质类型都蕴含着无数的可能。然而不幸的是，人们总是将自己的身体与一个"正常标准"去做比较，如果达不到这个所谓人人都必须达到的"标准"，就会感觉自己的身体处于"不适"状态，可是这种行为却并不符合人体与

---

[1] 肠易激：一种常见的消化系统疾病，其主要分为腹泻型、便秘型两种。

生俱来的"设计图"。让我们举一个例子来说明：

体重一直是一个敏感话题。所有人都想让自己拥有一个理想的体重，然而很多人都徒劳无功。评论家指出，当今社会人们过度执迷于不惜任何代价地瘦身，特别是当女人们看到自己的身材没有达到时尚杂志提到的要求时则更是表现得忧虑和不安。时下最流行的女性塑形训练中还增加了一些肌肉力量训练，而这种训练会让人体本来应该"储存起来"的脂肪也被减掉。

阿育吠陀医学理论认为，人们的错误并不在于对完美形体的追求，而是他们忽视了隐藏在人体内部的与生俱来的"设计图"：一个瓦塔女人天生就身材纤细，而卡法女人天生就粗壮结实，但这并不能说明卡法女人就一定会超重。上天赋予这两种女人的魅力并不只是停留在身材上：瓦塔女人迷人娇媚、活泼开朗、充满活力——她们会传递一种自然的愉悦气息；而卡法女人或许没有纤细灵巧的身材，但她们拥有自己独特的魅力——沉静、大而温柔的眼眸、优雅的举止，加上丰满、柔软的身体，在阿育吠陀医生眼中，这种体型的女子才是理想的、健康的、美丽的。皮塔人的身材最接近于当今西方人眼中的完美体形，胖瘦适中、比例匀称，并且具有较强的自制力，这些都让皮塔人极具吸引力。然而在自然界中，每种生命能量所体现出来的"理想"境界都具有同样的价值，那么它们在人类眼中也应该具有同样的价值。

有时人们会认为，平衡生命能量就是努力让瓦塔、皮塔和卡法的含量达到完全相同，这是一个误区。事实上，你无法改变从出生时就已经"设计"好的生命能量比例，而你所能寻求的"平衡"其实只是每种生命能量的各自平衡。这就像一个滑尺，生命能量要么变多，要么变少，要么到达中间的平衡点。

阿育吠陀医学会告诉大家如何做才能更接近这种平衡。这种平衡无须过多地

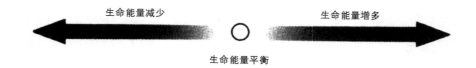

关注，只要能保障身体正常运作就可以实现。但由于生命能量会受到个人生活习

惯的影响反应，因此人们需要了解如何才能摒弃导致它们失衡的各种行为。

从习惯上来讲，生命能量总是会变多而不是变少，因为只要你是瓦塔、皮塔或卡法体质的人就已经说明你体内的生命能量基本上是平衡的，因此你的目标是不要增加这种生命能量的含量，因为能量过多即意味着失衡。一个消化不良的瓦塔人其体内必定是皮塔含量过少，换个角度看，引起消化问题的关键是其体内的瓦塔已经过多。

人们尤其要注意身体是否出现了以下症状，如果有，就说明你体内某种生命能量已失衡：

瓦塔失衡：疼痛、痉挛、腹部绞痛、寒战或颤抖

皮塔失衡：发炎、发烧、过度饥饿和口渴、心脏疼痛或潮热[1]

卡法失衡：充血、流鼻涕、体重超重、津停气阻[2]、呆滞或嗜睡

这些简单的症状指标可以在你出现莫名其妙的不适感时为你指明方向。但我们在这里要强调的是，这些指标并不能代替你接受专门的医学检查或医学培训。一位阿育吠陀医生与其他西医同行们一样，都要终其一生去学习如何诊断人体各种各样的紊乱现象，因为任何一种生命能量的失衡都有可能导致某种症状出现。便秘是典型的瓦塔失衡症状，但有时也与皮塔或卡法有关，而其他典型症状也会出现这种情况。因此如果你感觉病情很严重，还是需要专业人士来为你诊疗的。

当这些症状渐渐转变为慢性疾病，基于体质类型的医学诊断仍然十分有效。瓦塔、皮塔和卡法体质人群都有其各自不同的紊乱现象，无论是精神上还是身体上。

瓦塔体质人群易患有或表现出：失眠、慢性便秘、神经性胃痛、焦虑和忧郁、肌肉痉挛或抽筋、经前综合征、肠易激、慢性疼痛、高血压和关节炎。

皮塔体质人群易患有或表现出：皮疹、粉刺、心脏疼痛、胃溃疡、过早秃顶

---

[1] 潮热：一些妇女在更年期因表皮血管瞬间扩张而引起的突然性的症状，经常是全身性的短暂热感。

[2] 津停气阻：主要指津液代谢障碍，水湿痰饮潴留导致气机阻滞的病理状态。

和白发、视力差、好胜心理、自我苛求和压力型心脏病。

卡法体质人群易患有或表现出：肥胖、鼻窦阻塞、胸闷、关节疼痛、哮喘和（或）过敏症、抑郁症、糖尿病、高胆固醇以及上午持续萎靡不振。

以上描述的只不过是不同体质人群的一些最显著的体质症状，并不能说明疾病与体质之间简单的一对一关系，瓦塔体质人群绝不是天生就注定要患上关节炎，而皮塔或卡法体质人群也不会自动受到保护而免受这种疾病的困扰。疾病是就个体而言的，取决于每个人的整体生活模式，人的体质是一个重要影响因素，却不是引起疾病的直接原因。

同样，一些主要的人体紊乱症状如心脏病和癌症，也并不是一种生命能量失衡造成的，一旦一种生命能量受到扰乱，其他两种生命能量也会跟着出现紊乱，除非它们全部恢复平衡。尽管从严格意义上来说，感冒与哮喘根本是"风马牛不相及"，但在阿育吠陀医学理论中它们却是彼此相关的，因为二者都是因为瓦塔失衡、卡法上升。了解生命能量是人体功能运转的"领导者"，会帮助人们尽快"纠正"这种失衡。当你看见某人在压力下同时表现出愤怒和焦虑时，就会很快判断出其体内瓦塔已经失衡、皮塔正在随之上升。

人们还应注意到，在这些生命能量失衡的症状当中有些是与精神有关的，这一点非常重要。人的精神总是第一个觉察到身体的失衡状态，因为平衡的身体会让精神保持机敏、清晰、敏感和愉快，而一旦失衡就会导致精神状态下降。如果出现了这种现象，那一定是某种生命能量出现了问题。按照当今社会的"标准"，忧愁和苦恼是司空见惯、习以为常的事，然而阿育吠陀医学却认为这并不符合自然健康标准，人一旦陷入忧愁和苦恼中就说明他需要立即采取行动，以阻止疾病的发生。

疾病是怎么来的

最近，我们中心接待了一位因患乳腺癌而接受了乳房切除术的女性。当时手术非常成功，她本人也以为自己脱离了危险，然而不幸的是后来引起了并发症，于是她再次找到了为自己做手术的外科医生，向他抱怨自己再也无法忍受疼痛。

"我看不出哪里有什么不对啊。"医生说道。

"可我真的总是感觉很疼！"她坚持说。

"那就吃点儿药吧，"医生回答，"那样你就不会觉得疼了。"

于是极度失望的她在朋友的建议下找到了一位阿育吠陀医生。经过询问病症和仔细诊察后，这位医生确定她是典型的瓦塔体质。按照通常意义来讲，做完了手术她应该是非常健康的，但患病期间因接受手术治疗而留下的身体外伤却引起了她体内瓦塔的严重失衡。此外，根据其病历显示，她刚刚做完手术之后向医生抱怨最多的并不是疼痛感，而是失眠，这是明显的瓦塔失衡症状，大手术后留下的身体伤口更导致了其体内瓦塔的过度积聚。

这位女性患者的病情得到了解释——尽管阿育吠陀医生总是试图避免"头痛医头、脚痛医脚"，但这一次她的疼痛感的确与其他无数的产生疼痛感的患者一样，都来源于瓦塔失衡。虽然疼痛与人的体质"息息相关"，但瓦塔却是人类精神和身体系统中特立独行、微妙存在的一部分。

这位女性患者接受了一整套阿育吠陀康复计划，以平衡自己体内的瓦塔——这套计划可以说对于每位术后患者都非常有益——其中包括特别饮食、充分休息和冥想。没过多久，她的疼痛感就减轻到了可以忍受的程度，失眠现象也再没有出现，就连长期的焦虑症状也消失了。或许有人会质疑这是一种"幻痛（手术后常见的一种神秘人体现象）"，但人类对疼痛的主观体验在人体内是可以完全变成真实的"物质"的，而不仅仅是对"疼痛"这个名词的理解。利用生命能量来探测一个真实人体世界的新阶段已经被证明是可以帮助我们确定某些无法解释的疾病的。

最能说明问题的例子就是胃溃疡。最近有证据表明，大部分胃溃疡都是寄生于溃疡伤口上的幽门螺杆菌造成的。目前90％的治疗方案都是利用抗生素根除这种细菌以治愈胃部溃疡，因此，现代医学认为这种细菌的传播性决定了胃溃疡属于一种传染病。

这种结论看起来简单明了，但却忽视了一个事实：世界近一半的人消化道都藏有这种幽门螺杆菌，却只有 10% ~ 20% 的人患上了胃溃疡。这不得不让我们产生疑问：为何大多数携带这种病菌的人并没有患上胃溃疡呢？从阿育吠陀医学角度分析，这是人类个体对周围环境变化做出的不同反应所致，而决定这些反应的基本物质就是他们体内的生命能量。

阿育吠陀医学理论认为，典型的胃溃疡症状都是由皮塔失衡造成的。体内皮塔含量过高，一定会导致胃溃疡患者饱受一系列相应病痛症状的折磨。

皮塔失衡症状

消化道发炎

胃液分泌过多

发怒、好胜、紧张

消化道有"灼烧感"

胃酸分泌过多

以上出现的诸多症状看起来好像是患上胃溃疡之后的表现，然而事实上都是溃疡发生之前的人体反应。由于人体内的生命能量是波动的，有时会增多，有时减少，因此当皮塔出现失衡时并不代表人体一定会出现胃溃疡。但如果对一个体内皮塔含量天生过多的皮塔人来说，胃溃疡就是一种常发病了，这或许是因为皮塔人在应对压力时常常会引起胃酸分泌过多，从而削弱了其自身的免疫能力。避免皮塔出现失衡的首要一步就是采用阿育吠陀饮食法、运动、冥想和其他康复手段来保护免疫能力，以避免溃疡的发生。

现在，我们要讨论一个潜在的敏感问题："参与疾病"并不等同于"导致疾病"。如果不戴帽子、不穿大衣就跑进冰天雪地，那么你很可能就会患上感冒；如果你真的感冒了，医生或者微生物专家都会认为导致你患上感冒的原因不是这些行为，而是病毒；但事实上某些你并没有在意的行为，如不戴帽子、不穿大衣，这些行为也的确已经"参与"了感冒。阿育吠陀医学理论认为，人类应该为自己患病承担更多的责任，至少应该具备了解自己生命能量的能力。我并不是说"你参与了疾病或了解了自己的生命能量，你就一定是导致自己患上癌症、心脏病和艾滋病的'罪魁祸首'"。我只是认为人类与自己的疾病不能完全脱离干系，事实上，积极的参与精神反倒可以令许多无助的患者找到治愈的方法。

阿育吠陀医学不会过多地讨论病毒，因为西医很早就在这方面打下了坚实的理论基础。我们认为人类缺乏的反而是对"病毒宿主抵抗能力"的认识，这也正是人们了解生命能量的意义所在。如果你将自己直接暴露在感冒病毒前，患上感冒的机会也就只有 1/8 而已。这是为什么？因为是否患上感冒取决于你体内生命能量的平衡状态，维持生命能量的平衡才是重中之重。

接下来，我们会让读者对每种生命能量的失衡有一个更加广泛的了解，然后在第五章，我们将向你介绍恢复生命能量平衡的阿育吠陀技巧——一种最自然、最舒服的康复技巧。

▒ 生命能量如何失衡

人体内最容易失衡的生命能量通常是主导你体质的生命能量，也就是说，瓦塔体质人群应该注意瓦塔过量，皮塔人应注意皮塔过量，卡法人应注意卡法过量。如果你是双能量体质，那么这两种生命能量就都有可能让你的身体出现问题。不过每个人体内最活跃的生命能量一般都是瓦塔，它是引起人类大多数短暂性身体不适的"元凶"，尤其是当人类处于压力状态时。

以下是每种生命能量失衡时典型的人体症状，另外还附加了导致这些症状出现的常见诱因。

瓦塔失衡

瓦塔人天生乐观开朗、热情如火，面对每天的挑战具有较强的精神复原能力。如果你是瓦塔人并拥有上述特征，那么你体内的瓦塔就是平衡的。不过不可否认的是，瓦塔通常处于一种"不健康"状态。从人类童年或青春期开始，它就给人体制造了各种各样的"麻烦"：莫名其妙的周身不适、偶尔失眠、闷闷不乐或者有神经紧张倾向。

即使这些早期症状并没有引起你的注意，但是如果早发现一切也都还来得及。可随着时间的流逝，瓦塔人就会变成医生候诊室里的常客，安眠药、镇静剂和止痛药通常都是为瓦塔人准备的。在阿育吠陀医生看来，美国人最常见的身体紊乱现象都是由瓦塔失衡造成的，这不仅仅是因为美国人不良的生活习惯。阿育吠陀医学实践还证明，瓦塔造成的身体紊乱现象在数量上是皮塔的两倍，而皮塔又是卡法的两倍。典型的瓦塔人经常抱怨头痛、背痛、失眠、经期疼痛以及轻微的焦虑和忧郁，这些都是医生们口中的"焦虑性健康"的典型症状。这些真实存在的症状通常非常顽固，只有让瓦塔恢复平衡才能从根本上解决它们。

还有一些生活现象也是瓦塔失衡的典型体现。其中一个就是老化，这是瓦塔在人体内不断积聚的表现，而急速老化则是瓦塔严重过量的表现——皮肤皱缩干瘪、无法享受美食、消化力极差、精神恍惚、健忘、彻夜难眠。然而所有这些都不是瓦塔造成的，而是瓦塔的失衡造成的，因此我们完全可以想办法避免老化。

另外一种现象就是悲伤。人如果陷入过度悲伤就会变得无精打采、冷漠、食欲减退，对生活中的任何事物都提不起兴趣，这就好像受到亲人死亡打击的人往往自己也会"死去"一样。由于瓦塔控制着人体的神经系统，因此悲伤也是瓦塔失衡造成的。悲伤、意外打击、疲劳或巨大的恐惧感，这些都会过度消耗瓦塔，从而导致瓦塔失去"记录"感知快乐的能力。这个过程的第一阶段往往是哭泣、难以平静、颤抖、思维混乱及失眠。如果放任这种压力，拖延治疗，那么最后的结果就是体内的瓦塔"虚脱"，导致人体彻底陷入麻木和呆滞的状态。

诱因

如果人体开始出现不适并可以确定是由于体内的瓦塔失衡造成的，那么我们就可以通过让瓦塔重新达到平衡来消除不适感。但我在这里要为这个强大的致病因素做一个"平反":天生的瓦塔体质或体内天生就含有相对较多的瓦塔,本身就是一个极易诱发疾病的重要因素;但另一方面,瓦塔人的行为模式又极易造成瓦塔失衡,其中最典型的行为模式包括:

· 最近总是背负压力,并且在压力下总是感到焦虑;

· 身体筋疲力尽,近段时间精神总是处于紧张和超负荷状态;

· 酗酒、嗜烟,毒瘾发作;

· 生活突然发生了改变或正在换季;

· 日常饮食中常有大量的冷食、生食或干食,如冰镇饮料或食用大量苦、辣、涩味食物(苦味与涩味食物主要是指沙拉、豆类、马铃薯和绿色多叶蔬菜);

· 饮食不规律,时常空腹,忽略饥饿感,这些会造成体内瓦塔上升;

· 最近睡眠不好,或连续几天睡得很少;

· 最近经常出差;

· 总是受到情绪上的困扰,如悲伤、恐惧或意外打击;

· 天气寒冷、干燥、多风(秋季、冬季)。

阿育吠陀医生会凭借临床实践经验,根据以下明显迹象诊断瓦塔是否已经失衡:

精神迹象	
烦恼,焦虑	注意力不集中
思维过于活跃	注意广度[1]短
急躁	忧郁、精神错乱

行为迹象	
失眠	难以平静
疲劳	食欲减退
紧张	冲动

(接下页)

---

[1] 注意广度:某人能够将注意力集中于某一特定物体或思想而毫不走神的时间长度。

（续表）

身体迹象	
便秘	肠易激
皮肤干燥、粗糙	皮肤、嘴唇干裂
身体耐力下降，精力衰退	无法忍受寒冷和大风
胃肠胀气	关节疼痛、关节炎
高血压	体重减轻、骨瘦如柴
腰痛	剧烈疼痛（尤其是神经性疼痛）
经期疼痛	肌肉痉挛

切记：任何一种生命能量都会引起一系列症状出现——以上列出的只是瓦塔失衡时的常见症状。另外，瓦塔还可以"模仿"另外两种生命能量发挥作用，因此即使这些典型症状没有出现，我们还是会"怀疑"是瓦塔在"作祟"。

皮塔失衡

皮塔体质人群在皮塔平衡时会表现出不可一世的"激烈"和"动力"，亲切开朗、充满快乐是他们的性格特征。如果你是皮塔人并且拥有上述特点，那么就说明你体内的皮塔是平衡的。皮塔人的身体一般都还不错，他们的消化系统都很强大，在阿育吠陀医生看来，这是保证人体健康和拥有强大免疫力的关键。

皮塔在青春期以后至中年这段时间里最容易上升，十几岁青少年脸上的"青春痘（粉刺）"以及夜晚经常感觉热，这都是皮塔失衡的表现。另外一个生活中常见的表现就是三四十岁的男性经常会在清晨起床后发现自己的头发变得稀疏、过早花白，突然戴上了眼镜或感觉心脏疼痛以及出现心脏病的早期症状。

这些不过是先期症状，但皮塔人的一些行为习惯会导致皮塔更加失衡，从而把自己逼向"绝路"。我们来做一个假设，虽然他们可以吃任何东西，但吃得过多或不计营养地暴饮暴食会过度消耗他们强大的消化系统，因此皮塔人不再是天生的营养"吸收者"；并且他们的性格也会逐渐变得过度激烈、暴躁、苛求和紧张。皮塔这种生命能量控制着人体的智力，并让皮塔人天生就具有一种秩序感，然而失衡状态下的他们会过度专注于这种秩序感，最后使自己变成恼人的完美主义者。皮塔人平时不会表现出自己事事要求十全十美的心态，只有在体内皮塔严重失衡时才会有所表露，因此他们会出现心绞痛、溃疡、心脏病和其他与压力相关的身体问题也就不足为奇了。

人体内的皮塔失衡速度要比瓦塔慢，因此人体一半的健康问题都是由瓦塔引起的，当身体出现问题时，首先是瓦塔出现失衡，然后带动皮塔。这种二合一的能量失衡导致了具有潜在焦虑性格的皮塔人总是将自己的愤怒和苛求极力隐藏起来；另外，上升的瓦塔带动皮塔升高还会引起高血压，这也是医生将皮塔人归为Ａ型心脏病患者群的原因所在。

诱因

如果身体开始出现不适并可以确定是由于体内皮塔失衡引起的，请不要将过错完全归咎于你是天生的皮塔体质或天生拥有过多的皮塔。皮塔生来就是倾向于"适度"的生命能量，回顾过去，你一定是"积攒"了太多的压力、劳累和疏忽才造成了这种生命能量的失衡。如果可以确定体内皮塔已经失衡，请根据以下描述进行自我筛查并尽量予以纠正：

· 最近总是背负压力，总是压抑自己愤怒、沮丧和怨恨的情绪；
· 苛求自己和他人，总是有过度的紧迫感，无法忍受浪费时间；
· 最近总是食用过多的热食、辣食和油炸食品，食盐过量，日常饮食中常有大量的酸性和发酵类食品，如奶酪、醋、酸奶油或酒精饮品；
· 最近经常接触不纯净的食物和水；
· 天气湿热（典型的夏季特征）；
· 最近容易中暑，疲劳感明显，皮肤出现晒斑；

阿育吠陀医生会凭借临床实践经验，根据以下明显迹象诊断皮塔是否已经失衡：

精神迹象	
愤怒、好胜	兴奋、急躁
自我苛求	怨恨情绪

行为迹象	
脾气突然爆发	苛求他人
好与人争辩	无法忍受拖沓
行为专制蛮横	

身体迹象	
皮肤发炎、疖、皮疹	直肠烧灼感、痔疮
粉刺（痤疮）	皮肤癣、肤色过红
过度饥饿或口渴	怕热
呼吸不均	眼白有血丝
热潮红	晒斑、中暑
心脏疼痛、胃酸过多	粪黄、尿黄
溃疡	体臭

切记：每一种生命能量的失衡都会引起一系列症状出现——以上列出的只是皮塔失衡时的常见症状。

卡法失衡

卡法是三大生命能量中最缓慢、最稳定，也最不容易出现失衡的生命能量。从孩童时期起，卡法人就会表现出安静、沉默、富有人情味和宽容的性格特征，如果你是卡法人并一直保持着这些特点，说明你体内的卡法是平衡的。卡法人的身体紊乱现象一般要经过很长时间才会显现，因此卡法人不必大费周章便可以保持一个强壮、健康和令人满意的身体，直到晚年。

婴儿和孩童时期是卡法的"生命时间"，这段时间里人体内的卡法含量会升高，因此卡法"最拿手"的就是促进人体发育和"建造"一个强壮健康的身体。

卡法出现失衡时，一个 6 岁小孩就会时常感觉咽痛，经常感冒，并且总是流鼻涕；另外，就算是健康的卡法人也会终生"保留"着流鼻涕的毛病，他们极易鼻塞，只要天气变冷或变潮，就极易患上感冒和流感。

过敏和嗜睡也是卡法人的特征，他们喜欢赖床，行动缓慢，卡法失衡时整个上午都难以清醒，并且比任何体质类型的人都会担心自己罹患重病。

长大后，失衡的卡法人会变成一个快乐的小胖子，虽然他们总是无法控制自己的体重，并深深为其苦恼。过分执着和过度的占有欲也是卡法失衡时的主要表现，此时卡法人与生俱来的"伟大"母性和善于照顾他人的"美好情操"会被他们推到极致。卡法严重失衡时，卡法人会变得异常沉默、内向和绝望；他们会从天生安于现状转变成对任何改变都深怀恐惧。而身体上，这个快乐的小胖子也会饱受折磨：血压过高、呼吸困难、因体液过多而导致身体肿胀，甚至出现充血性心力衰竭。

卡法人不会经常"光顾"医院，因为他们对疼痛的忍耐力相当高，当然一般情况下他们的身体也是相当健康的。如果卡法人去寻求医生的帮助，那多半是因为体重超重的问题——这可能是从孩童时期开始就伴随其一生的困扰。此外就是各种有关肺部和鼻窦方面的问题——鼻窦炎性头痛、慢性鼻窦炎、花粉热、哮喘和胸闷。

在皮肤过敏测试中，医生们会发现只有少数人的测试结果会呈现食物过敏阳性，这是一种人体消化力失衡的典型症状，但卡法人就是这些少数人中的大多数。小麦面包、干面食、牛奶、黄油、奶酪和糖，这些都是导致人体黏液分泌过多的食品，也是造成卡法失衡的"元凶"。糖尿病或许是卡法失衡造成的最危险的疾病，也是最不容易治愈的疾病，不过只要按照适当的人体康复计划接受治疗，糖尿病患者也可以享受正常的生活。

诱因

如果你的身体开始出现不适并可以确定体内卡法失衡，那么平时你应该经常患感冒和流感，或者年轻时经常患有过敏、哮喘和肥胖症等此类疾病。无论是哪种类型的疾病，如果以下的描述经常对你造成困扰，那么说明是它们导致或加重了你身体的不适感：

· 患有严重的卡法"疾病"，如糖尿病、过敏症或过度肥胖，并且有家族遗传史；

· 体重增加，并且为此非常苦恼；

· 最近饮食中常有大量的糖分、盐分和脂肪，或经常食用油炸和油腻且难消化的食品以及乳制品（尤其是奶酪、牛奶和冰激凌）；

· 最近总是背负压力，总是会逃避困难，缺乏安全感，感觉被冷落；

· 过度的占有欲，过分储存和积攒某种东西；

· 过分依赖和保护自己与周围环境或人的某种关系；

· 连续几天睡得很晚；

· 天气湿冷，经常下雪（典型的冬季和春季特征）。

阿育吠陀医生会凭借临床实践经验，根据以下明显迹象诊断卡法已出现失衡：

精神迹象	
迟钝、呆滞	恍惚、忧郁
疲乏	过度依赖

行为迹象	
拖沓	犹豫不决
拒绝改变	行动迟缓
贪欲大	占有欲强
嗜睡、睡意浓	

身体迹象	
怕冷、怕湿	四肢沉重
鼻窦阻塞、流鼻涕	经常感冒
津停气阻，身体肿胀	体重增加
胸闷	过敏、哮喘
皮肤苍白	咳痰、咽痛
关节松散或疼痛	囊肿或其他部位增生
高胆固醇	糖尿病

切记：任何一种生命能量的变化都有可能引起一系列症状的出现——以上列出的只是卡法失衡时的常见症状。

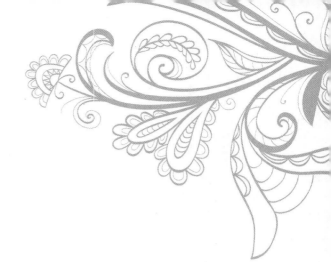

第五章

恢复平衡

　　天才雕刻家米开朗琪罗的个人艺术魅力就在于，他能在将一块粗糙的大理石块变成艺术品之前"洞悉"石块的本质，他不只是在完成一件雕刻品，更是将"监禁"在石块内部的、已经存在的艺术精神释放出来。从本质上看，将自己的身体恢复至平衡状态也是如此：你不是在创造一个新的自己，而是释放一个隐藏着的自己，这是一个自我发现的过程。

　　这个若隐若现的"隐形人"处于完美的平衡状态，而寻找"他"或"她"的过程却不能一概而论——每个人都能通过自己独特的方式来达到这种平衡。大多数人都不知道这个"自己"到底是谁，或者对其知之甚少，这是因为他们没有办法了解真实、自然的"自己"——"他们"深藏在"不平衡"的表象之后，就像浑水之下往往是清澈的湖底，比如饥饿感和口渴感，这都是人体内部渴望"平衡"的一种本能需要。阿育吠陀医学就是要在实践过程中帮助人们返璞归真、恢复平衡，并让真实的、自然的"自己"大放异彩。这两个步骤其实可以合二为一，下面的病例会帮助读者更好地理解这个理论。

　　诺曼，60 岁，作家。据他自己所说，他已经整整 30 年没有睡过一个好觉了。诺曼的失眠症状是典型的瓦塔失衡——晚上只要一躺在床上，脑子里就会涌现出许多事情，白天发生的上百个场景会在他脑子里转来转去；他无法控制自己不去"倾听"时钟的转动声、水龙头的滴水声以及从街上传来的嘈杂声。他彻夜辗转反侧，从来没有"享受"过连续入睡半个小时以上的感觉。

来到乔普拉健康中心时，诺曼看上去十分沮丧。长期以来他想尽一切办法让自己入睡，从睡前"饮料"威士忌到巴比妥类药物[1]，可是没有一个办法能彻底解决问题。诺曼曾一度努力让自己顺其自然，但结果却收效甚微。事实上，诺曼非常害怕睡觉时间的到来，每晚总是磨磨蹭蹭地不愿上床。每次中途醒来后，他都会顺手拿起床头的杂志，如果看完后依然无法平静，他就会下床，在地板上走来走去，到浴室看看，吃点夜宵，要不然就是打电话给同样失眠的朋友彻夜聊天。

"这么说，一切都是因为我是瓦塔体质？"在了解了阿育吠陀医学自然体质理论和接受了自然体质测试后，诺曼这样喃喃自语道。

"只能说是瓦塔失衡造成的，"阿育吠陀医生这样回答，"但这并不代表你一定是瓦塔体质。"诺曼非常吃惊。经过更进一步的诊察之后，他体内的首要生命能量被断定是皮塔，而瓦塔只不过是略微强势的"配角"。可即便如此，导致诺曼失眠的也不是瓦塔，而是长期以来的瓦塔失衡，这可能与诺曼长期用脑有关，他长期伏案写作，不分昼夜，从来没有意识到自己的生活是极不规律的。如果诺曼早些意识到这一点，也不至于这么多年让体内的瓦塔变得如此"糟糕"。

为了让诺曼"看到"隐藏在其身体内部的更加健康的"自己"，我们开始向他解释人体是如何达到平衡的，以及本来应该暂时留在体内的不平衡状态又是如何"常驻"在人体内部的。

▨ 恒温器

人体的每个功能都有自己的"归宿"，就像每个恒温器都有自己固定的温度

---

[1] 巴比妥类药物：任何一种巴比妥酸的衍生物都可以作为中枢神经系统抑制剂，用来镇静或催眠。

点一样。事实上，人的体温调节过程就像是一个恒温器，当你跑了半里地或享受桑拿浴时，体温就会升高，可一旦停下来，体温就又会回到 98.6°F（37℃）。因此这个温度点就是你身体恒温器的"归宿"，它是人类经过漫长的进化后由自然法则"规定"的。这套法则的可塑性很强，因此人类有时可以暂时摆脱这个恒温点（98.6°F），然而一旦离它过远或过久，人体就会出现不适。

人体的复杂之处就在于人体内部"安装"了上百个恒温器，每一个都有自己需要遵循的特殊的自然法则，因此我们要恢复的不是一个平衡点，而是许多个，而这种协调"作战"的过程却复杂到令人不可思议。举例来说，我们都知道，人体的血液循环就像是"一锅"不同生化物质的"乱炖"，血管中会有不计其数的激素、营养物质和不同的信使分子[1]来"推动"血液流动。可事实上，人体的血血液循环不过是各种"平衡状态"的血液分子以十分精确的"速"和十分精确的"量"，"前往"各个需要它们的人体部位而已。

同样，人类的大脑对人体内部错综复杂的恒温器也了如指掌，"高级主管"前脑中有一小部分被称为下丘脑，其体积不足 4 立方厘米，却掌管着人体无数不同功能的平衡功能，包括脂肪与碳水化合物的代谢、睡眠与苏醒、食欲、口渴、消化液分泌、体液分泌、发育和体温。总而言之，它控制着人体内部一切自动"运行"的功能器官。哪怕你什么都不做，只要大脑在思考，就一定要接受下丘脑的"照看"。

以上说明了"平衡"是一种体现人类智商的智慧功能，因此人类并不是普通意义上的恒温器大组合，因为恒温器无法调节自己，而人类却可以。出生时与生俱来的最初"设定点"是你的自然体质，是自然赋予你的"礼物"，它是一个引导你认识自己的向导，但同时人类也可以熟练地"操作"它。让我们以一个皮塔—瓦塔人为例，用一个简单的图表来解释这种自然体质：

出生时，最初的"设定点"决定了你一生中三大生命能量的最完美状态，人体内的上百个恒温器开始遵照各自的"温度点"来工作，就像它们必须遵照下丘

---

[1] 信使分子：细胞间的通讯需要发送信使分子，典型的信使分子如激素。

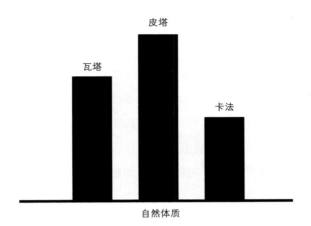

自然体质

脑的指示一样。当人体受到外界的剧烈刺激时，如寒冷、过干的空气、大风、恐惧、辛辣食品、熬夜或触摸，体内的瓦塔就会率先出现变化，而这些影响就可以被称为导致人体瓦塔升高的"罪魁祸首"。同样皮塔和卡法也有各自的"催化剂"。

从刚出生到长大成人，皮塔—瓦塔人的体内的三大生命能量状况会随着身体的逐渐长大而发生变化，因此成人后会呈现出不同的情况：

从这张图表上看，这个人似乎又变成了瓦塔—皮塔人，因为三大生命能量的

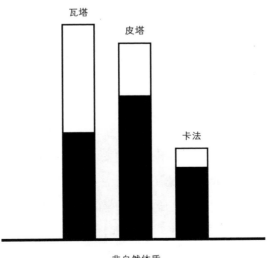

非自然体质

比例发生了变化，而这正是被日常生活所影响的结果——食物、运动、睡眠和情绪，你思考的每一件事、说出的每一句话、看到的每一个事物，你的感觉、嗅觉和味觉，这些都会影响你体内的生命能量，导致它们增加或减少。三大生命能量在到达一个新的状态后会自觉地"弹回"原地，这是遵循它们"追求平衡"的本性。可是在诺曼的病例中，这种"弹回"却出现了一些问题。

下图中的阴影区已被空白区远远超过，这说明其体内的能量失衡状态已经积聚了相当长的时间，这在阿育吠陀医学理论中被称为非自然体质，也就是背离自然的身体状态。自然体质与非自然体质是两个对立的概念，前者针对自然人体，后者针对非自然人体。人类无法对出生时就与生俱来的生命能量状态进行改造，却可以在"自己"与"自然"之间制造距离——忽略一餐会加重你体内的"非自然"状态，熬夜不睡可以让你和"非自然"状态变得更加亲密。不当的饮食、较差的睡眠、负面的情绪以及身体和精神上的压力都会让你的生活越来越远离"自然"，直到最后你会发现自己置身于一个完全"非自然"的环境里，疾病也就此"瓜熟蒂落"。

与此同时，人类的自我形象也会发生改变——不再积极向上，而是开始消极懈怠，"非自然"体质会让你变得对所有压力都紧张兮兮，它会"吞噬"你所有的"正面"情绪。又能有多少人在长大后仍能保持出生时对他人充满爱和信任的天真无邪状态呢？我们让拥挤的细胞"体验"拒绝、失望和怀疑，彻底抛弃了曾经纯真美好的过去。如今，或许谁都不会承认自己天生就是一个焦虑症患者，不相信自己注定要与失眠、悲观、牢骚和健忘终生为伴，然而经过岁月的流逝，你的确已经和它们"交上了朋友"。

在诺曼"非自然"的身体中，瓦塔这种生命能量上升得最为明显，这并不奇怪，因为瓦塔是人体中最先受到影响并发生变化的生命能量。严重的噪音、拥挤的人群和身体的不适感，这些都是瓦塔"无法忍受的"。因此如果你乘坐一辆拥挤的火车上班，身体就一定会产生压力，乘坐的时间越长，体内的瓦塔含量就会越高。你或许可以适应"乘车上班"在身体上造成的"不愉快"，但这并不说明这种适应就"多多益善"。人体内的生命能量就是要"指导"你亲近正确的生活习惯，远离错误的生活习惯。

所谓"正确的"就是亲近自然的。每天给瓦塔充分的休息和绝对的安静，这将有利于它"弹回"到自己的平衡点，而不是终日处于嘈杂拥挤的环境中滥用瓦塔，这只能促使它越来越失衡。"每个人都必须为了生活奔波"，你或许会这样想，因此第二天还是会去习惯性地坐车上班，然后日复一日，尽管你知道这并不会让体内的瓦塔"开心"。不过这已经是十分幸运的事了，因为你希望自己恢复完美平衡的本能已经让每种生命能量自觉抵制了一些"不好的"影响，并回归自己的平衡点。

诺曼发现，自己变成现在的样子实在是"太应该了"，"在当今社会，要想变成一个'非自然'的瓦塔—皮塔人再容易不过了，"他说，"因为我们所处的环境正在加剧这种恶化。"

然而"非自然"是一个面具，是一个压力下的身体幻觉，它的背后隐藏着人类原始而完美的平衡点，是瓦塔、皮塔和卡法的独特结合，是一个真正的你。如果我们能够恢复平衡，瓦塔症状将会自动消失。阿育吠陀医学的美妙之处就在于它会让人们通过返璞归真、恢复平衡的方式找到最完美的健康。

接下来，我们要为诺曼制定一份新的生活作息表，"安抚"他体内已经极度失衡的生命能量。我们列出了一份清单，上面标明了每天必做之事，它们可以帮助过量的瓦塔恢复平衡——我们称其为"生命能量安抚计划表"。首先要做的就是严格保证日常作息的规律性，但对于诺曼来讲，他还需要一份规律的夜间作息表。

"上床前的一小时，我会先洗个热水澡——夏天时水温可以稍凉一些。然后用麻油轻轻按摩前额、太阳穴和脚，持续大约 5 分钟，之后我会喝上一杯掺入拉萨亚那[1]的热牛奶。接下来，我会静坐，阅读 20 分钟。就我个人而言，最能令我放松的读物是诗集和励志文学作品。最后，关掉灯，聆听温柔舒缓的音乐，直到我开始昏昏欲睡，此时我会立即上床，准备入睡。我严格遵守这套夜间作息表，

---

[1]　拉萨亚那：一系列复方药草，阿育吠陀医学研制出了此系列的上百种药草配方。诺曼发现其中一种名为"生命卡凡"的普通拉萨亚那系药草对自己十分有效，其他的特制阿育吠陀药草也可以代替这种药草来治疗失眠。

并坚持了整整 4 个月的时间。其间我可以一直安然入睡，没有丝毫阻力就能保证至少连续 6 个小时的睡眠，而这段睡眠已经足以令我第二天保持神采奕奕了。"

总而言之，这是一个令人欣慰的结果，毕竟还有数百万美国人仍在饱受失眠的痛苦，1/5 的美国人仍然要依靠安眠药才能入睡。然而，这不仅仅是一个治疗失眠的药方，诺曼还享受到了平衡带给他的其他乐趣：他不再经常感冒，也不再出现莫名其妙的周身不适，不再焦虑、不再有任何不满，他看起来全身散发着活力，眼神中透露出更加睿智的光芒。

▓ 疾病的 6 个阶段

几千年来，帮助患者回归出生时的"自己"一直都是人类医学的目标，这不只是阿育吠陀医学独有的。然而，我们却一直为西方的医学所迷惑，这是一个单纯用身体来解释疾病的医学门类。如今，西医已经承认疾病不仅源自身体，同时也源自精神。随着人类身心医学时代的到来，这二者已经无法分割。一个突然的精神打击，如配偶的突然辞世，必定会给一个人的身体带来巨大创伤，破坏人体的免疫系统，从而为疾病打开大门。这也正是失去配偶的老龄妇女会出现高死亡率的原因，同时也是那些失去精神支柱的独居女人会罹患乳腺癌的深层原因。

不过，这种转变既有好的一面，也有不好的一面。举例来说，我们通常认为人体感染肺炎的原因是肺炎球菌开始入侵肺部并大量繁殖，而从身心医学角度来看，造成人体患上肺炎的根本原因则是人体免疫系统受到一种负面精神的影响而被削弱，这种解释相对于单纯从身体上寻找疾病根源的确宽泛了许多，也似乎有些过于模糊。人类精神与免疫系统之间的互动是不固定的，医生们无法准确地指出负面情绪"战胜"人体白细胞的时间临界点具体是在什么时候。

而阿育吠陀医学却可以精确地指出这个时间临界点。根据古阿育吠陀经典记载，人类疾病可以分为六个明确阶段，前三个阶段为不可见阶段，它们与人体和精神紧密相连；后三个阶段则出现明显症状，它们可以被医生和患者察觉。疾病的每个阶段都代表了一种程度上的失衡，而其外部变化则是一个连续过程：

1. 积聚——一种或多种生命能量在体内积聚；
2. 升高——生命能量积聚过多，开始突破自己的正常临界含量；
3. 转移——这种生命能量开始向全身转移；
4. 定位——游离于全身的生命能量开始固定在身体某个并不属于自己的部位；
5. 发威——"定居"在某个部位的生命能量开始发威，身体出现相应症状；
6. 破坏——"成熟"的疾病开始暴发。

为了阐述得更加明确，我们就以皮塔过量为例，由于你本身就属于皮塔体质，加上最近承受了过多的压力或正度过一个异常炎热的夏天，总之现在你体内过量的皮塔已经开始积聚。当过量的皮塔积聚到一定程度，它就会离开自己的"本职岗位"向全身转移，很快它就会找到一个残毒"聚居区"，现在它要做的就是"紧紧黏在"这个残毒部位上。

这个过程包含了疾病的前三个阶段。此时西医在你身体上是诊断不出任何症状的，因为西方医学并不涵盖这个阶段的人体紊乱，但对于阿育吠陀医学来说他却可以明显"看"到人体已脱离了完美的健康状态。如果你对自己的身体非常敏感，那么其实你也可以在这个阶段感觉到失衡的生命能量开始"进攻"自己的身体。每个人都能在感冒和流感暴发之前察觉到身体的微妙变化，而其他许多疾病在人体上制造的"不愉快"也会让人感到某种模糊的不适，也许说不清具体在哪个位置，也说不清具体是怎样的不适感。这就让医生大为头痛了。他们总是试图在人体上找到明显的疾病症状，但没想到碰到的却是一大堆令人迷惑的身体迹象：疼痛、肌肉无力、低烧或仅仅是"挥之不去"的疲劳感。而类似这种模糊的身体前兆却极有可能诱发突然而至的心脏病和卒中——没错，突然而至。这些受害者往往早就接收到了生命能量传来的"警告"，然而他们并没有在意。

一旦生命能量"黏"在了身体的某个部位，就说明疾病的第四个阶段已经到来，身体开始出现明显的早期疾病症状。如果此时皮塔"黏"在了皮肤上，那么皮肤就会瘙痒和发炎；如果"黏"在了胃部，人就会感觉心脏疼痛和肚子痛。我们并不是在谴责皮塔是造成疾病症状出现的"元凶"。任何一种生命能量都可以"黏"在身体的任何一个部位，如果过量的瓦塔"黏"在了人体的某一处关节上，那么人类就会饱受关节炎的剧痛，人体关节是最容易受到生命能量"光顾"的部位之一，因为它最容易"寄居"人体残毒。除了这些模糊的症状以外，此阶段并不会出现医生"视线"范围以内的其他明显症状。

阿育吠陀医学的重点在于，消除人体微妙阶段的某些疾病症状，如无法解释的疼痛、焦虑、忧郁和疲劳等，而这些对于西方医学来说则是非常神秘的。西医倾向于将这些症状称为"心理问题"，也就是说他们将这些症状归咎于患者的臆想。而事实上，它们来源于生命能量失衡的初期阶段。疾病处于第一、第二或第三阶段时是很好控制的，饮食、草药、运动、日常养生以及一种名为"排毒治疗"的特殊人体净化手段，都可以有效地治愈这三个阶段的症状。

一旦人体进入疾病的暴发阶段，那么仅凭以上这些手段是无法战胜已严重破坏人体组织的疾病的，此时我们必须采用更高层次的阿育吠陀医疗手段，或采用已成熟掌握抵抗严重疾病治疗方式的西医。

那么我们如何知道第四阶段（疾病首次出现）何时到来呢？对于大多数年龄超过40岁的成年人来说其实都不必过于忧虑，因为即使是模糊疼痛感也会有一个"恶化"的过程。身体的变化取决于经年的饮食、行为和情绪失衡，从而在体内形成和聚集残毒，而残毒本身的"特性"就是"抓取"游离的生命能量。但此时身体还没有理由发出"警报"，因为处于疾病第四阶段的身体要告诉你的并不是你已濒临死亡，而只不过是需要你净化一下身体组织里过量的生命能量而已。

一旦采取行动，瓦塔、皮塔和卡法就会重新恢复到自然的平衡状态。与生命能量"对话"的基本方式就是简单地改变一下饮食和生活习惯，这会给你的身体带来巨大的变化，哪怕是疾病已经发展到了很严重的地步。

▧ 如何平衡生命能量

以下是人体瓦塔、皮塔和卡法恢复平衡的综合性指导原则。日常生活中，人类可以从 4 个方面促进生命能量恢复平衡。

饮食　　运动　　日常养生　　季节养生

本书第三篇将会详细阐述这 4 个方面的具体内容。现在我们只是笼统地提出一个基本概念：人类是如何对体内的生命能量产生影响的——这是人体量子学的初级课程。

我在这里要着重提醒一下大家，这里提出的观点只适用于疾病的预防，它们并不适合已经身患重疾的人，也无法完全取代医生的治疗。如果你已出现某种疾病的症状，恢复生命能量的平衡是必需的，却并不是你治愈疾病的全部。你要接受专门医生的全面诊察，然后在医生的指导下，根据自己的特殊病情接受全方位的医学治疗。

但对于那些身体状况良好的人来说，这些信息就是无价珍宝了，它们集合了过去 5 年人们对古阿育吠陀经典文献的研究、印度阿育吠陀专家们的智慧以及美国乔普拉健康中心接待的数千名患者的临床实践经验。

对以下建议，请大家灵活采用，它们并不是"死规矩"，因此不要为无法对号入座而烦恼。让生命能量恢复平衡可能会耗费你一生的时间，甚至可能永远都不会达到你的目标，因为生命能量每天、每时、每分都在变化；但也正因为如此，我们又极有可能让它们恢复平衡，自然已经赐予了我们一个拥有良好本能的身体——生命能量能自动"弹回"平衡状态，而我们要做的就是揭示和"锐化"这些本能。

对于大多数人来说，饮食是最大的诱惑。我们每个人都可能对食物产生些许误解，认为这种食物好，那种食物不好。由于阿育吠陀医学也对食物做出了许多评论，因此人们可能很容易就认为阿育吠陀也是食物"盲信者"。但如果你能正确看待我们的评论，那么这些新信息就可能会唤醒你的身体，阿育吠陀医学从来没有界定哪种食物"好"，哪种食物"不好"，相反，食物对你的身体到底好还是不好完全取决于你体内生命能量的好恶。

因此，请不要过分专注于你吃下的东西是热还是冷、是大还是小、是油还是干。生命能量时刻都在改变，或许你在某一刻吃下的某种特殊食物就会引起它们的失衡，可如果认为仅靠变换食物就可以恢复体内生命能量的平衡，那么调节饮食的过程很快就会"堕落"成一种盲信和偏执，这并不是明智之举。人类每一天都在和身体"交谈"，我们提出的观点不过是建议你采用一种特别的方式与身体"交谈"——一种身体愿意倾听的方式。

平衡生活之要点

瓦塔平衡

· 规律的生活习惯

· 安静

· 注意日常饮水

· 降低对压力的敏感性

· 充分休息

· 温暖

· 营养稳定

· 精油按摩

由于瓦塔是生命能量之首，因此它的平衡决定着其他两种生命能量的平衡，只要瓦塔保持正常，皮塔和卡法也会保持正常。

瓦塔平衡的关键是"规律作息"。瓦塔对"改变"的反应总是过快和过于敏感，因此很容易陷入"过度激动"的状态。瓦塔人精力旺盛、情绪多变，但当事情充满过于复杂的变数时，他们高涨的情绪往往会被消耗殆尽，最后变得筋疲力尽，这也正是瓦塔人为何总是感觉疲劳和神经紧张的原因。瓦塔人"片刻不得安静"，其根本原因在于其体内的瓦塔已经不再有规律地"工作"，能量失衡的瓦塔人不再按时吃饭、睡觉和运动，而是想吃就吃、不想吃就不吃，想锻炼就锻炼，想睡觉就睡觉。

这样随心所欲的生活对体内其他生命能量来说也没有什么好处，对瓦塔尤其不利。许多瓦塔人深深迷恋这样的生活，令人觉得悲哀的是，他们甚至对如此随意、刺激的生活习以为常，其补救办法就是，培养均衡的作息习惯，做到每天有规律地生活。

如果身体已出现瓦塔失衡症状，请通过以下几点来帮助自己重新建立日常生活习惯，从而促进体内瓦塔的平衡：

· 充分休息。这一点对于解决所有瓦塔症状都十分重要。当你感觉自己干劲十足或某些行为已经过火时——包括精神活动，请你停下来休息 5 分钟。每晚保证充足的睡眠十分重要，绝不要容忍失眠反复折磨自己，哪怕它已经折磨你几年的时间了。最好的休息方式不一定是睡觉，也可以利用冥想让自己陷入深度的放松状态。在乔普拉健康中心，我们会为每位患者提供学习"原始声境冥想"的机会，目的就是让他们经历最深层的放松。

这种休息方式会让瓦塔十分受益，它会在人体内彻底"定住"。只需几分钟，整个人就会变得神采奕奕。

冥想对身体的好处还不止于此，它可以帮助人类做到精神与身体的合二为一，可以让人体的每一次自然循环顺利回归原地，然后通过开始、进行和结束的步骤再进入下一个平稳的循环过程。当瓦塔人发现这种循环气息可以长久地驻留在体内，而不是像等待偶尔开花那样的漫长时，他们其实已经向认识真正的自己迈进一大步了。

· 留住温暖。作为一个"低温"生命能量，瓦塔很喜欢"温暖"。由于瓦塔本性偏干，因此要确保周围的空气足够湿润。我们还建议瓦塔人尽量躲避气流的侵袭，因为瓦塔对流动的空气十分敏感。

· 瓦塔体质饮食。保证饮食的规律性对于促进瓦塔平衡也十分重要，这是因为空腹会引起瓦塔的升高，生病和无规律的饮食会让瓦塔人快速消瘦，他们每天都需要充足的营养。瓦塔人一定要保证每日三餐，早餐注意营养，食物要丰盛，如温热的燕麦粥。饭前吃一小块鲜姜，有助于刺激食欲，同时也有助于消化。

· 每日保证摄取充足的水分。最好选择温开水，以防止身体脱水，瓦塔药草茶也是最佳的选择，每日4杯就足以保证瓦塔人的需求。另外，生姜茶也可以促进瓦塔平衡，将1茶匙鲜姜末倒入约半升热水中即可。瓦塔人要忌冷食和冰镇饮料。

· 清晨用麻油按摩。这是阿育吠陀医学的常规康复手段。

· 清晨冥想前进行一次长时间的热水浴或淋浴。温热潮湿的环境可以有效抑制瓦塔人周身的不适感。

· 避免精神紧张和过度激动。嘈杂的音乐、暴力电影以及长时间看电视，都会引起体内瓦塔升高，尤其在晚上。

· 尽量让周围的环境保持明亮。瓦塔对阳光和明快的颜色尤其敏感，生病时坐在窗前享受阳光的照耀对身体大有好处，不过切记，在康复之前不要在户外逗留过久。可以与那些令你感到愉快的人待在一起，阅读一些有趣的小说，观看轻松滑稽的娱乐节目，这些都会激发起瓦塔"热情"的本质，降低焦虑感，帮助身体早日康复。

· 试图恢复瓦塔平衡时，请不要饮酒、喝咖啡、喝茶和吸烟，这些刺激性物质会导致人体内瓦塔升高，最好是完全戒掉。

· 瓦塔人冬季会经常感觉鼻子发干，也会频频感冒。解决办法就是，用指尖蘸一点儿麻油，分别伸进两个鼻孔内，轻轻地均匀涂抹；然后捏住鼻子，深吸一口气，接着快速放开，再捏住，反复几次你就会将麻油完全吸进鼻腔——但不要用力过猛，否则会堵住鼻窦。

这种方法可以在干冷天气里润滑鼻腔——许多瓦塔人会发现自己抵抗感冒和

流感的能力大大增强，同时对鼻窦也大有好处，但这种方法并不是瓦塔人专用。一天涂抹 12 次就足以起到润滑作用，如果这个过程中出现鼻窦阻塞，建议你减少次数，油质过多会导致体内卡法上升，最终会引发慢性鼻窦炎。

皮塔平衡

· 节 制
· 低温
· 注意空闲时间的利用
· 享受自然美
· 均衡休息与均衡活动
· 减少刺激

皮塔平衡的关键是节制，皮塔人要注意不要总是干劲十足。在所有体质类型中，皮塔人是天生拥有充足动力和能量的好胜派，他们总是让自己的生活充满挑战，他们越挫越勇、屡败屡战，然而这种天生的动力往往是导致他们"毁灭"的根源。皮塔给了他们火一样的能量，但如果滥用就只会将自己灼伤。这个世界上的工作狂大都是皮塔失衡的人，尤其是当他们的情绪陷入愤怒和冲动的时候。

皮塔人善于有意识地掩盖身体出现的某些"危险信号"，如明显的不高兴或明显的不耐烦，天生爱美是他们的另一个突出表现。另外，除了以上列出的几点之外，皮塔人的美好生活在于保持中庸之道。

如果身体已出现皮塔失衡症状，请通过以下几点来帮助自己改变日常生活习惯，从而促进体内皮塔的平衡。

· 花一点儿时间让自己从行动中解脱出来——休息与行动的交替进行是生活的基本节奏。由于皮塔人天生拥有过人的行动能力，因此他们总是忘记停下来休息。一天的工作结束了，你需要为自己建造一个宁静的小岛来放松自己。晚上，你要安静地吃晚饭，关掉手机，坚决抵制任何工作上的诱惑。对于人类来说，这个宁静的小岛是住在每个人心里的，而失衡的皮塔人却总是对其视而不见。

· 冥想对于重新找回内在的安静和平衡非常有效，同时它还可以让你记住休息才是行动的源泉。对于擅长赛跑的人来说，其秘诀并不在于他们迈出多大的步子，而是在于跑出第一步之前在起跑线上所积聚的力量。当皮塔人发现自己已经无须用"好斗"来释放自己巨大的个人能量时，说明他们已经更加接近于真正的自己了。

· 任何形式的低温都可以抵消过于活跃的皮塔。睡觉时保证卧室的温度低于70度°F（21.11℃）；不要贪恋过久的热水浴，因为过多的湿气和热气会让皮塔失衡的人感觉眩晕和恶心。如果觉得过热，皮塔人可以在前额和后颈敷上一块凉毛巾，但不要喝过多的冰水，用冰水来"扑灭"体内的消化之火是阿育吠陀医学极力反对的。稍微有点凉的、微酸的甜味饮料，如苹果汁、葡萄汁和苏打水对于皮塔人也是有好处的。切记，生病和天气过热时要补充充足的水分，因为此时的皮塔人会因流汗过多导致身体脱水。一种皮塔药草茶也非常有效，每天喝4杯就足以保证皮塔人体内的水分充足。

· 皮塔体质饮食。皮塔人切记不要吃得过多，这会加重消化系统的负担。同时也要尽量克服饥饿时的不适感——皮塔人忽略一餐就会感觉非常难受。与其这样饱受极端饮食的折磨，还不如每日定时三餐，且要吃得适度。如果皮塔人感觉消化不良，可以喝上一杯加入适量食糖和豆蔻的温牛奶，这将有助于皮塔恢复平衡。如果经常感觉极度饥饿和口渴，此时就需要借助皮塔体质饮食来"安抚"一下你的消化系统了。

· 如果发现自己的旺盛食欲已经得到了控制，此时请尽量不要强迫自己少吃东西。相反，你要有规律地进食，将每餐的进餐量控制在平时的3/4，这样坚持一两天后再将饭量减至平时的一半，此时你会感到非常舒服。我们建议你要一直这样坚持下去，如果饿得难以忍受，就将饭量恢复到之前的3/4。如果每餐能吃下大约两小把米的食量就可以达到阿育吠陀的理想进餐量了[1]。苦味有助于抑制食

---

[1] 有关进餐量的严格规定来源于最伟大的古阿育吠陀权威人物遮罗迦。印度古阿育吠陀体系是指遮罗迦（Caraka）、妙闻（Susruta）、婆拜塔（Vagbhata）等人为代表建立的医学体系，体现在他们所著的梵文文献之中。

欲，因此建议皮塔人在餐前饮用一些奎宁水，或吃一些用苦味蔬菜凉拌而成的沙拉，如菊苣、苣荬菜、结球菊苣和生菜。

·避免饮食刺激。所有饮食刺激都会造成皮塔含量的升高，任何形式的酒精都无异于让失衡的皮塔"火上浇油"。在你需要"安抚翻江倒海"的消化系统的同时，千万不要让酒精里的无营养热量占据你的胃。另外，咖啡因和茶多酚也会耗尽你的能量。

从传统意义上讲，阿育吠陀医学认为，"催泻疗法"是减少过量皮塔的最佳方式，因为排净人体肠道有利于让消化之火"降温"。你可以尝试一下每隔4～6周在睡前服用一大汤匙蓖麻油（切记不可经常服用），服用后通常会起夜2～3次，记得在每次排便之后喝一杯温水以避免身体脱水。第二天如果感觉肚腹轻松且不爱活动，可以少量进食，可能的话喝几杯果汁。如果需要吃一些固体食物，切记避免食用油炸、过冷和脂肪过多的食物。另外，还要充分休息。但如出现肠痛、便血等情况或有消化系统病史的人绝不可服用任何催泻剂。

·最好食用纯净的食物和水，并呼吸纯净的空气，因为皮塔人对任何形式的杂质都非常敏感。即便是检测后无毒的食品添加剂，只要食用过量都会造成皮塔人新陈代谢的失衡，而即使是少量的添加剂也会对皮塔人达到完美平衡境界造成障碍。

·避免过度消耗体力，不要在炎热的室外逗留过久。皮塔人经常会产生热疲劳，他们苍白的皮肤无法忍受过强的太阳光线，这也是他们总是躲进屋里的原因。阿育吠陀医生建议皮塔人对阳光大可不必"退避三舍"，可以先接受10分钟的日光浴，然后再慢慢增加到半个小时，只要记得涂抹防晒霜就没有问题了。清晨和黄昏是皮塔人的最佳外出时间，而正午时分则最好留在室内。

·尽量享受自然美。从传统意义上来讲，阿育吠陀医生建议皮塔人多看日落和满月，并经常到湖边或有流水的地方散步，这些都对皮塔非常有好处。总的来说，皮塔人会发现美丽的自然风光会让自己轻松解脱，坐在阳台上欣赏风景会分散他们过于专注的注意力。

·切记避免阅读和观看带有暴力、打斗和紧张情节的书籍和电影，这些都会加重体内皮塔的失衡。每天抽出一定时间彻底放松自己，情绪上保持高涨、幽默和愉快——这些会有效降低体内皮塔的含量，同时也可以转移你一心要完成既定目标的注意力。皮塔人总是过于严肃，他们是尤其需要笑容的人群。从许多方面来讲，平衡皮塔的最佳"良药"就是让它接触美丽的大自然。

卡法平衡

· 刺激
· 有规律的运动
· 感受多样性
· 温暖、干燥

卡法平衡的关键是寻找"刺激"。卡法这种生命能量的"天性"是稳定和缓慢，这会让卡法人显得可靠和充满力量。然而卡法失衡却会让人过分地安于现状，卡法人需要新的视角、新的声音、陌生的人群和新鲜的事物去刺激自己，身体也是一样，不爱活动的他们会变得越来越呆滞和迟钝。这些体质特征与他们"缓慢的"消化力有直接关系。我们都知道，进入人体的食物如果没有被完全消化，或者如果吃下的食物过多、过于油腻或本身就难以消化，残毒就会阻碍人体消化系统的正常运转，最终导致疾病的形成。卡法人的消化系统极易出现问题，因此保证他们"激情燃烧"的方法就是有规律地运动和多样化的饮食。

卡法人体内的平衡与失衡"转换"进行得非常缓慢，因此卡法这种生命能量一旦处于平衡状态就最不易发生变化。如果是瓦塔，今天的失衡有可能会导致明天身体出现不适感；但如果是卡法，即便整个冬天都在摄入可导致卡法失衡的食物，身体也不会出现任何反应。当春天到来时，积聚的卡法才开始在体内"融化"，最终导致出现典型的春季感冒和鼻窦阻塞症状。如果仔细阅读有关卡法人的 25 项基本属性的描述，你就会发现瓦塔与卡法之间唯一不矛盾的就是

"低温"，因此，卡法人需要的正是瓦塔人所不需要的，这也正是为何卡法人需要"刺激"，而瓦塔人需要"休息"的原因。如果说瓦塔人是兔子，那么卡法人则是大象。

如果身体已出现卡法失衡症状，请通过以下几点来帮助自己改造日常生活习惯，从而促进体内卡法的平衡：

·寻求生活中的多样性。卡法人应该有意识地去主动寻求新的体验，极度恋家的他们总是试图躲避令自己筋疲力尽的"危险"，然而这正是导致他们呆滞和郁闷的"元凶"，也是造成许多卡法人身体失衡的"毒药"。与其他生命能量相比，卡法更适合冥想。它会帮助卡法人发觉隐藏在其本性之下的机警和聪敏。

真正能让生活充满"刺激"的并不是生活表面的变化，而是让人类内心深处迸发出灵活机敏的"火花"。自然赋予人类的生活本能应该是新鲜的想法、新鲜的面孔和生机勃勃的创新能力，而冥想就能让卡法人找到自己内心深处想要参与的活动。他们善于"把持"自己的生活，只要愿意，卡法人可以存住任何东西——金钱、精力、地位或者爱。当卡法人发现自己可以尽情释放热情，并能利用自己强大的力量去接受和做出改变的时候，就说明他们已经在个性进步方面取得了重大突破，届时卡法人天生的"爱"和"被爱"的能力也会成倍增强。

·卡法体质饮食。卡法人切记不能吃得过量，原因是这会导致体重超重。生姜茶可以帮助你刺激已经钝化的味蕾，饭后一茶匙茴香籽也会让过慢的消化系统变得活跃起来。如果卡法人出现严重的充血阻塞症状，阿育吠陀医生会建议你食用一些干性和涩味食品，如干面包、苹果、薄脆饼干、姜黄以及绿色蔬菜，这些都会抑制卡法在体内的过度积聚，同时也会起到调节消化道湿度的作用。

·减少甜食的摄入。卡法是三大生命能量中唯一一个"甜味"能量。即便没有摄入多余的卡路里，卡法人也一样会因为食用甜食而变胖。拒绝冰激凌、牛奶、甜点、小麦面包和黄油，以及所有阿育吠陀医学认定的甜食，这样会有效减轻卡法失衡引起的流鼻涕、鼻窦阻塞、过敏和呆滞症状。长期食用甜食还会引起严重的卡法病——糖尿病。不过幸运的是，甜甜的蜂蜜既可以满足卡法人对甜味的喜好，又可以保证卡法人的身体健康，每天喝 1 ~ 2 大汤匙的蜂蜜（切记不可再多）有助于降低体内的卡法含量。

· 留住温暖。作为一个"低温"能量，卡法喜欢温暖。卡法人经常出现的充血阻塞症状在干热的天气里可以得到有效缓解。用太阳灯照射胸部或铺上电热毯都会有效减少体内过多的卡法。

· 避免潮湿。卡法人对湿冷天气尤其敏感，切记不要让冬季的冷风"折磨"你的鼻子、喉咙和肺脏，否则会很容易生病。

· 干式按摩，有助于促进人体血液循环。这种按摩方式在印度医学中称之为"迦沙那"，按摩时手上必须戴一种特殊的生丝手套。当人体内卡法积聚时，他们一般不会喜欢精油按摩的方式，因为卡法是一种"油性"能量。因此 5 ~ 10 分钟的快速全身干式按摩会让卡法人觉得通体舒畅，但不要过度，否则会产生疲劳感。如果没有生丝手套，也可以用干丝瓜络来代替。

· 尽量饮用温水，不过要适度，因为卡法本身就是"潮湿"的。为缓解卡法人充血和咽喉痛的症状，可在热水中加入 1/4 茶匙的干姜或姜黄，效果十分明显。也可以邮购一种为卡法体质特制的茶饮，每日 4 杯就足以满足需要。

· 有规律地运动。最好是每天坚持，这也是一个有效去除体内残留和积聚毒素的最佳方法。由于卡法人身体强壮，肌肉发达，因此一般都是天生的运动员。但随着年龄的增长，他们会越来越惯于久坐，这对于天赐运动能力的卡法人来说的确是件憾事，他们应该终生保持身体的活跃性才对。

· 对于卡法人来说，身体在生病和需要恢复平衡时都应该真实地面对自己。由于他们天生极具耐力和体力过人，因此耐受力非常强，往往在病得很严重时才会卧床休息。如果你就是这样的人，切记一定不要等到生病时才躺下休息，因为此时你的病情较其他人来说可能已经非常严重了。卡法人总是会陷入忧郁之中，除非他觉得自己受到了足够的重视，因此卡法人的朋友和家人在他情绪低落时要给予他们关怀。

· 偏头痛是卡法人的常见症状，我们可以用一种简单的方法来有效地抑制它。将1/4茶匙的盐倒进半杯温水中，盐粒下沉溶解后，滴几滴盐水在手上，捏住左鼻孔，俯身，将手上的盐水吸进右鼻孔，让盐水流过鼻窦；接着再捏住右鼻孔这样做一次；如此反复几次。切记不要吸入过多，否则会导致盐水流入肺，也要尽量控制呼吸，否则会阻塞鼻窦。在此过程中你可能会打喷嚏、流汗，这是好现象，不必惊慌。每回重复2～3次，热水浴后效果更佳，因为此时你的鼻窦黏膜会变软。如果感觉鼻腔疼痛或已确诊为鼻窦炎，请立即终止这种方式的治疗，因为它只能保证鼻腔通畅不阻塞，但不会治愈较严重的鼻窦炎。

迦沙那按摩

　　这种干式按摩应在每日清晨沐浴和穿衣之前的三四分钟进行，双手戴上特殊的生丝手套，快速、有力地按摩全身。大腿与手臂的长骨采用大幅度揉捏的方式，肩膀、手肘和手腕的关节处改用小幅度圆圈式轻揉。开始时揉捏10～20次即可，之后可适当延长至40次。

　　1.首先，从头顶开始，采用小幅度圆圈式轻揉；至脖颈和肩膀处改为大幅度揉捏；至手臂处要轮流采用以上两种方式，肩关节、手肘、手腕和各指关节采用圆圈式轻揉，上臂、前臂、手掌则采用大幅度揉捏。

　　2.至胸部，按摩方式要采用平行式的大幅度揉捏，但要避免直接过度揉捏心脏部位和乳房。

　　3.胃部按摩要采用两次平行式揉捏与两次斜角式揉捏互相轮流的方式，依次经过下腹、后腰、臀部和大腿，要特别仔细按摩脂肪堆积的部位。这种按摩方式可以促进血液循环，排除毒素，清除过多的卡法和脂肪。

4.站立，圆圈式轻揉髋关节，然后按照手臂按摩方式按摩双腿。长腿骨和脚掌采用大幅度揉捏的方式，膝关节和踝关节采用圆圈式轻揉的方式。

迦沙那是一种融合了瑜伽术的按摩方式，对减少人体脂肪十分有效。

第二篇

人体量子学

　　在人类永不休止的自我认知过程中，三大生命能量理论成为一个重要的里程碑。是它们让我们可以深入自己身体的内部世界，那是一个集合了所有生命智慧的场所——思想、情绪、动力、本能、希望和信仰，而这个内部世界是独一无二的，也是可以被我们所改变的。然而，生命能量不过是自我认知"旅程"中一间"歇脚的小客栈"，在它以外还存在着一个更为深刻的真相。

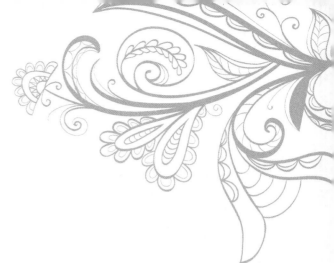

Chapter 6

第六章

量子身体与量子医学

在人类永不休止的自我认知过程中，三大生命能量理论成为一个重要的里程碑。是它们让我们可以深入自己身体的内部世界，那是一个集合了所有生命智慧的场所——思想、情绪、动力、本能、希望和信仰，而这个内部世界是独一无二的，也是可以被我们所改变的。然而，生命能量不过是自我认知"旅程"中一间"歇脚的小客栈"，在它以外还存在着一个更为深刻的真相。在本书的第二篇，我将带领大家"触摸"这个更为深刻的世界——人体量子力学——阿育吠陀医学中控制和创造人体自身的"无形软件"。

在第一章中，我阐述了一些有关"量子身体"的基本概念，它是生命智慧的结合体，集结了人类大脑和身体50兆细胞的精密"运作"；它如实反映着人类每一个细微的思想和情绪变化，"制造"着人体的"流动性"和"变化性"等人类的基本特性。它不是固定于时空中的"点"，而是更加广阔地向所有方向延展的"场"。你无法看到自己的量子身体，因为它是由不断波动的微弱振动构成的，但你却可以感知它——事实上，人类所有的感觉都时刻与这个量子场保持协调，而量子运动是比任何物质和能量运动都更加基本的运动。事实上，你感知量子活动的精确率要比感知原子大1000万~1亿倍。这或许令你感到惊讶，接下来我就要向你揭示这一概念的精髓。

※ 探究人体内部世界

我们已经知道，生命能量就像一个交换站，它将人类的思想转换成了物质。乍一看到这种说法似乎令人难以理解，物质是固态且稳定的，可以看见、可以触摸、可以测量、可以称重。而人类的思想却是短暂的、无形的，我们看不见它，摸不到它，也无法测量它——它是一个如此"天然的"东西。正如一位诙谐的生理学家说的那样，利用脑电图来理解人类的大脑无异于将耳机贴在休斯敦巨蛋体育馆外墙，通过倾听球迷呐喊来理解足球规则。

深入人体大脑的"阅读"同样带有极大的限制性。超现代化的正电子放射断层扫描技术得以让现在的人们跟踪人体出现单一强烈情绪或感知时的大脑活动状况[1]。然而这种技术下产生的扫描图像并不能告诉我们大脑中出现的具体是哪种情绪，你分辨不出它是恨还是爱；也无法确认健全大脑与不健全大脑的情绪差异；更无法解释人类精神与身体相结合时所产生的令人难以置信的微妙和多样性。

唯一可以探知精神世界的方式就是人类主观探究自己的量子身体，现在我们就来揭示思想转换成物质的秘密所在。如果在森林中看到蛇，你会本能地感到害怕，心脏开始剧烈跳动，喉咙变干，双膝变软。此时，如果你由于害怕而向后一跳，那么身体内部也就完成了一个瞬间的转换——你的精神冲动——完全抽象和非物质的，已经通过身体的肾上腺素分子表现出来，而这些分子却是完全具体的、物质的。向后一跳的决定是你自己的主观选择，是你自己决定向量子身体发送的一个微弱的"意图"信号。当然，你的选择不只是向后一跳，如果你并不害怕蛇，身体也就不会分泌肾上腺素，相反，身体还会产生一种能够让你快乐和兴

---

[1] 人体大脑产生思维时，由放射性同位素释放正电子追踪人体思维时产生的电子，二者相碰撞后所产生的光点可以被这种技术仪器探测并反映出来。

奋的化学物质，你会因为看见蛇而激动得发抖，或者更多平时不容易产生的情绪此时都会涌上你的身体。

这种转换为阿育吠陀医学理论开辟了道路，它也说明了精神可以控制身体，人类可以得到任何想要的身体反应。然而最大的不幸却在于，人类一直被一些严格的"思维模式"先入为主地控制着，身体的反应受到了某些限制，不能自由地表现出来，也正因为如此，人类付出了代价。身体与精神的合二为一不再是一个容易达到的境界，也不再是与生俱来的；身体上的压力开始积聚，不断累积的负面情绪开始破坏我们的细胞。正如一句印度谚语所说："昨日所想在于今日所做，明日所做在于今日所想。"而大多数人都对这种人类在自己身上做"实验"的行为感到失望至极。其实，真正能治愈身体的药物首先要能治愈我们的精神。

※　量子医学

人类一旦知道自己的身体正与一个相应的量子身体并行存在，那么许多之前被人们认为无限神秘的事物也就变得有意义了。我在这里以心脏病为例，阐述人类必须面对两大事实：一是心脏病一般发生在星期一早上9点；二是那些容易对工作产生满足感的人并不容易患上致命的心脏病。

综合这两点事实，你或许会开始怀疑心脏病竟然与工作有关。尽管心脏病一直被认为是无规律发作的，但似乎有些心脏病是可以人为控制的。那些对自己的工作心生不满的人通常会在星期一清晨暴发心脏病，而那些对自己工作比较满意的人则不会。传统医学对于人类精神导致心脏病发作的理论尚不能作出定论，但从阿育吠陀角度来看，心脏只不过是将各种精神冲动"按原件打印输出"，包括精神世界里的失望、恐惧和挫败感。在量子人体阶段，人类的精神与身体是统一的，因此，寄居在精神世界里的强烈而郁积的不满足感无疑要以一种相对应的身体状态表达出来，而这种身体状态的表达就是心脏病。

事实上，任何一种不满足感都势必要在身体上反映出来，因为人类所有的思想都会转变成化学物质。开心时，大脑中的化学物质会传遍全身，向每一个细胞"转达"你的喜悦之情；"听到"这些"转达"后，细胞自己也会"高兴起来"。也就是说，这些细胞在其自身的化学物质转化过程中使自身的功能变得更加活跃。如果你感到沮丧，那么一切就都相反了，悲伤会通过化学物质传染到你身体的每一个细胞，让你感到心痛，从而削弱你的免疫系统。我们的全部所想都会给量子身体造成影响，然后量子身体再将这些影响反映到你真实的身体上。

你或许听说过催眠术可以让接受催眠的人手心发热，肌肤发红，甚至可以让人的皮肤"烫"出水泡，这就是心理暗示的强大力量。而这种"工作原理"不只是催眠术所特有的，其实人类时时刻刻都在这样"工作着"，只有在主动控制它时才会停止。典型的心脏病患者在发现自己竟然是导致自己患上心脏病的"元凶"后一定会非常震惊，但如果能忽视心理暗示的可怕一面，人们就会为自己具备这种尚未开发的巨大能量而感到欣喜——我们不会再无意识地"制造"疾病，而是有意识地"制造"健康。

病例

杰拉尔德·赖斯（Gerald Rice），一位内科医生，在波士顿从医 25 年，50 岁时被确诊为慢性白血病。由于自己本身就是医生，因此他非常清楚这种病的严重性。在确诊后的几个月里，杰拉尔德一直很恐慌，过度专注病情的他经常熬夜阅读各种医学期刊，可是读得越多，他就越失望——白血病患者在确诊后通常活不过几年。

不过对于杰拉尔德来说病情还在初期，除了白天有明显的疲劳感以外，他的身体还没有出现任何其他症状，但是白细胞含量超过了 40000，这已经超过人体正常白细胞含量（4000～11000）的 4 倍了。纽约一家资深癌症研究中心曾敦促杰拉尔德接受一种新型化疗方法，但身为医生的他深知这种药物治疗对身体产生的副作用极大，况且目前他的身体并没有出现其他症状，于是杰拉尔德决定等待，哪怕不接受任何治疗会严重威胁他的生命。一些肿瘤专家也曾告诫他，一旦白细胞含量上升到 50000 就必须采取行动。夜里，难以入睡的杰拉尔德一直盯着化验单上的数字"40000"，他真的很害怕会突破这个界限。

后来杰拉尔德听说了阿育吠陀医学在治疗癌症方面有所突破，于是他来到了乔普拉健康中心，他非常谨慎，但他问的问题却泄露了他急于得到帮助的渴望。

"你们采用什么方案来治愈慢性白血病呢？"他迫不及待地问。

"这里不是癌症门诊，"阿育吠陀医生这样回答，"我们这里所有的重病患者都是从相同的治疗方案开始的。"

这个回答令杰拉尔德非常震惊，因为根据他多年的行医经验，每一种特定类型的癌症都有自己明确的治疗手段。而阿育吠陀医学的治疗原理却不同，其目标是让每位患者达到完美平衡的境界，无论所患何种疾病，利用身体自身的运行方式让患者感受符合生命本质的自然康复过程。

"你的身体已经被恐惧和惊慌控制了，"阿育吠陀医生解释道，"你一直在向自己的免疫系统发送大量的忧虑'信号'。作为医生你也知道，人体的免疫系统对这种信号是极其敏感的。"杰拉尔德对此无话可说。

"我们要做的就是将你的精神状态'拉回'到一个更加健康的水平，一个不再受疾病威胁的水平。最后，我们会让你发现疾病其实根本就不存在。"

听到这里，杰拉尔德打断了谈话。"可是它是存在的，它真的存在。你是想让我对它视而不见吗？如果我真的惊慌失措，那也是白血病让我惊慌失措的。"他抗议道。杰拉尔德的情绪开始变得激动，事实上自从确诊以后他就一直痛苦地压抑着自己的激动情绪，而改变他的倔强个性，消除他的畏惧心理甚至要比治愈他的癌症更艰难。于是我们立即安慰他，在接受阿育吠陀治疗的同时也会结合传统的西医疗法，我们会随时与他的私人医生和波士顿顶尖的白血病专家进行诊疗磋商。但如果他完全拒绝接受其自身的内在治疗，我们认为任何以药物和放射治疗为基础的外在医学手段都不足以治愈他的疾病。

在病重或生命受到危及的阶段，人体内会出现多种层次的失衡现象，而这些失衡恰恰掩盖了人体康复的巨大可能性，每个层次的失衡都像是一个面具，在掩盖了失衡本身的同时也掩盖了人体的自然状态，人们或许终其一生也从未想过还有一个量子身体的存在。完美健康是一个最深层次的真实世界，它等待着人们将它反映到真实的人体上。我们通常会告诉患者，获得"完美"的第一步就是释放"不完美"，为了做到这一点，阿育吠陀医学总结了许多技巧，包括身体上的和精神上的，让医生们参考应用。

"如果你能够揭穿疾病的假面具，与自己的内在世界亲密接触，哪怕一天只有几分钟的时间，你都会向康复迈进一大步，"阿育吠陀医生如是说，"没有人可以保证你一定痊愈，但这种治疗手段绝对是正确的、有效的。"

杰拉尔德半信半疑地接受了医生的建议。我可以敏感地察觉到此阶段患者们的心理弱点——他们总是容易陷入深深的焦虑和自责中，当初没有意识到自己会患病，因此也根本不知道是什么原因让自己患病的；他们总是很内疚，责怪自己没有好好吃饭，没有及时去看医生，或者没有养成健康的生活习惯；他们诅咒命运，但同时却乞求命运能够饶恕他们。

其实这些苦恼都是不必要的，因此也大可不必觉得世界末日降临了。我们生病时唯一要认清的真相就是，疾病会带来一个"病态"的真实世界，疾病越严重，我们眼中的这个"病态"世界就越扭曲。对于任何一个在重疾中挣扎的人来说，恐惧通常会占据他们的内心，但这并不是不可以避免的，恐惧就是你眼中那个"病态"世界的风景。如果你能主动改变这个世界，将它换成来自身体内部的健康的真实世界，那么你看到的风景也就会不同。

"从明天开始正式接受阿育吠陀诊疗，"经过初步的身体检查之后，阿育吠陀医生告诉杰拉尔德，"你不必完全相信，但你必须经历。"

杰拉尔德静静地坐在那里，很久才低声说了句"那就试试吧"，随后他便在乔普拉健康中心正式登记入住。当天下午中心就为他验血，结果不出所料，白细胞含量已经升至52000，这已突破了那个危险的界限，杰拉尔德异常消沉。

接下来，中心为他安排了一切。首先，杰拉尔德要严格遵照平衡生命能量的各种生活习惯，他已被确定属于皮塔体质人群，因此每日要严格按照皮塔体质饮食规律进食。杰拉尔德的食谱中包括大量的沙拉、水果、米饭、面包和冷餐，但会限制脂肪、盐类，特别是甜食的摄入，所有这些都有助于减少其体内皮塔的含量。

入住中心的第一天清晨，杰拉尔德就学会了冥想，之后每日早餐和晚餐前都要进行冥想。作为一名医生，杰拉尔德对自己所置身的环境感到惊讶不已：中心里到处充满着温情，人们对生命充满希望，在这里没有总是"嘟嘟"响的医疗监视设备。

　　阿育吠陀医学主张，患者要置身于一个自然、优美的环境来接受康复治疗。人的 5 种感官时刻都在向你的量子身体传递信号，每种信号都会经历一系列的身体代谢变化，然后进入你的视觉、听觉和味觉"仓库"。如果你看到的、听到的、触摸到的和闻到的东西总是在提醒你，你是个患者，某种不健康的"信号"就会被你的"仓库"吸入；如果你置身于一个总是在提醒你保持原有状态的环境，又如何能找到你体内的真实世界呢？

　　尽管杰拉尔德非常喜欢清晨在长长的海滩上散步，可他还是很迷惑。"为什么不配合传统的医疗手段？"他总是不满地抱怨。于是我们安慰他不要想太多，只要继续接受治疗。

　　杰拉尔德每天都要接受几次排毒治疗，旨在净化身体，排空因疾病和不当饮食沉积在他体内的毒素。我们从西医中了解到，人体每日产生的废物会顽固地残存在每一个细胞内，这些有害物质是自由基分子的氧化作用产生的，是造成 DNA 发生病变的"罪魁祸首"，它们会损害人体细胞功能，加速细胞老化，最终彻底杀死我们的所有细胞。

　　然而我们不能理解的是，这些毒素到底是如何进入人体细胞的呢？阿育吠陀医学认为，这些毒素是失衡的生命能量在人体中留下的"垃圾"，我们可以利用一些可见的迹象来证明某些不可见的身体运行过程已经偏离了轨道。

　　阿育吠陀贤人们将这种残毒称为"ama"，他们认为这些残毒是一种气味难闻的黏性有毒物质，一定要尽可能地将其彻底排除到人体之外。有些排毒方法可以在家里进行，但全方位的人体排毒是一种特殊的治疗手段，需要阿育吠陀医生的监督和阿育吠陀专业排毒技师的密集型治疗。

　　排毒疗法并不是旨在排除人体细胞内的生理毒素，而是要将人体内过多的生命能量连同"黏在"上面的残毒一起排出体外，其途径就是通过人体自身的排毒管道，如汗腺、泌尿道、肠道等。从患者角度来说，每日的按摩和精油沐浴是相当享受和放松的；而从量子身体角度来说，负责将康复信号传递给细胞的"管道"每日都会得到清洗和重建。在此，我要再次重申：排毒疗法并不是癌症的治疗手段，它是针对所有患者，旨在恢复平衡的阿育吠陀康复法。

来到中心接受治疗的 2 天之后，杰拉尔德就感觉体内一直积聚的疲劳感涌出了体外，就好像多年积压的疲惫被渐渐抽离了身体。一直自以为精力充沛、干劲十足的杰拉尔德发现自己现在迫切需要的是长时间的放松和睡眠。当他跟我提到这一点时，我告诉他，释放疲劳就等于释放压力，疲劳是压力的影子，过去这些压力一直积聚在你的神经系统。作为一名医生，杰拉尔德对"压力"并不陌生，但他的医学经验却使他并不能接受压力与疾病相关的说法。

我解释道，人体细胞会受到压力的影响，时间久了细胞必然要丧失功能的完美性，而细胞是人体的"智能环"，一旦像电路中断一样被打破并出现裂口，细胞的整体"智能"就会被削弱，从而导致疾病的发生。在杰拉尔德身上体现出来，就是造成了白血病，而其他表现还包括上千种的人体紊乱。但是应对所有疾病的方法只有一个——恢复人体自身的"智能"系统。

来到中心一周之后，杰拉尔德准备回家休养，此时他仍然没有接受任何传统医学手段的治疗。离开当日的清晨，他接受了血液检测，报告显示他的白细胞含量已经从 52000 降到了 28000，也就是下降了 40%。杰拉尔德万分震惊，这简直太令人难以置信了。如果接受传统医学治疗，几天之内能够减少 10000 的白细胞含量就已经很让人欢欣鼓舞了。

没有受到任何副作用影响的杰拉尔德感到自己几年来从未如此健康过，这种健康不仅仅是找回白血病夺走的健康，而是一种真正的健康，其他一些症状也完全消失了。白血病患者的骨髓通常会制造大量非正常的病态白细胞，杰拉尔德第一天来到中心时检测出来的血液"污垢"正是这种非正常病态白细胞，现在却一个都找不到了。

"这是侥幸，是不是？"他有点迷惑，"血液检测结果没错吧？"但杰拉尔德知道，这样的治疗方式是没有错的——他每日坚持的阿育吠陀康复疗法是没有错的。

▒ 意识的强大力量

在我看来，杰拉尔德康复的秘诀在于其意识的转变，他懂得了放手比试图控制自己的身体更加有助于自己的健康，接下来发生在他身上的事情更加印证了这一点。离开乔普拉健康中心后，杰拉尔德完全投入到工作中，重新让往日的压力控制了自己。3个月后，当他再次来到中心时，白细胞含量已回升至45000以上，极度沮丧的他再次接受了阿育吠陀治疗，于是白细胞含量又降至正常值。接着，杰拉尔德再次回到家中，投入到更加疯狂的工作之中，而他的白细胞含量值也再次飙升。

这次回到中心后，我问了一个令他感到意外的问题："家里发生了什么让你特别痛苦的事吧？"

"什么意思？"他警惕地反问道，"哦，没错，我病了。"

"我是指除了你生病以外的事。"

他没有说话。的确，他家里发生了大事，就在杰拉尔德被确诊患上白血病以后的第4个月，他55岁的妻子突然死于心脏病。杰拉尔德非常思念自己的妻子，可晚上回家时还总是与离异在家照顾他的女儿发生不愉快。

此时的杰拉尔德必须要认识到自己的身体状况与意识是相关的，因为他的精神已经深深影响了身体。"想象一下你的意识就是小提琴上的弦。这根弦可以演奏出任何一种音符，或高或低，完全取决于你手指的位置，而此时你演奏的却是各种错误的音符。'高速飙升'的白细胞含量、情绪上的波动、精神上的紧张、心灵上的悲伤，这些都是从同一个位置上演奏出来的错误音符。"

"传统医学唯一能解决的就是调整音符本身，即花费大量的精力来杀死非正常的病态白细胞。可是改变手在弦上的位置同样也很重要，你要创造一个崭新的真实世界，包括新的音符。这不是我们一直在做的吗？你好好想想吧。"

杰拉尔德承认自己在中心时每天都感觉良好，可一回到家心情就很糟。"但你不是说好的感觉可以打败白血病吗？"他说道。

"如果说好的感觉是治疗的一部分，那么好吧，我的确是这个意思。但这种'好的感觉'并不是你真正的情绪，患病期间人类情绪的波动事实上是毫无预警的——无论是高兴还是沮丧、充满希望还是充满绝望。

"隐藏在这些不可预知的情绪波动后面的，是量子状态下的'意识'，正是它受到了打扰。只有改变这个层次的意识才会真正改变你的情绪。如果深层意识发生了变化，那么你的情绪就会像风向标一样跟着变化。另外，我们还会关注你身体上的变化，比如不停变化的白细胞含量就是一个很好的例子。意识的变化对于人类来说非常重要，作为一名医生，你不能片面地看待它，你应该认识到，负面情绪破坏了你的免疫系统。因此，只有积极的'意识'——而不是简单的良好感觉——才能够真正帮助你恢复健康。"

杰拉尔德觉得这番话非常有道理。常年的传统医学经历一度使他质疑治疗过程中出现的任何一种形式的"精神高于物质"，可此刻权衡再三，他还是宁可相信自己亲身体验到的、活生生的、无可否认的"精神高于物质"。我们的这次交谈发生在几个月之前，杰拉尔德从那以后一直"享受"着这种治疗方式，但要完全打破他固有的想法还需要一定的时间。无论怎样，我们还是相信他已经转变了，在他的身上也很少看到"挣扎"的痕迹。他曾经以为必须调动全身细胞与病魔做斗争的单纯想法也逐渐消失了，此时的他开始学会接受一个更加深刻的阿育吠陀真理——如果你能做到释放不完美，完美就会自动出现。

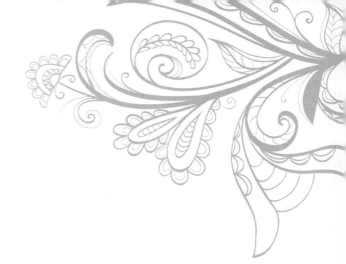

Chapter 7

第七章

打开康复的通途

阿育吠陀医学最重要的目标就是恢复人类与量子身体的"接触",我们将这个过程称为"量子康复"。现代医学理论认为人类的自我康复能力可能是无限的,但人类的量子康复能力则肯定是无限的。流动的生命智慧从量子身体中涌现,通过无数的通道流向物质身体的每个部分,最后完成各种各样的"使命"——治愈危及生命的重疾以及阻止人体老化。

以下是有关阿育吠陀主要康复手段的详细阐述,所有这些康复手段都已在乔普拉健康中心应用于实践,其中大部分康复手段你们可以在家中自己进行。读者可以通过本书学会这些方法,也可以花上几个小时从具有资格认定的阿育吠陀讲师那里得到指导。这里的"康复手段"是广义的,适用于任何想要接近完美健康的人,而不只是患者。这七大康复手段包括:

· 排毒疗法
· 冥想法
· 康复之声
· 内视疗法

· 嘛玛急穴疗法

· 芳香疗法

· 音乐疗法

排毒疗法——净化身体

身体的不纯净就像落在镜子上的灰尘，是掩盖我们自身完美自然状态的最主要原因。不过人体杂质要比灰尘"掩藏"得更深，它们不仅会对身体产生影响，也会对与身体状况密切相关的心理状况造成影响。排毒疗法是一套系统的治疗手段，旨在有效清除人体毒素，利用人体平时的排毒通道——汗腺、血管、泌尿管和肠道将毒素排出体外。

古阿育吠陀医学经典盛赞排毒疗法是一种可以平衡人体的季节性康复手段。尽管大多数美国人在大多数时间里一直感觉自己非常健康，但他们在晚年通常还是不能免于疾病的困扰。事实上，晚年没有出现癌症、心脏病、关节炎、糖尿病、骨质疏松症和其他恶性疾病的老年人还不到 1/3，而促成这些疾病生成的原因又非常不明显。在西医看来，它们是一种终生在人体内不断积聚的复杂性身体紊乱现象，就像一片片的雪花积聚成了雪球一样。一片雪花不会形成雪球，但许多片雪花"抱"在一起就会让雪球越来越大。对于身体而言，雪花就是人体内的残毒，如果不在这些残毒积聚之前将其从体内清除，我们就很难达到完美平衡的状态。

排毒疗法的步骤

尽管"panchakarma"从字面上可以翻译为"五业排毒疗法"，即五大步骤，但事实上这种排毒法还包括一系列专门为不同体质人群设计的排毒步骤，并且需要在专业技师的特别"监督"下，完成为期一周的治疗。阿育吠陀医生们花费了

5年的时间进一步明确了排毒疗法的具体步骤，并使其更适用于西方体质人群。目前，由于形式繁多和概念上的混淆，印度国内的传统阿育吠陀排毒疗法与其他一些治疗方式的发展受到了很大阻碍。乔普拉健康中心的排毒疗法一般包括以下几步：

1. 油疗法：患者连续每日清晨全身涂抹麻油或药草酥油，旨在"软化"体内生命能量，弱化体内消化行为。用阿育吠陀术语来说，就是暂时平息消化之火。

2. 泻剂：通过天然泻药，如番泻叶，净化人体肠道，降低体内的皮塔含量，从而进一步平息"生物火"。

3. 精油按摩：由专业技师进行的全身按摩，也可以每日在家中进行，但时间要加倍，要达到一定的力度。精油则可以根据不同的体质选用不同的药草。这种按摩有助于释放体内积聚的生命能量，"引导"它们流向人体排毒器官。另外，还有一种被称为"头部淋油净化法"的治疗方式，用温热的麻油浇淋头部，达到放松神经系统和平衡帕瑞那瓦塔的作用。

4. 蒸熏疗法：透过药草蒸气浴的方式，让毛孔完全张开，通过人体汗腺排出

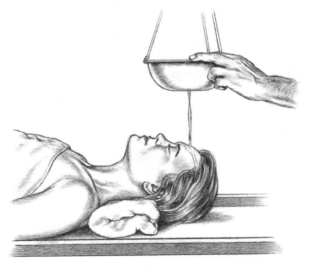

头部淋油净化法可以有效放松人体神经系统

体内毒素。

5.灌肠疗法：阿育吠陀指定的100种药草灌肠剂具备各种不同的特殊疗效。总的来说，这种治疗方式旨在排除肠道内过多的生命能量。

6.鼻腔净化疗法：吸入由精油和药草混合的液体，让鼻腔通道流通顺畅，清除鼻腔里的过多黏液，减少易在头部积聚的卡法。

以下两个病例可以帮助你更好地理解这些康复手段的明显疗效：

病例一

丹尼尔·弗莱泽，建筑工程承包人，50岁左右，10年前开始出现周期性腰痛，多次就医的结果是，医生也无法确诊疼痛原因，尽管疼痛频繁出现，但腰部CT扫描并未发现任何器质性病变。在咨询了多位专家后，丹尼尔决定"退休"，回家养病。当剧烈的疼痛来临时，他只能躺在床上，依靠肌肉弛缓剂来缓解疼痛。

一位阿育吠陀医生在对丹尼尔进行了诊察后断定：疼痛根源于阿帕那瓦塔的失衡，这种亚生命能量"掌管"着人体的腰部和肠道。丹尼尔除了每日必须严格遵守瓦塔体质饮食法以外，还要接受一周的排毒治疗和瑜伽训练。最后，10年来的疼痛完全消失了，之后丹尼尔几乎再也没有腰痛过，但他依然定期回到中心接受排毒治疗，以防止病情复发。

病例二

谢丽尔·德鲁卡，17岁时脸上开始出现典型的青春期特征——粉刺，直到31岁时仍没有消失，这就不是青春期的典型特征了。幸运的是，这些粉刺还算相对"温和"，她的皮肤上并没有留下永久性瘢痕，可总是与慢性粉刺为"伴"也给她的生活带来了很多麻烦，并让她失去了自信。长期以来，许多非处方药物并没有起到多大作用，限制巧克力、西红柿、油炸食品及其他刺激性食品的摄入量也没有明显效果。

谢丽尔 25 岁时曾接受了皮肤科医生为她开出的四环素药，这是一种广泛用于抑制粉刺生成的抗生素。此后，她偶尔会出现药物副作用反应，如胃部疼痛和怕光。皮肤科医生认为这些都是控制粉刺生成所必须付出的微小代价，但谢丽尔自己却为数年来每日必须服药而感到痛苦。于是她来到了乔普拉健康中心咨询，医生的诊断结果是皮塔失衡。皮塔五大亚生命能量中有一种名为巴其可皮塔的亚生命能量，其平衡时会让人的皮肤富有光泽，而失衡时则会引起一系列皮肤问题。

治疗方法非常简单。谢丽尔每日遵照皮塔体质饮食法进餐，接受阿育吠陀日常诊疗，在中心进行了为期一周的排毒，之后粉刺开始减少，6 个月后完全消失，至今已有 1 年的时间没有再复发，谢丽尔最终完全脱离了药物治疗。

今天的排毒疗法

季节性排毒疗法目前在印度可谓"铺天盖地"，但其中能够做到严格遵守阿育吠陀医学传统的却寥寥可数。阿育吠陀传统医学明确指出，每个人都需要排毒，最好能保证一年 3 次，最理想的是在春夏秋冬四季转换时各进行 1 次。我们建议住院患者最好也接受排毒疗法，因为如果不必往返于诊所，排毒过程会让你享受更深层次的放松和休息；当然，门诊患者的排毒疗效应该是最好的。如果你是健康人，那么 1 年也至少要接受一周的排毒治疗；危重患者在接受外出排毒治疗时最好遵照阿育吠陀专业医生的建议。另外，12 岁以下的儿童在没有医嘱的情况下不要接受排毒治疗。

※ 冥想法

人体细胞内的毒素与精神"毒素"是相对应的，如恐惧、生气、贪婪、强迫、怀疑及其他负面情绪。在量子阶段观察，这些"毒素"也可以像化学毒素一样损害我们的身体。正如我们所知道的，精神与身体的"接触"会让负面情绪转化成化学毒素，也就是与许多不同疾病相关的"压力荷激素"。阿育吠陀将所有负面情绪统称为"精神毒素"，并主张应该彻底将它们从"精神"中排除。但具体要如何做呢？

只靠"想"是不能清除精神杂质的，精神处于愤怒状态时无法战胜愤怒，处于恐惧状态时也无法战胜恐惧。但却有一种方法可以帮助人类脱离恐惧、愤怒及其他精神毒素的控制，这种方法就是冥想，如果能够适当地练习，它可以让人们摆脱精神和情绪上的"毒素"。在乔普拉健康中心，我们会建议大家学习一种名为"原始声境冥想"的技巧，它可以简单地帮助你达到排除精神毒素的目的。

20世纪70年代，我还是一名年轻的医生，从那时起我就对冥想产生了浓厚的兴趣，原因有二：一是出自个人喜好，二是出自职业需要。个人方面是出于自己对内心成长的一种希望，我希望自己的精神和心灵能够达到一个更加广阔的境界；而职业方面则是当我对冥想进行了大量的研究之后发现，这种方式的确可以为人类健康做出切实的贡献。

冥想并不是强迫你的精神安静下来，而是帮助你找到本来就存在于你精神世界里的安静。事实上，当你开始"仔细研究"头脑中某些情绪干扰时，如焦虑、怨恨、痴心妄想、异想天开、无法实现的希望和茫然的梦境，存在于你内心世界的"对话"就已经开始控制你的精神了。每个人都是记忆的受害者——早在几千年前阿育吠陀贤人就已经认识到了这一点。

而隐藏在这种"内心对话"背后的却是一番截然不同的天地——人类精神世界的"宁静"并没有受到过去记忆的"监禁"，这种"宁静"正是我们要通过冥想带入到意识深处的。那么它为何这么重要？因为"宁静"是快乐的源泉，是灵感爆发之地，是怜悯和执着的温柔情绪，是人类爱的感觉。这些都是人类最微妙的情感，很容易就被"内心对话"的嘈杂声湮没。然而，一旦你发现了精神世界的"宁静"，你就再也不会注意那些胡乱出现在脑海里的"影像"，而这种"影像"正是诱发焦虑、愤怒和疼痛的"元凶"。

如果你想真正受益于冥想，那么我建议你挑选一位合格的专业讲师来传授你这套本领。所谓合格是指他的精神境界符合你的要求。不过我也向读者介绍几种其他获得内心宁静的冥想方法，这些方法简单易学，因为它们基于人体生理原理，可以激活处于完全放松状态下人体身心内部的自然宁静。

开始时，盘腿静坐，双手自然放于身体两侧，或置于腿上。然后，闭上双眼，轻柔均匀地呼吸，让你的意识随呼吸而动，感觉气息进入鼻孔，缓缓流入肺脏；请不要用力吸气或控制呼吸，保持自然的呼吸状态即可；呼气时，让你的意识跟随气息缓缓由肺部向上，轻柔地由鼻孔呼出体外。

不要有任何压迫感，让呼吸轻柔自在，你的意识要轻轻地随它而动，就像在树梢轻轻摇摆的叶子。只要完全放松下来，你的呼吸就会变得轻柔。再次强调，不要施加外力，如感觉呼吸变弱和变轻，也不要有意控制它，随它去；如出现呼吸短促，也不要惊慌，这说明你需要更多的空气，体内深层的压力正流出体外，你越控制，呼吸就会越弱；总之，找到让身体感到舒适的呼吸频率即可。

当你感觉毫不费力就可以调整到舒适状态时，可以加上"曼陀罗（咒语，mantra）"，"sohum"，吸气时默念"so"，呼气时默念"hum"，如此反复。

这种状态要持续 2 ~ 5 分钟，整个过程要闭上双眼，让意识集中在轻松、自然的呼吸上，每次呼吸之间反复默念"sohum"。

那么接下来会发生什么？你或许会注意到，在自己将意识集中在呼吸上的同时，身体也已进入越来越深的放松状态，那么精神也就随之变得越来越宁静。感觉到了吗？如果感觉到了，那么说明你已靠近完美的宁静状态。这或许是你无法觉察出的，因为我从来就没有让你主动去察觉它，如果刻意地去寻找这种宁静，那么它立即就会消失。我认为这是一段失去时间痕迹的过程，是你接近完美宁静状态的好现象，大多数人的思想意识在此过程中都会比平时更加微弱，这同样也是一个好现象。

一旦有了冥想的经历，你的身体就会重新迸发出年轻时的活力和能量，这是神经系统的深层次释放，是一个极其重大的身体改变，是重获青春的真正源泉。

尽管几个世纪以来，冥想一直被认为是在宣扬神秘主义，但实质上它却是一种极其实用、毫无神秘色彩而言的经历，它可以安抚我们的精神世界，是打开人类康复之路的有效手段。

精神世界的自我拯救

马特的生活在高中的最后一年里发生了重大变故，他的父母开始闹离婚。往日的马特是一个学习非常棒的孩子，他毫不费力就可以拿到全 A。凭借着出色的学习成绩，他已经获得麻省理工学院的全额奖学金，父母对马特也是宠爱有加。但是离婚的决定对于家里的每个成员来说都有些难以接受。马特还记得他那时躺在自己的床上，总是能听到墙那边传来的父母的激烈争吵声。

这样的争吵一直在继续，马特开始感觉头痛，他失去了往日的快乐，也不再神采奕奕，开始陷入长时间的压抑之中，于是他选择离家住校。然而与家庭的彻底隔离反而让症状日益恶化，他头疼得更加厉害，直到最后演变成了剧痛、眩晕和呕吐，压抑感也越来越重，终于在高三第一个学期结束后他不得不辍学，而此时的他甚至连读报和听音乐这样简单的行为也无法进行了。

辍学后的马特"完全融入"了父亲的生活。他的父亲是一个非常有名的律师，他对儿子的表现失望至极。他把马特安排在了自己的公司做职员，并带他去看精神科医生。医生试图用抗抑郁药物治疗马特的症状，然而最后徒劳无功——利用药物治疗头痛的效果并不明显。就这样，到了 21 岁时马特已经陷入了深度抑郁，终日想着怎样才能自杀。

就在此时，马特从朋友那里听说了冥想，医生也觉得冥想可能会对他有所帮助，建议他去试一试。于是马特学会了冥想的基本方法，每日清晨和晚上他都持续冥想 20 分钟。另外，他还加上了"曼陀罗"，虽然他并不明白"曼陀罗"具体是什么意思，但只要严格记住发音就可以了。这种咒语可以"吸"住你的神志，然后轻松自然地引导你到达一个更加微妙的思想境界。

就在"曼陀罗""进出"意识的同时，人体也开始寻找更加微妙的意识层次，直到将所有的思绪都甩在后面，我们将此阶段称为"精神超越"。由于此时人类不再受任何思绪的打扰，因此精神已陷入最深层的自然状态，即纯净意识状态。这种纯净意识的宁静感会"洗刷"人类的精神杂质，让人们更容易摆脱记忆的牵绊，固有的思维模式和感觉也会远离你的大脑。当这个阶段到来时，人类事实上已经学会自我拯救了。

马特在最初的几次冥想中注意到了自己精神世界出现的一个明显变化——他仿佛置身于明净清亮的小岛，在那里他感到充满活力，不再反应迟钝，心情也不再抑郁，快乐的感觉贯穿全身；随后，这些小岛的面积越来越大，马特为此欣喜若狂。然而这些让人幸福的"小岛"只存在于冥想过程中，当他的思维再度活跃起来，抑郁的心情也再次回来了。几个月后，马特来到中心找到了我。

我对他说："你所经历的一切都是意识的不同层次。你的心情抑郁是一个层次，头痛是一个层次，而你所感受到的'小岛'又是一个层次。冥想就是要让你越来越深入自己内部，一直抵达不受疾病打扰的境界，那才是真正的你。"

"在冥想过程中，这些让你感到明净清亮的瞬间会越来越多，最后变成一种自然状态，此时你会立刻将这种状态锁定在意识中，从而传递给自己的身体。过去你心情抑郁的状态占据了主导，因此你发现自己根本无法将精神集中在其他事物上。"

"但正如你所知道的，你还可以释放得更多，冥想就是一种释放，一种简单的自我释放。当你学会了释放，注意力就会回到宁静、安宁和无变化的境界里，我们简单地称之为'自我境界'。自我境界是人类精神的根据地，只有回归这个境界，你才能用宁静和安宁'浇灌'你的精神世界。"

我简单地为马特画了一个图。

"冥想的过程就是人类让意识从活跃状态进入宁静状态的过程，但几秒或几分钟之后，意识又会自然地弹回活跃状态，就像潜水者潜入水底又回到水面一样。那么是什么让它弹回去的呢？就是每天都在引导我们的一个推动力——欲望。哪怕是很微弱的一丝欲望也会在'宁静'深处引起一波'活跃'的涟漪，涟漪一点点晕开，最后蔓延至整个思绪。"

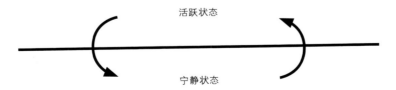

活跃状态

宁静状态

"不过，此时的思绪已经不是以前的思绪了，其中一定包含着快乐和新鲜的气氛，因为这是你从自己精神的更深境界获得的宝藏。"

最近，马特又注意到了一个新的现象，当"明净清亮"的瞬间来临时，他的意识中会突然涌出一行行诗句，最后竟能组成一首完整的诗。这首诗不是一个字一个字蹦出来的，甚至没有按照正常的顺序出现，总之，一首诗就这样自然地生成了。

"这太好了，"我说道，"你在越来越接近自己的创作'源泉'，整个思维模式也在发生改变，它不再是支离破碎的，而是完整的；不再是混沌的、冲突的，而是平和的、安宁的。'自我境界'是一个你从未见过的美丽风景，它在你的'精神'面前展现着一片新的景色，只要你能置身于这片风景中，你就会看到一个完全与众不同的自己。"

接着，我温柔地对他说："精神上所遭受的剧烈痛苦会令你分心，令你无法到达真实的世界，而这个真实的世界应该是你随时可以抵达的平静'小岛'，它们永远是你身体的一部分。如果你能永久地住在岛上，忧郁和沮丧就永远不会找到你。冥想正是帮你抵达这个真实世界的通途，它强大的'引力'一直在试图召唤你回家。现在，你已经开始相信这个过程了，是吗？"

马特点点头，说自己的头痛已经减轻了许多。现在甚至有了新的想法——他要去追寻自己一生的梦想——当一名作家。

"这种信任感也是一个好现象，"我继续说道，"你已经'记住'了你自己。寻找真实自我的过程十分伟大，并且永不停歇。此时，你的身体正在聆听一个更加健康的信号，只要你能够持续让自己的思想回归自我，这些信号就会越来越健康。你已经突破了自己，获得健康只不过是时间问题。"

冥想的功效

这是一名患者的真实经历，足以令人欢欣鼓舞。但事实上，在治疗人体大规模身体紊乱时，冥想也同样很有希望。最好的例子就是高血压，这个几乎没有任何表面症状的"沉默杀手"，其实暗地里与大多数心脏病和卒中有着千丝万缕的联系。

美国成年人中有 1/3 都是临界高血压患者，估计有 3000 万美国人曾接受过医生的警告，但尚未接受过任何治疗。临界高血压患者通常对冥想有较强的反应，1974 年哈佛医学院的一项研究结果首次证实了这一点。22 位高血压患者先后共接受 1200 次血压测量，分别是在学习冥想之前和之后，在一个月至 5 年的跟踪调查之后，这些人的平均血压值从 150/94 降至 141/88，低压已从临界值回到正常值，高压还依然徘徊在临界点——正常值应该是 120 或 130——但这至少也是一个巨大的进步。这个结果与调查对象是否服用了降血压药无关，后来在许多其他研究中也得到了证实。

你或许会认为如此微小的血压值下降根本无足轻重，但从长期来看，如此微小的血压值升高却是极其危险的。在与高血压相关的死亡病例中，有一半的人都是临界高血压患者，就连保险公司也将血压值看作是衡量寿命的重要指标。一个有着正常血压（120/80）的中年男性可能会比一个有着稍高血压（150/100）的中年男性多活 16 年。而冥想却可以让年龄在 40 岁以下的大多数人将血压降至临界点以下，即 130/90。

另外，冥想还可以降低体内的胆固醇含量。胆固醇是引起心脏病的"头号危险因素"，因为血液中过多的胆固醇会造成脂肪斑块在血管壁的沉积，从而堵塞为心脏供血的冠状动脉。

从表面上来看，人们似乎很难理解精神怎么会控制身体的血清胆固醇。人体内的血清胆固醇含量取决于多种因素的综合互动，这些因素都与身体有关：饮食、年龄、遗传、消化能力和肝功能，它们都起着十分重要的作用。多年前两位以色列医学研究员 M. J. 库珀（M. J. Cooper）与 M. M. 阿根（M. M. Aygen）挑选了 23 位高胆固醇患者做了一项调查，其中 12 位患者接受了一个月的冥想训练，其余 11 位则什么都不做。

最终的结果是，接受冥想训练的 12 位患者的胆固醇含量从 255 降至 225——美国人最理想的胆固醇含量值是 200；而另外一组患者的胆固醇含量并没有出现明显降低。这次挑选的 23 位患者在年龄、饮食、体重和运动强度上都非常接近。同一研究小组的另一项研究也得出了类似的结果，这一次的研究表明，即使是胆固醇水平正常的人冥想之后胆固醇水平也可以降低。

这些发现表明，人体的精神治疗手段足以影响整个人体系统，事实上，这些令人鼓舞的调查结果并不仅限于高血压和胆固醇疾病的治疗调查，最近还被扩大到其他疾病治疗的调查当中。心理学家大卫·奥姆－约翰逊博士（Dr. David Orme-Johnson）针对 2000 名冥想者进行了健康检测。他挑选的这 2000 人在调查开始之前都签订了冥想者健康保险单，每人都签订了协议，宣称自己自愿接受有规律的冥想训练，并同意定期接受确保进行正确冥想过程的检查。这 2000 人被分作一组，另外几组的调查者则由一家大型国有物流公司的职员充当，他们作为普通调查者也签订了一份健康保险单。这次调查并不包含对饮食和生活习惯的限制。

奥姆·约翰逊博士旨在测试，与普通人相比，典型冥想者的就医率到底如何，其结果令人大为吃惊，冥想者的门诊就医率与普通人相比：

- ·儿童—青年（0 ~ 19 岁）低 46.8%；
- ·中年（19 ~ 39 岁）低 54.7%；
- ·老年（40 岁及以上）低 73.7%。

这个结果无疑表明了冥想者的健康程度得到了大幅度改善。以中年冥想者为例，普通人前往医院门诊的就医率竟是其 4 倍，而老年人则是冥想练习的更大受益人群。如果以特殊疾病为例——最易导致美国人死亡的两大"杀手"是癌症与心脏病，冥想者较普通者而言，患病人数也大大降低了。冥想者的患病率要比普通人：

- ·心脏病低 87.3%；
- ·各种良性、恶性肿瘤病低 55.4%。

采用传统医学预防手段是达不到如此显著的效果的。如果有一种降低胆固醇含量的药物可以让心脏病患病率降至 50%，那么这一定会成为轰动全世界的头条新闻。同样，癌症也是如此，这种疾病的患病率一旦有所下降就必将是一个重大突破。经过 50 年大规模的资金投入与研究，美国的癌症患病率仍然居高不下。对于许多恶性肿瘤来说，患者从诊断到死亡的存活时间也没有明显延长。当然，这只是针对整体情况而言，据统计，有些个别患者的治疗情况还是比较好的，有些癌症也不是不可治愈的，如儿童白血病和局部乳腺癌，其医疗手段均取得了重大进步。

为了让调查结果更加公平，奥姆·约翰逊博士又让同一家物流公司的 60 万员工签订了一份健康保险单，历时 5 年跟踪调查，以避免短期调查结果与实际情况出现偏离。最后的结果表明，所有冥想者，无论是儿童、还是青壮年，他们的平均就医率始终比普通人低 50％。

如何冥想

由于冥想是一种极其微妙和特殊的治疗技巧，因此，对冥想的练习最好接受专业指导讲师的专业辅导，仅靠一本书是无法轻易领会到其中的真谛的。在乔普拉健康中心，我们拥有 500 多位获得了认证资格的"原始声境冥想"讲师，成年人的学费是每人 225 美元，还包括其他一些身体自我调整课程。具备认证资格的讲师会保证你每日的冥想练习沿着正确的轨道进行，而且还能针对你的个人需要对你进行"量体裁衣"式的指导。

我建议大家可以先从调整意识与呼吸入手，一旦你感受到了宁静的意识状态，就可以选择一位具有认证资格的专业讲师来为你规范冥想练习。

▦ 康复之声——大自然的优美振动

大自然在我们眼前呈现出许多不同的振动方式，而这些振动可以揭示大自然的本质，任何一种可以帮助我们安抚灵魂、扩展心灵世界的声音都可以称之为"康复之声"。阿育吠陀医学理论认为，这些微妙的声音并不是偶然发生的，它们是构成大自然的关键。在完全寂静无声的量子世界里，原始声音在那里"诞生""成长"，最后"开花结果"，进入物质、能量以及构成物质和能量的万事万物——星辰、树木、岩石和人体。林中的鸟鸣、蜜蜂的嗡嗡声、海浪冲刷海岸的哗哗声、夏日微风中叶子的沙沙声——所有这些声音都是"康复之声"，花一点儿时间去大自然中倾听这些美妙的声音对人类来说十分必要。如果生活在一个人口密度较大的城市环境里，那么你可以观看一些描写热带雨林、海浪和瀑布的纪录片，帮助自己进入清新的自然界。康复之声疗法的理论背景是：人类的精神可以回归到量子状态，在某些时候，某些特定的噪音进入人体后会造成紊乱，因此"康复之声"对身体的康复作用十分重要。有规律地倾听这些"康复之声"对于患者来说无疑是一剂良药。

真实的量子世界

对于"植根"于物质世界的人类来说，"量子"是一个外来概念，因此我们要花点时间"透视"一下"原始声音"到底是什么。西方物理学家早已公认，人类目前发现自然界的最深层次是量子场，"量子"则是光、电与其他可能存在的能量的最小单位。而真实的量子世界似乎有些"挑战"我们的常规思维，比如说，在量子世界里是没有固体物质的，通常原子被看作组成物质的最小粒子，"原子"一词来源于希腊语，意为"不可分的"；可事实上，原子内部存在着比原子更小的粒子，它们一直在进行高速的绕"空间"运动——这个空间是完全中空的，甚至可以与银河系相媲美；按比例来说，原子内部两个电子之间的距离甚至要比地球和太阳之间的距离还要遥远。

仔细观察这些微小的亚原子，你会发现它们根本就不是物质，而是一种能量的微弱振动，只不过以一种相对稳定的形式存在而已。20世纪初，掀起量子革命的爱因斯坦及其他物理学家们发现了物质是各种"伪装"能量的波动，物质中的固体粒子不再像桌球一样来回滚动，而是时而真实、时而抽象地在原地进行"鬼波振动"，这对于物理学家们来说的确是一个新发现。

量子革命不可避免地让人类观察世界的角度发生了改变。量子物理学证明了我们所能看到的各种物体——星辰、银河、山脉、树木、蝴蝶、阿米巴虫——都与无穷无尽、永恒不灭且无边无际的量子场有关。它就像一床看不见的大棉被，将万事万物"裹进"了自己的"怀抱"。那些在我们看来毫不相关、特立独行的物体事实上都是这床巨大棉被上的"设计图案"而已，椅子、桌子以及万事万物的轮廓边界线都不过是碍于视力限制而"强加"给我们的"幻象"。

一旦我们的眼睛能够"看到"量子世界，那么这些轮廓就会变得模糊，甚至消失，它们已经融进了"无拘无束"的量子场。事实上，人类早已对量子状态下的自然界进行了开发应用：X射线、晶体管、超导体和激光，这些都是科学研究不断深入物质内部结构所取得的重大成果。

现在，人们普遍接受了一个"超场"存在的事实，即"统一场"；它是隐藏于万事万物之内的终极真实世界。就像一棵树，小树枝可以长成小树干，小树干又可以长出许多小分枝，最后许多小分枝又长成大树干，自然界的整体多样性都会在同一个场中"会合"。由于人类也是自然界中的一部分，因此我们也是统一场的一部分，它就在我们的周围，在我们的身体内部——并且无时无刻不在发挥作用。

通过冥想，我们就有可能体验到存在于意识中的这个"包容一切"的场。一位冥想者曾这样描述：

"我感觉意识的'边界线'在被推挤，就像一个时刻在无限扩大的圆周，直到这个圆消失不见，只留下我置身于一个无限大的空间里。一种巨大的自由感包围着我——绝对自然的自由感，不是限制在一个狭小空间里的自由感，而是更加真实、更加自然的自由感。"

这的确是人类意识的一次重大转变，得以让人类的"精神"了解一个全新而意义重大的真相——人类绝不是存在于时间和空间里的简单肉体。事实上，我们有两个"家"，一个是地理意义上的家，另一个则存在于无限的宇宙。物理学中的世界是由电子、夸克和其他基本粒子组成的，它们也有其时间和空间定位。然而一旦打开了量子世界的大门，你就会看到每个粒子都在以波形运动的方式不断向四面八方延展并穿越时空，这说明在物质世界中人类无法看到真实的自己，除非他们逐渐意识到自己"双重身份"的存在。

那么接下来这位冥想者又遇到了什么呢？

"有时，这种无限大的感觉非常强烈，在无穷无尽、无边无际的意识里，我'失去了'自己的身体。这是一个永恒不灭、永恒不变、绵延不断的意识世界。"

这种描述绝不是个人的主观幻想，世界上每一种精神传统[1]都记载了无数人曾有过类似的经历，无论是东方还是西方。

原始声音

现在我要提出一个显而易见的问题，人类是如何与统一场发生联系的？答案是凭借一种肉眼看不见的"线"，即微弱的振动——阿育吠陀医学理论中的"原始声音"。这对于现代物理学者来说又是一个让人困惑的观点。众所周知，一个氦原子内的两个电子是极其紧密地"粘连"在一起的，尽管就每个电子而言它们两者相距甚远，但这种"粘连"本身就具备一定的"设计性"，因为它决定了宇宙中的每一个原子都是完美存在的，并且会永远完美地存在下去。

阿育吠陀贤人们认为，他们早就察觉到了这种"粘连性"，而这种"粘连"的表现形式就是人类意识深处的"声音"，它们是将宇宙里的人体粘连在一起的"胶水"。"听"到这些声音后，贤人们将它们复制再生，然后再传递给其他人。对于这些原始声音，人们可以大声说、大声唱，甚至可以在内心深处默念，这就

---

[1] 精神传统：即人类以某种形式表达出对神的信仰，佛教、基督教等都属于精神传统范畴。大部分精神传统都会有一套独特而神圣的、可供祷告的仪规或者经文。

是人类精神世界的声音。乔普拉健康中心的临床实践证明，原始声音的确可以在人体中发挥作用——如果宇宙中的人体是被声音"粘连"在一起的，那么疾病一旦出现，这些声音就势必要出现走音现象。

病例

莫利·桑德斯（Molly Sanders），75 岁时才出现心脏问题，饱受了一段时间的周期性胸钝痛后，她被确诊患上了心绞痛。莫利的疼痛在任何时候都可能发作——有时是在他静坐休息时，有时则会在半夜将她痛醒。

莫利在日记里记录了自己被确诊为心绞痛后的 15 次发作经历：平均每月发作 3 次，有时疼痛感不强，一两分钟就过去了；有时则是剧烈的放射性疼痛，持续时间可达 10 分钟之久，之后会感觉呼吸困难、意识微弱。"我整日担心自己活不长。"莫利这样对朋友说。她被这些经历吓坏了。

于是莫利向心脏病专家求助，心脏检查结果表明她的冠状动脉并没有出现明显的阻塞。与其他上了年纪的老人一样，莫利只是稍微有点动脉硬化，但为心肌输血的动脉血管并未出现大量的脂肪斑块沉积现象。还有一种心绞痛是由于冠状动脉痉挛引起的，莫利就是这样。由于她的冠状动脉非常狭窄，因此哪怕是轻微的刺激，都会引发心绞痛。

"我们没什么解决办法，"心脏病专家说道，"从现在开始你就尽量放松吧。"

"当你 75 岁的时候，"莫利厉声说，"所有的人都只告诉你放轻松！"

尽管莫利开始按照标准医疗方式来"稳定"自己的血管，但她始终想摆脱这种常年吃药的治疗手段。6 月初，莫利在儿子的建议下来到了乔普拉健康中心。在仔细研究了她的病史之后，我们建议她接受冥想治疗，并鼓励她每日坚持聆听自然之声。

接下来，我们教莫利如何大声唱出发自内心的原始之声。密教经学——一种与阿育吠陀医学密切相关的精神传统，一般讲人体内有七大能量中心，即脉轮。

第一能量中心位于脊椎骨尾端，是人类基本生存意识之所在；第二能量中心位于生殖系统，是人类生命创造意识之所在；第三能量中心位于腹腔神经丛，即脐部，是人类个人力量意识之所在；第四能量中心位于心脏，是人类群体意识之所在；第五能量中心位于喉部，是人类表达意识之所在；第六能量中心位于眉心，即通常所说的"第三眼"，是人类视觉和直觉意识之所在；第七能量中心位于头顶，即更高意识状态的"灌顶"。

每一个能量中心都有自己相应的曼陀罗。密教经学认为，借用声调和音韵及每个能量中心的觉知，便可打开每个能量中心的能源空间。

7 个能量中心的曼陀罗分别是：

能量中心	部位	曼陀罗
第一能量中心	脊椎骨尾端	Lam
第二能量中心	生殖器	Vam
第三能量中心	脐	Ram
第四能量中心	心脏	Yum
第五能量中心	喉	Hum
第六能量中心	眉心（第三眼）	Sham
第七能量中心	头顶	Om

我们鼓励莫利坚持每天大声唱出其中的第四能量中心曼陀罗。2 个月后，莫利写信来高兴地告诉我们："我的心脏已经不疼了！"其实在唱咒语的一周之后，她的心绞痛就再没有发作过，并且之后也没有复发。她的字里行间洋溢着快乐和轻松，可以想象她的身体也充满活力、能够自在放松——许多心绞痛患者的担惊受怕在她身上再也找不到了。这个夏天，莫利还做出了一个大胆的决定，她要进入大学成为一名全日制大学生，她告诉我她为自己感到很自豪，因为她是大学里年纪最大的学生。

那么阿育吠陀医学要怎样解释康复之声呢？从理性角度讲，普通人或许无法分析生活中有关振动带给人类的影响。人类细胞中的原子振动、心脏跳动，以及行星的运行规律——所有这些都在微妙而深刻地影响着你的生活。阿育吠陀医学理论认为，生活中以不同形式出现的振动有时会出现"步伐错乱"的现象，而正是这种不协调在人类的身体里种下了疾病的种子。

在这种情况下，阿育吠陀建议大家采用独特而有规律的康复之声来"安抚"已经紊乱的身体细胞，帮助它们回到正常状态。这并不是单纯的身体调节，而是要修复和规范来自细胞"内心"的声音次序。以心绞痛为例，大家都知道，人类的大脑会发出信号命令血管收缩，利用信使分子传递的信息刺激位于血管中层的神经和肌肉细胞，而莫利的血管痉挛正是由于这种信息的不当传送造成的。某些药物正是利用这一点抑制了大脑的化学信使，从而导致大脑不再向血管发出任何信号。然而事实上，这些信使分子的真实来源是人类的精神，如果一个人能够直接进入思想并纠正大脑的神经冲动，那么信使分子就会变得更加"温柔"和"听话"。这就是康复之声的治疗目的。

康复之声的治疗效果因人而异。经过几年的临床实践，我们目睹了数百例心脏病、癌症、多发性硬化症，甚至艾滋病患者的疼痛、焦虑以及其他多种不适症状都得到了有效缓解。不过这些病例还属于"轶事"范畴，也就是说还没有经过科学验证和统计数字上的分析研究，因此它们还不能作为有效治疗疾病的证据。毕竟，科学药物适用于人类的标准是经过长期且绝对准确无误的安全试验的。但另一方面，阿育吠陀医学手段也是植根于数千年来的实践经验，因此它可以被当成标准医疗手段的有效辅助方式。

从根本上来讲，人类是一张由"声音"组成的大网，这套理论的发现与应用无疑具有重大意义。在几个小时的时间里，人类的自我形象就可以完成彻底改变，人们会时刻感觉到意识力量的巨大变化。用阿育吠陀的话来讲，康复之声疗法是"让你的世界真实呈现"的完美手段，一旦你的意识"进入到这里"，那么你就会"从这里得到一切"。

❖ 内视疗法——专注与意念

人的意念是一个强大的疗愈手段，将注意力专注于身体的某个部位会起到很好的疗愈作用。阿育吠陀医学认为："只要专注于生活中的某个方面，这方面就一定会变得更加强大。"如果一天花 2 个小时去健身中心健身，那么你的肌肉就会变得越来越强壮，但学习成绩可能就会下降；如果你每个晚上甚至连周末都在办公室里工作，那么你的事业就会变得越来越发达，但家庭关系可能就会变得很糟。

阿育吠陀医学理论认为，人们可以利用自己的专注力去激活身体的自我康复能力。如果人类能有意识地将注意力集中在自己认为需要注意的地方，那么人类的精神和身体都会有所改变。

阿育吠陀医学的另一个原则是："意念具有强大的组织能力。"这说明你无须掌握更多的细节，就可以取得既定效果并达到目标。当你准备投掷棒球时，你无须分析体内每一块肌肉的收缩和释放——你只要产生意念，并运用你的智慧就可以"统帅"体内上千万次的肌肉活动将棒球扔出去。肝脏内糖分的释放、糖分代谢后变成能量、血流的速度变化以及你的呼吸频率，这些人体功能生来就具有各自的组织性，根本无须意识的控制。如果你不得不有意识地去处理这些细节，那么你将什么事也做不成。

你可以利用这些原则来激活体内的康复力量，即便你还没有意识到自己具备这样的能力。唤醒这些内在康复力量需要一套与众不同的程序——与你平日所做的事情都不一样。当你想要举起手时，大脑会向脊髓发出信号，"命令"某些肌肉收缩、某些肌肉放松；可当你想要降低血压或提高免疫力时，你就必须依靠自己的专注和意念，利用一些微妙的手段来完成"任务"。

请大家尝试一下内视疗法，看看你是否能够做到影响自己体内的某些功能，这都是你之前无法想象的。

内视疗法指导

盘腿静坐，双目微闭。几分钟后，意念入心，心怀感恩。

此刻，让意念释放心中所有的不满、悔恨或敌意。稍后，你会感觉这些负面情绪重回自己的意识之中，没关系，一段时间的冥想之后，它们会被再度释放。

现在，心中反复默念"意愿已完成"，持续一两分钟；将这句话传递到自己的意识世界之中，可以将其视为上帝、神灵或任何一种精神支柱。只要记住这句话就可以，反复、反复、再反复，就像曼陀罗一样。

让意念安抚内心的嘈杂——让意识"贯穿"身体。如果感觉某个部位有压力感，那么请你"用心"释放它。

将意念带入呼吸。首先，观察自己的呼吸频率；接下来，用意念让呼吸渐渐慢下来。

将意识转移到心脏，感受它的跳动、它的声音、它的感觉，然后用意念将心跳频率变缓。此刻，将意识放到双手，感觉心跳传递到手上的颤动，以及从心脏传递而来的刺痛和温暖，仔细感受双手血流的加速和温度的上升。

将意识转移到双眼，你会感受到心跳在眼皮上"制造"的颤动，接着它会传遍整个脸部。

现在，让意识自由地"游走"于全身的每个角落。无论你的意识转移到哪里，都要在此感受心跳传递过来的温暖、刺痛和悸动。

如果你发现身体的某个部位需要疗愈，那么就将意念中的温暖停留在这里；如果你没有觉察到这种部位的存在，那么就将意念送回心脏。总之，要将心跳的温暖传递至身体中每一个需要滋养和疗愈的部位。

意念专注在身体中需要疗愈的部位以后，此刻要在心中反复默念两个词："疗愈和转化"，要像诵读曼陀罗一样持续默念几分钟。

接下来，意识重回心脏，此刻要弱化其他意念，只专注于自己的心跳；接着，将意识融入呼吸，几分钟后，睁开双眼，完成此次康复冥想。

起初，这种冥想会提高身体中需要滋养部位的温度和血流速度，接着再将康复的意念带入其中。这是一种非常强大的冥想，你需要记住整个过程，包括感恩的意念和抛弃负面情绪。人们最好能经常进行这种康复冥想，随着冥想次数的增加，你可以随心所欲地感受到某个部位的温暖和刺痛，自由地通过专注和意念激活体内的康复力量。

❊ 嘛玛急穴疗法（marma therapy）——刺激身心交汇之处

由于人体每个细胞都是有"智慧"的，因此人体和精神可以在任何地方"交汇"，并不只是在大脑。事实上，一旦卸下肉体的面具，你就会发现每个细胞都是物质与意识的交汇点，是量子身体与外部世界"互动"的中转站。然而某些特定的交汇点要比其他的更重要，而阿育吠陀医学就是利用了这些人类皮肤上最敏感的穴位，即所谓的 107 个嘛玛急穴。尽管我们用肉眼看不到它们，但嘛玛急穴是可以通过触摸被感知的，它们是维持人体平衡的关键。一种称之为"嘛玛急穴疗法"的按摩技巧就是通过刺激这些穴位达到治疗效果的。在乔普拉健康中心，我们会传授这种技巧，一旦学会了，人们完全可以在家中自己进行按摩。

古阿育吠陀外科医学经典中曾提醒医生在实施手术时切记不要切割到嘛玛穴，并准确阐述了嘛玛穴的具体位置及其作用。这种疗法与中医针灸相似但不完全相同，嘛玛急穴疗法比中医针灸诞生得还要早，甚至可以说是中医针灸的"直系祖先"。避免对人体嘛玛穴造成伤害是极其明智的，尽管它们并没有与人体的主要血管或神经相连，却因负责人体内在智慧的流动而变得尤其重要，它们是人体最敏感、最有意识的"点"。

刺激嘛玛急穴

刺激嘛玛急穴会激活人体意识与生理功能的关联。刺激方法有很多种，一种是通过柔和的瑜伽运动。当你按照规定的瑜伽体式移动身体时，某些特定的嘛玛穴位就会得到拉伸。还有一种就是排毒疗法中的"头部淋油净化法"，它也可以有效地刺激嘛玛穴，因为温热的精油直接滴在了位于前额中心的一处重要的嘛玛穴上。另外，每日的精油按摩也可以刺激皮肤上的每一处嘛玛穴位。嘛玛穴位的刺激感可以立即传遍人体的神经系统，因此嘛玛穴位是让你能直接与体内瓦塔"对话"并保持其平衡的关键。

由于嘛玛穴"隐藏于"人体皮肤之下，因此需要深度刺激，这种刺激也可以在精神世界完成。冥想可以激活所有的嘛玛穴位，尤其是三大嘛玛穴位，分别位于头部、心脏和下腹部。这三大穴位并不在人体的皮肤表面，因此要直接刺激穴位点才能直达量子人体。人们要经常刺激这3个穴位，因为它们较其他嘛玛穴而言会对人体产生更大的影响。

- 临床嘛玛急穴治疗

乔普拉健康中心会向患者传授一套特殊的嘛玛急穴疗法，包括家庭按摩技巧的指导。嘛玛穴实质上等同于三大生命能量，都需要适当的精油刺激。患者来到中心后会首先接受体内生命能量失衡的诊察。以慢性头痛为例，这种症状与帕瑞那瓦塔失衡有关。接受过培训的专业按摩技师会针对与帕瑞那瓦塔相关的嘛玛穴位点为患者进行轻柔地按摩，同时使用药草精油。患者在这个过程中会感觉非常放松，疼痛和其他慢性症状也会得到有效缓解。

- 家庭嘛玛急穴按摩

由于人体嘛玛穴的分布需要一双经过特殊培训的眼睛才能完全看到，再加上人与人的穴位点也存在一些差异，因此对临床嘛玛急穴疗法我无法在本书中作详细介绍。不过，还有一种相对容易的嘛玛穴刺激方法——最重要的嘛玛穴位群位于脚心，激活它们的方式就是每日花上3～5分钟用麻油按摩脚心。最好是每天上床睡觉之前进行，因为刺激嘛玛穴能够"安抚"神经系统，使瓦塔平衡，这有助于人类睡眠。

另外，在每日进行精油按摩时尤其要注意那三大嘛玛穴位。一个位于前额眉心处，按摩时双目微闭，可以有效缓解焦虑、头痛、精神压力及其他上行瓦塔的失衡症状；一个位于心脏，即胸骨以下、胸腔下缘，按摩它有助于安抚烦乱的情绪；最后一个位于下腹部，即肚脐以下2.5厘米左右的位置，按摩它有助于缓解便秘、肠胀气及其他下行瓦塔的失衡症状。按摩方式宜采用小幅度圆圈式轻揉，每个穴位持续几分钟。按摩位于前额的嘛玛穴还有助于夜间睡眠，但只要做到让自己不再有压力感或紧迫感就可以了，否则它会扰乱你体内的瓦塔含量，而不是引导它恢复至稳定状态。

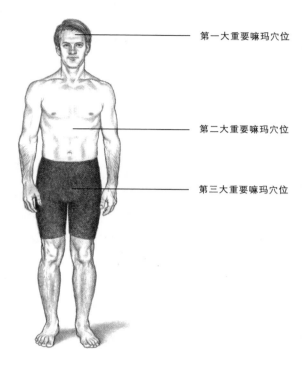

第一大重要嘛玛穴位

第二大重要嘛玛穴位

第三大重要嘛玛穴位

在家按摩三大重要嘛玛穴位图

进入极乐世界

你有过这样的快乐吗？——看到婴儿出世、欣赏黎明时分的高山湖泊或壮丽的落日——如果这种快乐的感觉会让你忘记时间的存在，那么就说明你已经到达了一个"纯粹快乐"的崭新境界。阿育吠陀医学认为这种"纯粹快乐"是人类生活的基本特征，梵语称其为"ananda"，也就是通常所说的"极乐"。

在西方人眼里，东方文化中的"极乐"应该指各种正面、积极的情绪，其实确切来讲，"极乐"本身是极其抽象的，比如说，你如何体会智慧？与"智慧"一样，"极乐"也是一个抽象概念，它存在于纯净的量子人体当中，在适当的时候它才会像气泡一样浮出"水面"。"极乐"的产生需要大脑与人体的数千次"配合"，人类无法看到也无法触及，但有一点是可以肯定的，那就是人类的确产生过这种感觉——"纯粹快乐"——这无疑证明了"极乐"的存在。

阿育吠陀贤人们认为，人类所有的快乐其实都来源于这种"纯粹快乐"，只不过我们无法直接看到它，却可以从每一个小小的快乐中看到它的"影子"——没有"小快乐"，也就无所谓"大快乐"。即使在西方这个视金钱、美貌和成功为"快乐源泉"的社会，人人都一样希望感受到绝对完美和充满快乐的生活。如果人类能够长期生活在"纯粹快乐"之中，那么也就能真正领略完美健康的真谛了。

接收大自然的礼物

大自然为人类提供了丰富的能量资源，让人们可以从中汲取营养，以达到康复身心的目的。我们只要做到以下 5 点就可以接收到大自然赋予人类的礼物：

· 每日赤脚跑步几分钟。将注意力放在双脚和大地上，利用自己的意念充分吸取大地的"养分"。

· 常温水沐浴。让清凉、连续的水流注入你的身体。

· 让温暖明亮的阳光射进身体。要对给予人类及地球上所有生命能量的太阳心怀感恩。

· 在植被充足的地方散步，深深吸入植物释放的清新氧气，最佳时间是每日日落之前、日出之后。

· 凝视夜晚的星辰。让意识弥漫于天空，让整个宇宙填满意识。

"极乐"的自然状态

每种生命能量都有各自不同的"快乐气息"，在完美健康状态下，人类可以亲身感受到它们：

瓦塔——兴奋、愉快、机警、兴高采烈、乐观、灵活

皮塔——满足、快乐、侠义、生机勃勃、头脑清晰

卡法——镇定、强壮、宽容、勇敢无畏、慷慨、深情、安详

通常来讲，瓦塔是其他两种生命能量的领导，它会通过神经系统将快乐传遍全身，从而引起身体每个细胞的变化。然而，如果三大生命能量处于失衡状态，那么生理功能将无法维持更长时间的"纯粹快乐"。阿育吠陀医学的一个主要目标就是清扫落在人类内在感知"窗口"上的灰尘，从而改变这种状况；通常来讲，人类自身在正常觉醒状态下的感知能力无法真正认识到其体内存在的"极乐"到底有多么大的威力。

由于传统心理学总是将目光集中在人类病态学的研究上，如神经症和精神病，因此忽略了快乐对人类的重要作用，而传统内科医学对此更是不曾提及。人类对某种事物的"狂热和入迷"导致神经和精神出现问题，这固然是人类的一个重大发现——如对诗歌、宗教人物或普通人物的过度着迷——却唯独没有注意到人类处于正常状态时与精神之间的互动。直到 20 世纪五六十年代，亚伯拉罕·马斯洛（Abraham Maslow）开始针对一群拥有较高自我实现能力的人展开研究，他很快发现，这些人过着与其他人完全不同的高度自我的生活。从表面上看，成功人士之间并没有什么明显的相似点，例如，一位成功的小说家和一位成功的经理人；但透过他们不同的生活方式，马斯洛发现，其实这些人的身上都存在着"高峰体验"，也就是说他们享有更多安宁和快乐的时刻。

在"高峰时刻"里，这些人会感觉到他们个人真实世界的彻底转变，常人眼中的巨大困难在他们眼里显得渺小可笑，一种压倒一切的力量会流遍全身，他们可以深切地感受到平静与和谐的生活。

大多数成功的运动家和演员都会有这种超越自我的时刻。比如，女子篮球冠军队的派斯·尼尔（Patsy Neal）曾这样描述道："那是荣耀与辉煌的时刻，这种感觉超出了人类的想象，超出了人类身体和情绪所能承受的范围。某种无法解释的感觉占据了身心，给已知状态的身体注入了活力。我已经超越了自己，超越了自然——甚至超越了'表演'本身，我完全被一种前所未有的力量吸引着。"

马斯洛发现，这种"高峰体验"具有极好的疗愈效果。他的患者通常会将生活中的某些重大变化看作突然降临的"高峰时刻"——新的自信，新的创造力，进退两难时的突发奇想，以及不再心怀恐惧的安全感。于是有些患者长期的抑郁症和焦虑症竟在一夜之间消失不见，甚至再也没有复发过。

马斯洛被后人世代铭记，因为他富于先驱性的科学研究进一步拓展了传统心理学的研究范围，将一直以来对人类病态心理的研究转移到了对正常心理的认可上。然而，他却没能找到如何给予人类"高峰体验"的方法，也没有找到"高峰体验"的源泉。没有"超越"的技巧，人们就只能被动地等待那些偶尔降临的"高峰时刻"，等待人们超越其自身正常觉醒状态的瞬间慢慢到来。

超流态

不久前，临床心理学家发现，有创造力的人经常不用费力就会陷入一种状态，也就是通常所说的"沉浸状态"。在这个过程中，人看起来是自觉自愿地控制整个活动过程，因此他们很容易陷入最深层次的全神贯注。只要进入这种状态，人就会产生一种愉悦感，感觉自己拥有了更强的能力。然而这种"沉浸"却存在一个缺陷——它无法"传授"给别人，也无法继续自我深入。普通人当中只有10%的人有过这样的经历，而且这些人也只是处于间歇性的沉浸状态。尽管如此，这还是比一小部分自我实现的人取得了进步，据马斯洛估计，这一小部分人不到总人口的1%。

直到科学家开始仔细研究"冥想"，上述这些难于理解的现象才有了完整的解释。他们发现，所谓"高峰体验"或"沉浸状态"其实都是指一种更深层、更持续的精神状态，他们称其为"超流状态"。富于创造力的人不用费力就会陷入"超流态"或"沉浸状态"，二者具有相似性，但前者的"不用费力"可以说是"毫不费力"，后者就要相对费力一些。在"超流态"下，人们的活动可以变成彻底的无意识行为——行动家会完全融入自己的行动，思想家会完全融入自己的思想，艺术家会完全融入自己的艺术。

一位冥想者曾有过这样的体验："身体和精神总是被这样一种感觉包围着，它柔软但有力，极乐且连贯。全身上下充满了活力，令我感到非常愉悦。这种连贯的快乐感深入且稳定，让我产生一种持续的活跃性——它保护着我，帮我消除了体内所有的破坏力量，让我的行为变得轻松和愉快。"

"超流态"一词来源于一种名为"超流体"的特殊物质，是50年前物理学界的重大发现。以液氦为例，当它被冷却至绝对零度（−273℃）以下时，液氦就会沿容器的边缘向上流动，如果让容器做扭转振动，液氦甚至会穿过容器上的小孔不断喷出。造成这种液氦"行为"变化的原因就是低温效应。在足够低的温度下，氦原子会停止无规则的绕核运动，改为规则运动，就像围着操场乱转的队伍以整齐的队形进入了检阅场一样。过度冷却的氦原子由于排列得过于整齐从而变成一种无摩擦的超流体。具有类似特性的超低温物质还有超导体，其在无摩擦状态下具备导电能力。这种超导电性似乎有些挑战正常的自然规律，但事实上，这只是在特殊情况下才会出现的非常自然的特殊性质而已。

那么，人类意识中的"超流态"同样也会在冥想让思维"冷却"的状态下发生，而思维的安静状态会让精神变得更加有"秩序性"，直到使其达到"纯粹寂静"的"整齐状态"。在这个状态下，处于量子边界的精神或许仍在思考和活动，但它遵循的标准却已经完全改变。这种毫不费力的"意识扩张"和"无摩擦"的活动模式并在人类普通的清醒状态下是无法发现的。

※ 芳香疗法——通过"嗅觉"达到平衡

在量子人体阶段，人类的5种感官都是由不同的振动构成的。光线的振动会落在你的视网膜上，引起视觉冲动，而触摸产生的振动则会让手指产生触觉，这两种感觉是完全不同的。这也是宇宙的"能量汤"为何能够区分视觉、听觉、嗅觉等不同感官的原因所在。三大生命能量也在精确地与自然"和谐相处"，每一种能量都有自己偏好的一两种感官：

瓦塔——听觉与触觉；

皮塔——视觉；

卡法——味觉与嗅觉。

这些偏好可以简单地通过人类体质类型和体内占主导地位的生命能量明显地表现出来。例如，绝对瓦塔人会对噪音和哪怕极其轻微的触摸十分敏感；皮塔人，尤其是金发白皮肤的皮塔人，他们无法忍受强烈的阳光照射，但他们对视觉美很敏感；而朴实自然的卡法人则喜欢坐在火炉旁和感受家庭氛围，特别是从厨房飘出的饭香更会令他们心旷神怡。

由于人体中包含三大生命能量，因此这些偏好也是相对的。任何一种体质的人都会对芳香疗法产生反应，尽管它是通过触摸的方式让芳香进入体内从而产生治疗作用，它绝不只是瓦塔人的专享。古阿育吠陀经典中列举了许多能帮助恢复人体能量平衡的感官刺激方式，如观赏满月、常温水沐浴（有利于皮塔平衡）和聆听林间的风声（有利于瓦塔平衡）。其中有一种名为芳香疗法的治疗手段得到了进一步发展，患者普遍反映这个过程让人产生极大的愉悦感。

气味

每种生命能量都有自己对应的"气味"，而这种"对应"需要根据食物的味道来做出判断，本书第三篇会详细介绍饮食中的"味"。现在我们只需注意一下阿育吠陀医学中的"六味"，即通常所说的甜、酸、咸、苦、涩、辣。甜味可以用于平衡瓦塔和皮塔，如玫瑰花的香气；酸味可以降低体内皮塔含量，发酵的酸味也可以，尽管它算不上是香气；潮湿和泥土气息会增加体内的卡法含量；而苦味和涩味则会明显降低瓦塔的含量。

然而，我们在这里讲到的"味"只限于甜、酸、咸、苦、涩、辣，但人类的鼻子在接受了良好的培训之后却可以辨别出 10000 种不同的气味。吸入的气味会融入湿润的鼻黏膜，然后经由嗅觉细胞传导至大脑皮层的嗅觉中枢，从而形成嗅觉。这些嗅觉细胞其实就是嗅神经，是整个人体唯一"暴露"在空气中的神经系统，它表面有一层薄薄的黏液保护。它们也是唯一可以再生的人体神经，大约每 3 周就会彻底自我更新一次。

气味可以传至人体下丘脑，这具有非常重要的意义，因为这个微小的人体器官掌控着多种人体功能，如体温、口渴、饥饿、血糖含量、成长发育、睡眠、清醒、性兴奋以及多种人类情绪，如愤怒和高兴。人类通过嗅觉辨别气味需要立即将信息传至下丘脑，然后下丘脑再将信息传遍全身。

同时，气味信息还会进入大脑的边缘系统，这个系统包含两个神经组织，即杏仁核与海马回。前者与人类的情绪表达有关，后者则与记忆有关，这也是气味为何会生动再现人类过去记忆的原因。厨房里飘出的饭香、花香以及香水的香气，这些都可以勾起人类嗅觉的超时空效应。一旦踏进了充满香气的花园，这些香气就会变成你的记忆，因此我们要感谢大脑能够记住这些气味。

· **芳香疗法的应用**

阿育吠陀医学理论认为，香气是一种用于平衡三大生命能量的特殊信号。一般来说：

瓦塔会在酸甜味的温热混合精油的刺激下达到平衡，如紫苏、佛手柑、天竺葵、丁香及其他香料；

皮塔会在具甜味且清凉的混合精油的刺激下达到平衡，如檀香、玫瑰、薄荷、桂皮和茉莉；

卡法与瓦塔一样需要温热的混合精油，但气味不要过甜，要适度，如杜松、桉、樟脑、丁香和马郁兰。

在热水中滴入 10 滴芳香精油，它挥发后进入空气中，使房间充满轻微的香气，人体吸入香气，持续半个小时，如需要也可以适当延长。可以使用底部配有无烟蜡烛的熏香灯，简单的茶杯和小型咖啡壶也能达到效果。最好在就寝时间吸入这些香气，因为白天看到的各种景象和听到的各种声音会湮没嗅觉的作用，从而影响吸入效果。这些香气有助于人们的睡眠，可以让它整夜逗留在你的房间。

芳香疗法还具有医学价值。体内某种生命能量失衡的患者可以针对已失衡的亚生命能量接受精油熏蒸芳香治疗，如果可以确定体内失衡的亚生命能量类型，香气就可以帮助你"安抚"它并保持其平衡。

贝特西·艾伦（Betsy Allen）在 2 月时患上了严重的支气管炎，她在床上躺了一周，无法出门。之后病情稍微好转，她能起床走动，却开始干咳。持续 2 个月后症状依然没有减轻，于是第三个月她来到了乔普拉健康中心，接受了阿育吠陀医学诊察。

贝特西被诊断为属于瓦塔—皮塔体质人群，而且她位于肺部黏膜的瓦塔已出现失衡。针对这种情况的治疗手段有很多，医生建议她选择芳香疗法，即每晚吸入一种特殊的瓦塔精油熏蒸香气。贝特西忐忑不安地回到了家中。

"还没睡觉我就等不及了，"贝特西回忆道，"因为我很好奇。我先将水煮沸，水是大概 1 茶杯的量，然后滴进几滴芳香的精油。我弯下身闻了闻，身体立刻产生了一种微妙的变化，这是我没有料想到的，好像从头到脚的每一个细胞都突然蹦跳了起来。我站在那里，一次又一次地深吸着这种香气——我怎么也闻不够那种味道！"

"当天晚上，我就在这种香气的包围下入睡，感觉往日令人振奋的活力又回来了。我的大脑说这是香气的巨大作用，就连我的身体也向它投降了。"贝特西很快就停止了咳嗽，入睡也很容易，这是几个月以来从来没有过的。

其实无须准确的诊断，芳香疗法对普遍的人体紊乱症状均适用，你甚至可以仅仅把它当成一种愉悦放松的手段。偏头痛、后背痛、皮疹和失眠对于人类来说都是难以治愈的顽症，会造成长期困扰，然而芳香疗法却可以有效减缓这些症状，这的确令人惊奇。所有这些都证明了阿育吠陀医学原则的真理——只要足够了解患者，任何事物都可以是"良药"。

如何学会芳香疗法

除了芳香精油的选择以外，这种治疗技巧并不需要特别指导。对于那些无法来中心接受诊察的人来说，他们唯一能做的就是认清体内占主导地位的生命能量是什么——它通常就是你的主要"安抚"对象。

音乐疗法——平衡自然的优美旋律

从孩提时代起，人类或许就感受到了音乐对身体和精神所产生的影响。妈妈的摇篮曲会让你安然入眠；夏令营的歌声是一代又一代人的记忆；圣诞节唱诗班的吟唱则会给予你灵感。

阿育吠陀医学理论认为，音乐可以用来作为平衡人类身心的治疗手段，乔普拉健康中心的患者们每天都会通过聆听音乐来平衡体内的生命能量。音乐疗法深奥且微妙，可以促使人体生理功能发生变化，而不仅仅是"安抚"和"振奋"人心。人们悲伤时为何会选择听音乐？当然是为了寻找快乐，而所有快乐的感觉都可以在某种程度上改变身体状况。通常来讲，人们不会去刻意测量巴赫或莫扎特的音乐如何影响了我们的血压，但如果你想降低血压，轻柔、缓慢的古典乐的确对我们有所帮助，它们绝对是一剂"良药"。

天籁之声的吠陀音乐

对于我个人而言，对音乐疗法的深刻体会是在新德里的一次医学大会上，那次大会的主要议题就是音乐在临床医学上的治疗作用。会上一位阿育吠陀女医生站起身宣布，她要在现场为大家证明音乐疗法的效果。

首先，她让我们倾听由她清唱的吠陀旋律，这些旋律主要用于平衡瓦塔。我们闭上了眼睛，她的声音在有节奏地"跳动"，像是天外来音，令人十分享受。

接着，这位女医生让我们自测脉搏，所有人都发现自己的脉搏跳动竟然慢了许多（正常每分钟 70 ~ 80 次）。随后，她又在不同"拉加[1]"的基础上清唱了一首节奏比较快的旋律。这一次，我们聆听了几分钟之后再次自测，发现脉搏跳动竟然又恢复到了正常值。在这位医生的指导下，我们的身体就这样被声音操控了。这种基本的治疗技巧，加上"键入"身体不同部位的不同振动，就构成了音乐疗法的医学原理，而其中较为深奥的是"平衡音乐"的概念，这是一种能够"安抚"生命能量的振动。

与味道、颜色和气味一样，一种生命能量可以被某些音调"安抚"，也可以被某些音调"扰乱"。节奏的快慢，乐器声音的刺耳或平滑以及旋律的复杂程度都会对倾听者产生某些影响。吠陀音经中列举了许多分别适合上午、中午、夜晚以及其他时间段的"拉加"。举例来说，下午 4 点一般是忙碌期，此时人体内的瓦塔上升至高峰，音乐会加速人体向黄昏时的放松状态转化。当所选择的音乐适当时，这些旋律就会对整个人体产生影响，人们的身体会对某些变化产生反应，进而反映了自然界不断变化的韵律。

进入夜晚，平静下来的不只是人类的脉搏，所有的植物和动物也都有自己的夜间周期。吠陀音乐疗法中的"天籁之声"正是大自然每时每刻的基本振动。

音乐疗法的应用

乔普拉健康中心会向大家传授音乐疗法的标准课程。家庭音乐疗法可以通过在网上订购 CD 来实现，每日只需坚持收听一段音乐即可。上午打不起精神时可以选择强劲的音乐；夜晚无法安静入眠时可以选择舒缓的音乐。另外，印度古典乐和现代改编版的西方古典乐都对保持人体与精神的平衡有所帮助。

---

[1] 拉加：印度音乐的一种传统调式，它们都有一个主题，旨在表达某方面的宗教感情，并确定一个音调系统，然后再依据这个系统在限定的典型发展框架、主旋律格式和节奏方式内即兴创作变奏曲。

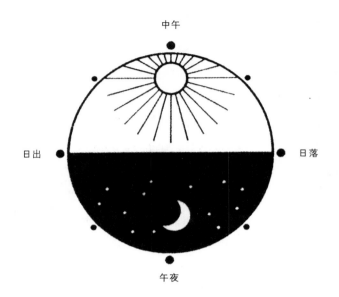

与季节更替变化会引起生命能量失衡一样（如春季感冒和夏末过敏症），人体对一天当中时间的变化也非常敏感。人体功能会在某些时间达到运行高峰，而在某些时间陷入谷底。而音乐疗法会减少这种波动，使生命能量的上升和下降时刻保持连续平稳，而不是极高或极低。如果夜晚时脑海里不断浮现白天的情景而无法入睡，那么就说明你体内的生命能量已无法实现平稳转换，而这正是音乐疗法所能够纠正的。

只需 10 分钟的音乐疗法，你就可以：

· 在清晨自然醒来
· "安抚"饭后的消化系统
· 得到有助于睡眠的"好帮手"
· 加速康复

最佳的倾听方式是静静地盘腿而坐，双眼微闭，让意识轻松地停留在旋律上，如果意识出现漫游，请温柔地将它"拉"回来。结束之前，请先关闭音乐，然后再静坐一两分钟。

如果你正在减肥，可以试着倾听卡法平衡音乐；每日几次，每次 5 分钟，会加速你体内的新陈代谢。如果你一直出现兴奋或心脏疼痛症状，可以试着倾听皮塔平衡音乐。而在感到焦虑和狂躁时，可以随时试着让意识放松下来，伴随瓦塔的平衡音乐，你体内骚乱的生命能量会慢慢平静下来。

要学会发现音乐与人类本性的共鸣。这种音乐可以是西方古典乐、印度传统"拉加"、澳大利亚土著乐或现代乐器演奏的乐曲。要学会发现这种振动可以"滋养"人体，人体生理功能在随着它的韵律而发生变化。如果你感受到了愉悦、振作、轻松和敏捷，那正是音乐在发挥作用。

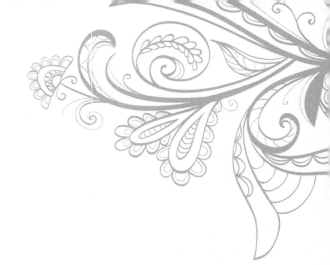

Chapter 8

第八章

摆脱成瘾

　　从严格意义上来讲，如今的人类社会正日益变成"上瘾"的社会。就吸烟而言，无论是高科技药物，还是竞选活动中日益高涨的反对呼声，或者数十亿美元的"康复工程"，所有努力最终却总是不尽如人意。虽然美国目前的吸烟人数与1960年的高峰期相比已降低了15％，但仍有超过500万的美国人会吸烟，且人群范围还进一步扩大到了十几岁的女孩以及职业女性，人数也逐年攀升，其结果就是导致女性罹患肺癌的人数持续增多。据统计，70％的吸烟者从十几岁就开始吸烟，其烟龄已达到40年。

　　人们对酒精的依赖已从烈性酒转向了啤酒和葡萄酒，但酒精中毒的人群也出现了越来越多的年轻人，这的确令人扼腕叹息。尽管许多中学被迫开展了大规模的反酒精活动，有关酒精和毒品的戒断课程也收到了良好的效果，但这些成绩仍然有限。毒品正在迅速扩散、蔓延，与毒品有关的暴力犯罪案件正在飙升，年轻人再次成为令人头痛的麻烦制造者——学龄儿童竟然成为贩卖"快克（可吸食的合在可卡因）"的"生力军"，这种现象的出现怎能不令人忧心忡忡？

❁ 阿育吠陀记忆

量子康复的真谛在于，人类对完美健康的记忆不会消失，它只是暂时被覆盖而已。观察一下那些沉溺于酒精、香烟和毒品的人们，这些人体内的生命能量显然是失衡的，而来源于量子人体的清澈而健康的信息也已被极度扭曲，甚至已经不复存在。那么，阿育吠陀医学要怎样改善这种情况呢？首先，我们要以一种全新的视角来解释何为"成瘾"，它是一种存在于人体最深层次的生命智慧的扭曲。

我们不去争论"成瘾"到底是生理问题还是心理问题，是后天形成的还是天生就有的，而是要指出在量子人体状态，所有这些影响会融合在一起。作为生物有机体，人类做出的所有选择会被某种力量所控制，而这种控制力就是阿育吠陀医学所说的"记忆"。对于人体细胞而言，它们在进行新陈代谢以前就必须以自身为"蓝本"，参考已经存储的记忆、功能和倾向，重新复制产生新的细胞。如果这个"蓝本"本身就是扭曲的，那么新的细胞也必然是扭曲的。

病例

令我印象最为深刻的是一位名叫沃尔特的黑人男子，他生长于南波士顿的贫民窟，儿时整日在街上游荡，他16岁辍学，18岁入伍，并乘船前往越南战场，亲历数次战役，外表看起来毫发无伤。但两年后回到家乡时，他却发现自己已对海洛因上瘾了，这种毒品在战场上很常见——用于为受伤的士兵止痛。但与其他人不同的是，回家之后的沃尔特并没能摆脱这种毒品。最后警察将他逮捕，而法院则作出裁定，让他进入当地的复员军人管理局医院接受治疗。

起初，医生们以为沃尔特需要的只是简单地戒除毒瘾，因此他也没有引起医生们的特别注意。可在沃尔特戒毒期间，我曾作为医院的主任医师对所有患者进行诊察，却发现沃尔特绝对不是一个普通的戒毒病例。尽管沃尔特的毒瘾很重，但他此时仍怀有一线希望，希望自己能够勇敢地战胜毒品。接受戒毒治疗后的沃尔特身体恢复得很快，一年后毒瘾就大大减轻了，他的言谈中也充满了对生活的希望，甚至开始规划未来的梦想。

然而他的梦想还未来得及实现就破灭了。一天，沃尔特的车坏了，他只好乘地铁上班，而沃尔特已经几个月没有坐过地铁了。这趟地铁是开往多尔切斯特的老线路，车上设备陈旧，行进时噪音极大。没过几分钟，被关在沉闷车厢里的沃尔特就开始无法忍受，当时是天气闷热的 7 月，车上的风扇也坏掉。他感到异常烦躁不安，等到下车时则彻底失去了理智。然而糟糕的是，下车后的沃尔特也没有办法让自己镇定下来。第二天他就被送进了医院，此时沃尔特再次无可救药地依赖上了毒品，甚至比之前还要严重。这一次，他的内心没有任何想要戒毒的欲望。

我在备忘录中这样写道："这个男人到底怎么了？用化学药物来解决这次'地铁事故'恐怕是远远不够了。我脑中一直想象着沃尔特西装革履、自信满满地去为新生活奋斗的样子，可为什么仅仅是坐上地铁就让他如此失控，甚至重新染毒了呢？某些扭曲而又可怕的记忆再次回来，并重新变成了他的"渴望"。可是，一年前对毒瘾的'渴望'在重新回来之前到底潜伏在沃尔特身体的什么部位呢？人体细胞都是'来了又走'地不停更换着，可这种更新却不足以彻底击败之前曾'紧抓不放'的'瘾咒'。从某种程度上来讲，药物只是'打散'了细胞的记忆，而这种记忆却要比细胞本身存活得更久。"

如果真是这样，那么人类就必须改变记忆的"蓝本"，以彻底摆脱成瘾。清除身体细胞中的生理毒素，或者给患者提供一些咨询和建议，或是在他们耳边不停地灌输要养成新的行为习惯，这些都是远远不够的。它们对患者来说可能很有价值，但成瘾的最终来源是"记忆"，因此也只有从记忆中彻底拔除成瘾才可以达到目的。

※ 不干预治疗

目前，典型的戒毒治疗方案对成瘾患者采用的都是面对面战术，即持续警告患者提防随时可能出现的全面复吸，并高度强调这种警告的必要性。成瘾患者总是会听到这样的话语："毒瘾就吸附在你的身上，它可能会伴你终生。"这种带有强制性的警告其实根本不会达到清除毒瘾的目的，除非这些患者变成强制戒毒者。

阿育吠陀医学理论强调的则恰恰相反，我们的戒瘾治疗方案是让患者产生一种巨大的满足感，从而让他们自动弃瘾。在我们看来，成瘾的根源其实就是对满足感的需求。酒精、香烟和毒品的损害性自不必说，但沉溺其中的人们往往会从中找到一种快乐，或者至少能够为他们减轻压力。罪恶感、羞耻感以及痛悔和自责是这些成瘾者无法脱瘾的关键，因为这些负面能量对他们没有一点儿帮助。

因此，如果能用一种更大的满足感来"塞满"成瘾者的精神世界，那么，他们的第一反应一定会是摆脱成瘾，这是人类的本能，因为更大的满足感更具诱惑性。而这个新论点早在 20 年前就得到了证实。多年以前，美国与欧洲的研究学者们曾反复实验，试图证明成瘾患者在冥想之后其体内的焦虑感会降低，对酒精、香烟和其他毒品的依赖性也会相应减弱，如果成瘾能在早期发现，那么彻底摆脱成瘾的可能性会更大。这一点非常重要，因为早期发现对治愈很多疾病都极有好处。

致力于彻底排压的冥想会重新平衡人类神经系统的记忆。日复一日的冥想，无异于让"记忆"参与一次又一次的"慢跑"，直到细胞恢复到正常状态，将病态的"信息接收器"换成正常的。这条通往生命智慧的通途一旦被"修整"好，细胞就会自动接收人体的健康信息，就像之前它们会自动接收病态信息一样。此时，遭到成瘾破坏的人体循环系统就会被彻底修复。

有关冥想与成瘾的多项研究还诞生了许多新的发现：

·1972 年，生理学家罗伯特·基思·华莱士与助手做了一项调查，接受调查的 1860 名冥想者全部都是大学生，并且染有各种毒瘾。开始冥想后，所有类型的毒品，包括大麻、麻醉剂、巴比妥、致幻剂和安非他命的吸食者数量都明显减少了，而且冥想时间越长的学生对毒品的依赖性就越小。一个月之后，绝大多数调查对象已经完全戒掉了所有类型的毒瘾，只有12%的调查对象仍吸食极少量的大麻，其他类型毒品的复吸人数也仅占1%～4%。

·1974年，一项有关大麻吸食情况的调查在冥想者与非冥想者之间展开。其结果表明，经过1～3个月的冥想，冥想者中有半数降低了大麻的吸食率，甚至彻底摆脱了大麻；而非冥想者中仅有不到1/6的人达到了这种效果。随后调查时间延长，结果是二者之间的差距拉大。2～3年的冥想让92%的冥想者降低了大麻的吸食率，77%的人彻底戒毒。对酗酒者的调查结果也与此接近。

·在以高中生和大学生为对象的调查中，150位冥想者中有110位变得可以有效控制自己的吸毒量，并且对大麻、葡萄酒、啤酒和烈性酒的依赖性也大幅度降低；而非冥想者中却没有人出现这样的情况。

所有参与这些调查的人都不曾参与过任何形式的戒毒康复培训；没有人强迫他们停止或继续参与调查，也没有人为他们的自我克制提供奖励；更重要的是，这些人当中也没有一个人产生过想要戒毒的动机。事实上，在大学和高中校园，学生的压力来源与社会群体是相反的，也就是说，他们在看到身边的同龄人酗酒、嗜烟和吸毒时，会因自己没有介入而产生压力感，因而自己也跟着效仿，并滑入深渊。因此，降低这种校园压力感和焦虑感以及提升学生的内在满足感是达到校园全面戒毒的有效方式。大的环境一旦形成，学生自己也就产生了戒毒的动机。

说到动机，某些机构还专门做了一个相对严格的测验。他们将几乎没有动机戒除毒瘾的囚犯当作调查对象展开了多项研究，这些囚犯在接受了冥想训练之后对毒品的依赖性明显降低了；而且其中最后5项调查结果表明，冥想绝对可以作为治疗吸毒的手段在监狱里进行推广。德国还进行过一项针对接受康复中心戒毒治疗的吸毒者情况调查，76名调查对象经过12个月的冥想训练之后，各类型毒品的复吸率都大大降低，其中包括海洛因、巴比妥和安非他命。

当然，这些带有统计数字的调查一般都不具特殊性，因此我再举一个个体戒毒病例。一位在纽约担任心理顾问的复员老兵对我讲过这样一件事，他曾遇到一个十几岁的小女孩，12岁之前就开始喝酒，15岁时已到了严重酗酒的地步。对于她来说，任何传统的康复手段都是徒劳的。最终，几个月的连续治疗彻底宣告失败，这位心理顾问放弃了任何希望。就在他准备撤销全部康复计划时，突然灵光一现："你为什么不去试试冥想？"小女孩对此显得很有兴趣，但遗憾的是，这位心理顾问后来并没有跟踪她的冥想治疗过程。

多年以后，有一次他在当地的一家百货中心闲逛，突然注意到了一位迷人的年轻妈妈，他惊奇地发现这个女人就是当年那个小女孩。此时的她看起来非常快乐，并且容光焕发，身旁还有一个两岁的女儿，于是他走上前去表示祝贺。

"您是怎样康复的？"他问道。原来，当年这个小女孩在离开康复中心后立即开始学习冥想，几个月之后她就摆脱了对酒精的依赖。她非常感谢冥想，并且常年来一直在坚持。她说是冥想帮助她摆脱了对酒精的沉溺，甚至可以说，是冥想挽救了她的一生。从那以后，这位心理顾问开始在他的治疗课程中加入冥想训练，以帮助更多的成瘾患者走上康复之路。

❈ 成瘾与生命能量

上述这些事实表明，成瘾本身其实隐含着一个自我修复机制，只要让他们的大脑与其接触就可以简单地触发它。你也可以从生命能量的角度来观察这种时刻在运转的机制。过量吸烟、喝酒或吸食毒品的人，他们的身体状态已经失去了人体对平衡的本能渴望。初期，这些人控制冲动的能力还没有被削弱，之后尽管已经上瘾，他们还是宁愿相信自己仍然可以控制成瘾。

接下来的一段时间——几个月甚至几年之后，人体内的三大生命能量开始渐渐失衡。每一种成瘾都有其各自的症状表现，根据对慢性成瘾患者的观察，我们发现其体内的皮塔处于严重的失衡状态，从而导致他出现非理性的暴力情绪、皮肤泛红、异常出汗和口渴以及各种消化系统紊乱等症状。

瓦塔对于成瘾患者来说尤其关键，因为瓦塔失衡会导致人类行为的冲动。当人体内的瓦塔积聚过多时，人就不得不服从任何想喝酒、抽烟或吃药的冲动。人的自控力一旦被削弱，就会涌出大量的负罪感，而成瘾患者一般都缺乏这种控制力。他们全然不知自己正受体内瓦塔的指挥，只知道自己痛下决心的戒毒治疗一次又一次地惨遭失败。

其实从本质来讲，瓦塔自身的失衡也是一个"上瘾"的过程。其过程与人体中枢神经系统受损的症状非常相似。这也是为何在一双未经训练的眼睛里，由缺乏睡眠、帕金森病、精神疾病或酒精中毒引起的手抖看起来都是一样的。瓦塔的"上瘾"过程一般是这样的：

轻度失衡：好动，思维分散，焦虑感增强，易受惊吓，记忆力减退，注意力不集中，精神欠佳；

中度失衡：失眠，身体协调性差，手抖，焦虑，神经过敏，食欲减退，思维不连贯，身体虚弱，心里空虚；

重度失衡：慢性失眠，外界感知力差（看起来冷漠、超现实），无法控制地头颤和手抖，没有食欲，对所有事物缺乏兴趣和渴望，出现幻觉。

在酗酒和吸毒的最后阶段，人体内失衡的瓦塔通常会导致身体出现以上这些症状，而这些与精神疾病的症状几乎无法区分。一个酗酒者出现的震颤性谵妄疼痛与一个精神分裂症患者出现的症状都是瓦塔在体内极度失衡的表现。

成瘾在初级和中级阶段时是最容易治疗的，因为此时的人体还可以通过自我调节恢复平衡。所有成瘾在本质上都遵循着"22条军规"——令人痛苦的症状既由上瘾引起，也由戒瘾引起。本来完美的瓦塔经过长期的"训练"逐渐适应并接受了毒品的存在，一旦体内的尼古丁或酒精含量突然减少，瓦塔就会试图摆脱以前的"坏习惯"，恢复正常。然而瓦塔想要恢复平衡就要降低人体内积聚过多的瓦塔，那么，此时人体内占据主导地位的瓦塔就会诱发发抖、失眠和焦虑。

当人体的神经系统出现化学上的失衡时，瓦塔也就失去了依靠，失去了每日定期休息和定期活动的能力，而这些能力恰恰是稳定人体其他上百个功能运行规律的关键，最后导致人体失去健康。有规律的冥想则可以为这种"休息"与"活动"提供深层次的稳定性，这也正是为何那些烟龄和酒龄都不算长的人们在冥想之后就能轻易摆脱烟酒成瘾问题的原因所在。

∷ 戒烟

在戒烟问题上，其实采用"哄劝"的方式要比采用"逼迫"的方式更为有效。想方设法戒烟的人们总是喜欢用"突然完全戒除法"，可这种突然"冷却"尼古丁的方式只会让体内积聚更多的压力。据说著名心理学家西格蒙德·弗洛伊德（Sigmund Freud）多年来保持一天吸食 20 根雪茄的习惯，直到他出现心悸症状。于是他在医生的建议下试着戒烟，然而戒烟后心悸反而更加严重，最后逼得他再次"捡"起了香烟。弗洛伊德曾告诉他的传记作者，戒烟"简直是人类最无法承受的折磨"。

阿育吠陀医学的戒烟方法则是：持续向量子人体传递信号，告诉它自己想要戒烟的愿望。这些信号可以以各种不同的方式传递。每天在一个固定时间里"放下"香烟——也可以尝试多个固定时间——一般 12 次以上才会有成效。另外还有一个更加强大的信号传递方式，那就是冥想。即便你是一个烟瘾很大的人，这种方式也是你所需要的。过去人们曾做过一项调查，5000 位调查对象在冥想之前有 34% 是吸烟者，而冥想之后却只有 1% 的男人和 4% 的女人出现复吸。

这里再介绍一些其他方法来帮助你戒烟，当有患者来中心询问如何才能在无痛苦的情况下戒烟时，我们都会让他们这样做。首先，你要遵循以下三大基本规则：

1. 不要总是想着戒烟。这种顽固的思想会导致戒烟失败。尼古丁是一种会让人上瘾的东西，是引诱你伸手去拿香烟的"元凶"。要想摆脱香烟的诱惑，就必须让自己从一开始就尽量处于一种不知不觉的自然状态之中。

2. 随身携带香烟。从表面上看，扔掉香烟才是最好的戒烟战术，但实质上扔掉香烟只会让你惊慌失措地渴望更多的香烟，最后，走投无路的你只好向身边的朋友甚至陌生人讨要香烟。

3. 注意观察能够引起自己自动伸手去拿香烟的某些暗示，然后努力让自己摆脱这些暗示。

这里的第三点是重中之重，因此我需要解释一下。所有的吸烟者其实都是在受到某种暗示时才会自动吸烟的，这种暗示可能是拿起电话、打开电视、与人交谈或会议结束。可能你对自己的这些暗示已经了如指掌，但如果不知道的话，也可以花一天的时间来仔细观察一下。这些暗示是传递给体内瓦塔的信号，从而令瓦塔"打开"了你的行为冲动开关。当你点燃香烟时并没有注意到它们，因为事实上你的精神状态在那一刻已经完全处于空白，而由瓦塔暂时接管了。

你需要彻底"切断"这些人体暗示，因为它们会像"自动驾驶仪"一样操控着你的行为，其实方法非常简单：有意识地吸烟，然后仔细观察自己的吸烟行为。以下是帮助许多烟民在短期内戒烟的最佳办法：

· 点燃香烟后，停顿几秒钟，询问自己是否真的需要这根香烟。
· 如果确定需要，请安静地坐下来，将注意力集中在自己吸烟的动作上。
· 吸烟时，请注意身体的变化。慢慢感觉烟雾进入肺的过程，仔细体会烟雾在口腔、鼻子、喉咙、胃部和其他部位时的感觉。
· 立刻拿出一张纸或日记本记录下吸食这根香烟时的所有感觉。做到每次吸烟后都留下书面记录，无论是有意识的还是无意识的，总之要记下自己吸烟时的感觉。

不要担心自己会因此而吸烟过多，只要能记下每根香烟的吸食过程就好，哪怕在某次打完电话后烟灰缸里会不知不觉地多出 3 根烟蒂。如果能严格遵照以上步骤，你就会发现自己已经变成了一个有意识的吸烟者，而不是一个吸烟机器。按照这个方法，许多患者的日吸烟量会从两包减至四五根——这无疑反映了他们每天实际需要的香烟量。事实上，烟量的削减与彻底戒烟同样重要，前者是后者的准备阶段，也降低了直接戒烟为健康带来的风险。

※ 家庭成瘾治疗

过去，许多成瘾患者都会刻意地掩盖自己，他们宁愿自己忍受各种各样的痛苦也不愿意让外人知道。这种心理是完全可以理解的，只要能积极地帮助他们摆脱成瘾，我会一如既往地尊重他们的选择。因此，我要在这里向他们介绍一套完整的家庭成瘾治疗方案：

- 学会冥想；
- 解毒，家庭解毒法或接受医疗监督均可；
- 体质饮食，从瓦塔体质饮食开始，直到瓦塔恢复平衡；
- 有规律的阿育吠陀运动；
- 每日精油按摩，稳定瓦塔。

首先，我建议你前往当地的乔普拉健康中心学习冥想，然后找一位阿育吠陀医生彻底检查一下身体，以确诊体内是何种生命能量失衡，坦白地告诉医生你想要戒瘾的愿望。他会告诉你如何排除体内的有毒物质，如何通过改变饮食和日常生活习惯让体内的生命能量达到平衡。此后每周定期复诊，这在治疗的初期非常重要，因为这段时间身体最容易产生压力感。但从本质上来说，这其实就是一种自我治疗——没有人会强迫你接受这些治疗手段，也没有对抗和压力。

另外，还要保证每天花一点时间进行全身精油按摩。建议你每天晚上轻柔、缓慢地按摩头部、肩膀和双脚，时间不用持续太久。记住：摆脱任何成瘾的原则就是"规律性"，每天的生活越规律，体内经受"训练"的瓦塔就会越快越好地恢复正常；不要试图强迫瓦塔恢复平衡，因为这是不可能实现的；你要"哄劝"和"安抚"它，生活中最温柔的时刻往往就是体内生命能量恢复平衡的时刻。

另外还有一些补充治疗手段：

- 音乐疗法
- 芳香疗法
- 药草

音乐会让身体得到净化，并有效地稳定人体神经系统，建议你每天清晨和夜晚各聆听 15 分钟音乐；让房间中充满能让某种生命能量平衡的精油香气，这会让你在睡眠中彻底放松；药草则会修复细胞中精神与身体的互动，强化已被毒品破坏的人体组织功能。

在我们看来，如果一个人缺乏同情心和理解力，任何一种治疗手段都无法彻底根除他的成瘾。人应该向一些值得信赖的人倾诉和咨询，比如心理医生、牧师、医生或好友。传统戒瘾手段存在一个致命的缺点，即总是持续向患者灌输一种警惕心理，这无疑会导致患者产生持续的压力感，这些人会时刻惦记着"吸附在身体里的毒瘾"。阿育吠陀医学理论认为，成瘾患者应该学会信任自己，并且要对自己的生活方式产生满足感，任何一种恐惧和焦虑都是"事出有因"，包括戒瘾本身产生的压力感。"不干预治疗"的真谛就在于"信任"，如果能正确地对待成瘾患者，他们是完全可以恢复健康的。

一个人如果过度地依赖酒精或毒品，那么他一定会感觉自己的一生就这样毁掉了。这种痛苦往往是既折磨了自己，也折磨了家人。其实，这个时候对患者来说最重要的是绝不能消极懈怠，因为成瘾不过是人类身体和精神上不断积聚的毒素而已，你应该将它看作皮肤上的污垢——只要洗干净、忘掉它就可以了。如果身边总是有人"提醒"你过去的所作所为有多么可怕，也要尽量冷静地一笑而过。过去的毕竟已经过去了，你无法再回到过去，而自己就更不应该总是提醒自己记住这种"无聊"的事。

还有一点非常重要，那就是尽量与健康、正常的人交往。进入康复中心的成瘾患者别无选择，他们只能与同样患有成瘾的人生活在一起——许多人认为这对恢复他们的正常生活有好处——可如果你能找到一个富有同情心并积极对待人生的倾诉对象的话，对自己岂不是会更有好处？远离那些会让你产生压迫感或强迫你戒毒的人吧，这对于你来说是件好事。

最后，戒瘾过程中出现反复也是很正常的事。你会感到失望，但要试着明白，这并不是你个人的失败。我们要给身体一个纠正它自己的时间，如果忍不住再次喝酒、吸烟或吸毒，那也是已经"习惯了上瘾"的生命能量在强迫你这样做。生命能量固然是强大的，但人类自身其实比"上了瘾的"它们还要强大，本质的自己并没有受到成瘾的"打扰"，他还是那样快乐、自由、高于一切并寂静安宁。如果你开始"碰触"这个真实的自己，那么一切问题就都会迎刃而解。耐心一些，让自己慢慢地彻底戒瘾。

戒瘾成功的表现并不在于已经多少天没有反复发作，而在于你是否出现了自我接纳的迹象：出现幸福感、快乐和愉悦的时刻增多、食欲大增、睡眠良好、做美梦、无口臭、无体味、不易出汗、身体力量增强、耐力增加以及身体功能恢复正常，如消化、呼吸、运动协调性等。

所有这些迟早都会到来。彻底净化带来的巨大喜悦是身体的自然状态，我甚至不赞同用"康复"这个词来描述这种感觉。你能体会到那种洗掉身上污垢的通畅感吗？从里到外！这是一个效果显著且长久的自然过程，暂时的反复不过是小小的障碍，只要你愿意回到从前，那么就不要放弃。一个健康而美丽的世界正等待着你，每一步都会让你更靠近它。

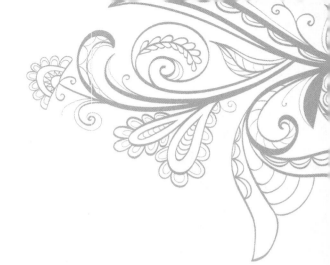

Chapter 9

第九章

衰老是一个错误

尽管人人都会衰老，却没有证据证明衰老是必须出现的。量子人体存在一个巨大的优势，那就是没有"年龄"概念，这也是量子状态下整个自然界的特点。质子与中子永远不会变老，电流和重力也一样，而由基本粒子和基本力组成的生命则更是拥有令人惊讶的持久性。人类的 DNA 在 6 亿年的时间里基本保持不变，蠕动爬行在远古海底的鲨不太可能变成恐龙，恐龙也不太可能变成大猩猩，可如果从 DNA 角度看，这些不过是永恒生命长河中微小的变异而已。

如果没有化学键的配对连接，DNA 就不再是"被胶水紧粘在一起"的长链聚合物，而是像一片叶子或一点花粉那样独立松散。你或许会认为，这些已经变得松散的原子束会随着时间的流逝被逐渐拆开，就像因年代久远而支离破碎的古代织锦一样。当然，DNA 会受到许多外力的冲击：物质损耗、偶发破坏性突变、细菌入侵以及本身的退化。人体这个小宇宙早晚会像一个被人忽视的时钟一样慢慢停止"前进的脚步"。

然而 DNA 却要比这些外力"活得更长久"。巨大的山脉会被腐蚀成小丘，但人类的 DNA 在其"生命周期"中却从未发生过哪怕一微米的变化。量子人体的"黏合性"非常高，如果 DNA 的内部生命智慧足够强大，那么它就可以挑战时间的流逝而"亘古不朽"，因此衰老似乎也就不是必然存在的了，阿育吠陀医学一直致力于此假设的实现。回首过去，每个人都要变老，但我们的确要问这样一个重要的问题："难道我们必须变老吗？"拥有较长寿命的著名古代贤人们给出的答案却是：衰老是一个"抽象的错误"。

这个错误在于人类总是孤立地看待自己的肉体。要想延长生命的长度，人类就必须纠正这个抽象的错误，将自己看作量子人体。如果你能将自己的精神世界提高到一个远离年龄的层次，那么你的身体也会开始接受同样的信息。由于最深层次的精神世界在这样主导你，因此衰老的速度就会越来越慢；只要能将自己脱离衰老的概念，人类就可以真的脱离衰老。这的确是一个令人震惊的理论，但道理却很简单，虽然它并未得到主流西医的认可，但我们终将发现它是完全正确的。

※ 衰老与康复

衰老是一个极其复杂的概念和过程，我们很难确切地限定它是什么。人类的一个肝脏细胞可以行使 500 种不同的人体功能，那么就可能会出现 500 种不同的功能受损，而所有这些可能就构成了促成肝脏老化的不同原因。另一方面，衰老本身又并非如此复杂。尽管大海的潮汐会掀起千层巨浪，但究其原因不过是一个简单的万有引力。人类的衰老也一样，哪怕我们看到的是上百个"巨浪"——不连续的全身疼痛、眼角以及嘴边微笑时凸显的新皱纹、"无情"升高的血压、听力与视觉的轻微退化以及其他数不清的身体不适。

阿育吠陀医学理论认为，人们千万不要被这种复杂而令人痛苦的假象所愚弄。衰老只是一个错误，是一个失去生命智慧的错误。正如我们所知道的，疗愈是一种可以修复自身生命智慧的能力，而衰老则相反，当它"误入歧途"时就已经逐渐忘记了"回家的路"。

让我们观察一下初生婴儿的细胞，它们是那样的年轻，充满活力，未经时间的打磨而完美无瑕。如果将这些细胞与成人的细胞并排放在显微镜下面，你就会看到二者之间有非常明显的差别。成人的细胞组织已严重老化，看起来破败不堪，显微镜下的它们就像是干瘪的死尸，到处都是黑色的囊斑，软组织也变异成了纤维状。

造成这种巨大反差的原因是细胞的物质磨损，然而据观察，控制人类一切细胞功能的 DNA 却丝毫没有受到磨损。因此我们可以得出这样的结论：某种不可见的损害正在发生。举例来说，刚刚投入"工作"的动脉血管总是很完美——通畅、有光泽、表面"白皙"，就像刚出厂的橡皮管。然而这根管子是细胞的"集中营"，细胞聚集在此，各自承担组成动脉组织的"工作"，准确掌握动脉功能的运行次序。当细胞"集合完毕"准备"开赴"各自的"前线"时，每个细胞就像上了发条一样"冲向"大脑、心脏和胃——由此，各种受损的可能性就相继出现了，因为每个细胞都拥有同样的 DNA，大家一定是一损俱损、一荣俱荣。

然而，人类的进化规定了这些具有特殊使命的细胞只能承担一项工作，那就是为动脉血管"效力"。尽管这项工作功能单一，却极其复杂。"橡皮管"是被动存在的，其内部流动着血液；另一方面，人类的动脉血管会对任何"变动"产生反应，而这种反应必须是积极的、有智慧的。生物学著作已经告诉我们，人体细胞会不断分裂，分裂 50 次后就会停止，然后死掉。但这种说法不免有些过于简单，甚至可以说是错误的。每个细胞都有各自的经历，它会记得所发生的一切；然而一旦它与其"内在智慧"的连接出现断裂，细胞就会失去这种记忆能力；同样，如果这种存储智慧的能力能够一直存在，那么这个细胞就是可以常新而永不退化的。细胞的生死之别就在于它的"记忆"，如果人类的眼光足够长远，那么，细胞内的完美记忆就会永远存在，只要细胞的更新没有瑕疵或错误，细胞就不会死亡。

科学至今尚未证实 DNA 在帮助细胞更好地工作方面是否存在局限性。人体内每条动脉血管的 DNA 与 5 万年前石器时代人类的 DNA 是一样的。如果 DNA 可以让动脉血管维持 500 个世纪的完美性，每条动脉血管中都含有数百万个功能完美的细胞，那么你的 DNA 在 60 年后就没有理由不负责修复人体细胞。

但我们不能说 DNA 什么都没做，只不过这项修复工作与 60 年的时间相比相对较弱。人在 12 岁时的动脉血管外貌就会发生重大变化，它会开始呈现不规律的黄色脂肪条纹。在显微镜下观察，这些不规则条纹的出现源于动脉血管壁内部几乎不可见的细微断裂，此时只有细胞生物学家才可以看到这种血管中的细胞已经开始出现的老化迹象。然而再过 15 年，就连一个门外汉也会通过显微镜看到这种明显的老化迹象了。如果此时开胸碰触一下已经有些老化的大动脉，你就会发现这根接通心脏的血管已经硬得像一根钢管了，而其内部则布满了许多脂肪囊，即脂肪斑块，通过这些表象，人们很容易就会看出某些可怕的"错误"已经在身体的某处发生了。

万古长存的 DNA 与人类短暂的生命长度——人类到底应该怎样缩小这两者之间的距离？事实上，它们距离很近。从肉体角度来看，我们与 DNA 并没有距离，它就存在于我们的身体里。因此，距离感只能来源于非物质的人类精神领域。

正如我之前所阐述的那样，阿育吠陀医学要帮助大家转变一个思想——人体细胞并不是装满各种分子的包裹，而是盛满"知识"的盒子。下面这张示意图清楚地表明，"知识"是动态的，不是毫无生气的，它由三大因素构成，充满生命力且永远互动。

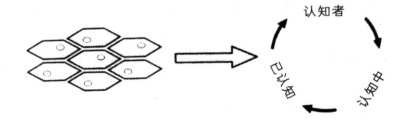

吠陀梵语分别将其称为 rishi（认知者），devata（认知过程），chhandas（认知对象）——三者结合，构成认知状态，即专一的纯意识状态，而人类的精神世界就是三合一的产物。人体需要一些相同的化学成分在不同的生理层次完成无数次的功能重复运行。你就是一个认知者，你的身体就是你要认知的对象，而你体内无时无刻不在运行的细胞功能就是认知过程。DNA 也是一个认知者，只不过从某种程度上来讲，它所认知的知识是以生物化学分子的形式出现的。而从另一个角度来讲，如果红细胞是一个认知者，那么它要获取的知识则是如何与氧原子结合，然后再将氧气运输给身体内的其他细胞。

这种获取知识的三合一模式使我们见证了一种物质——生命智慧——是如何自我分裂的，这种多样化的分裂可以让许多物质可以永无止境地相互结合。人体的 50 兆个细胞被紧紧绑在一起，构成了一个庞大的"社区"，里面"住着"上百种社区成员，酶、蛋白质、肽和氨基酸等。它们呈现出了一种令人难以置信的"一变多"模式，而其中却埋藏着隐患，一旦人类的精神世界"忘记"自己的真正出处，那么"生命智慧"就会出现某种"错误"——人体每个细胞当中都包含流动的生命智慧——从而让细胞"无望地"丢失大量"社区成员"。为了证明这不仅是一个哲学观点，我们可以列举几个具有开创性意义的实验结果来加以证明：其实阻止人体衰老非常简单，为了能够更好地理解这些实验，我们要先从生理学的一些基本知识说起。

实际年龄是测量人体老化程度的一个手段，却不是最精确的手段。因为人体随着岁月的流逝会呈现出多种多样的变化趋势，因此生理学家一般采用第二种方式来测量人体的老化程度，即生物年龄——通过人体的细胞、组织和器官系统来判断人体衰老的真实程度。实际年龄与生物年龄只有在人类年轻的时候才互相匹配，两个 20 岁的健康人其身体状况几乎相同，他们的心脏、肝脏、皮肤和视力都一样健康。然而一旦人过中年，就不会有完全一样的人了，两个 70 岁老人的健康状况会出现巨大的差异——一个患有关节炎，一个患有心脏病；一个是近视眼，一个却视力良好等。这说明尽管通过人体器官来判断生物年龄相对精确，但仍很难确定人体的老化程度，因为它无法精确诊察人体的每一个器官。幸运的是，目前还有几种测量人类生物年龄的方式，如视觉近点（nearpoint vision）、听敏度（acuity of hearing）和收缩血压（systolie blood pressure，心脏跳动时血管中的压力），这些生物标记标志着人体的老化程度，标志着人体会随着时间的流逝而逐渐"恶化"，在符合实际年龄的前提下，它们往往是最接近人体生物年龄的可靠数值。

几年前，曾有一组研究学者做过一项调查，他们发现冥想可以让人体"恶化"的生物标记"放慢脚步"，甚至还可以让其逐渐转好。这项调查的发起人是生理学家罗伯特·基思·华莱士（Dr. R. Keith Wallace），他找来了 84 个人接受冥想训练，他们的实际年龄平均在 53 岁。根据接受规律冥想训练时间长度的不同，调查对象被分为两组，一组的冥想时间是 5 年及以上，而另一组则是 5 年以下。

华莱士发现，从生物学角度看冥想竟然让调查对象年轻了许多，并且令人吃惊的是，短期冥想者的生物年龄要比实际年龄小 5 岁，长期冥想者则能小 12 岁。换句话说，从生物学上讲，一位 60 岁的老妪在经过至少 5 年的冥想之后会将身体状况恢复到 48 岁时的样子。再加上皮肤护理以及美容等手段，许多调查者看起来更加年轻美貌，当然这项调查对于年轻的解读是从生物学角度上，并不包括这些外在标准。这项调查结果不会因其他因素而产生误差，因为调查对象都是经过严格筛选的，饮食、运动及其他的生活习惯都是考量标准。有趣的是，那些生物年龄偏小的人对红肉的诱惑总会有较强的抵抗力，这与素食者比较长寿的科学观点非常一致。

华莱士的发现就当时来说可谓史无前例，随后英格兰迅速组织研究小组再次证实了华莱士的研究成果——一组冥想者的生物年龄减少了 7 岁。经调查，同样的人在接受 1 年半的冥想之后，其生物年龄也会相应地减少 1 年半，也就是说 1 年的冥想大约可以减少 1 年的生物年龄。

最近，深谙冥想的杰伊·格拉泽医学博士（Dr. Jay Glaser）决定跟踪调查某些化学物质在人体内产生的自然反应，而这种反应与延长人类寿命息息相关。他专门测量了冥想者体内的脱氢表雄酮（dehydroepiandrosterone），即 DHEA 的含量，这是一种肾上腺激素。尽管这种激素在人体中的确切作用至今仍是个谜，但众所周知，DHEA 在人类 25 岁之前含量最高，在 25 岁以后直线下降，直到 70 岁时只剩 5％。先前人们曾在实验室的小动物体内注射了大量的 DHEA，结果表明这种激素是一种强大的抗老化剂，已经衰老的小动物接受注射后会重新充满活力，它们的免疫力提高、肌肉力增强、记忆力也得到了大大地改善。

格拉泽发现，调查对象中冥想者体内的 DHEA 含量要比非冥想者高，而且是在任何年龄段，且不分男女，而二者差距最大的调查人群是老年人。举例来说，格拉泽发现年龄相对较大的冥想者和较其年轻 5 ~ 10 岁的非冥想年轻人体内拥有相同含量的 DHEA，他认为这个结果表明了冥想在某种程度上可以增加这种有趣的激素在人体内的自然分泌量。

研究人员研究了 DHEA 的作用，结果喜忧参半。尽管实验已经表明，DHEA 会引起激素水平的变化，并可能有助于改善人们的情绪，但还没有发现它对人类记忆或生命活力具有与动物相同的令人信服的益处。况且，一个简单的精神冥想技巧就可以降低人体"掌控"老化过程的激素变化速度，这种理论的确有些令人迷惑。总之，这条线索只是告诉人们这样一个事实：冥想者的确会在精神和身体上让人变年轻。

✸ 拉萨亚那——延年益寿的药草

阿育吠陀医学对药草的应用极为广泛，这是传统西方医学不曾涉及的医学门类。阿育吠陀药方中包含几千种医用药草，而经验丰富的阿育吠陀医生通常会将这些药草作为辅助治疗手段，其原因就是药草与传统药物不同，它们的药性更为温和，在治疗方面更具普遍性。我们可以简单地将药草看作浓缩食品，传统药草的分类依据是"尝其味"，即食物的六味——甜、酸、咸、苦、辣、涩。

然而与普通食物相比，药草在人体中的效力和特殊作用要更强，例如奎宁这种苦味药草会迅速降低人体内的皮塔含量，可以有效减少发烧和发炎症状的出现；辛辣的红辣椒可以迅速降低卡法，从而"抽干"体内过多的黏液；而涩涩的姜黄则可以在几分钟内"吸干"造成咽喉肿痛的痰液。本书第三篇会详细讲到饮食，我会为读者提供几种家庭常见的药草，帮助你在家就可以完成生命能量的平衡任务，而将药草与食物相结合则是一种非常安全有效的方法。

治疗疾病时也可以使用药力较强的药草，不过要在专业的医学监督下进行。在乔普拉健康中心，我们会结合具体病情采用整体分析的方式对患者使用特殊药草。阿育吠陀药草全部来自于纯天然整株植物，从而有效减弱了其副作用。由于这些药草的活性成分连带整株植物同时作用于人体，因此对植物中所包含的化学物质的副作用造成缓冲，从而抵消了某些可能产生的不良反应。换句话说，阿育吠陀是将整株植物当成天然的制药剂，而传统西医却认为植物中只有活性成分才是有用的。

阿育吠陀药草的效用

阿育吠陀医学经典中列举了一些可以延年益寿的特殊药草，无论个体还是群体，这些药草都可以被归类为"拉萨亚那系列"，即"滋润生命本质""延缓身体衰老"。拉萨亚那系列药草并不是返老还童的丹药，它只是帮助人们纠正已经失去记忆的人体细胞。每一种药草进入人体后都会产生一种振动，而这种振动会与量子人体的振动完美契合。

举例来说，量子人体状态下的肝脏是由一定顺序的振动构成的，如果肝脏功能出现故障，就说明正确的振动顺序已被破坏。阿育吠陀医学认为，药草产生的振动正好与这种振动相契合，当它进入人体之后，恰恰可以帮助人体修复肝脏功能。

这种"工作"原理称之为"补充原则"，其强调的是"自然界万物相似"。这条吠陀口号说明了自然界在创造万物时使用的都是同一种材料：植物、矿石、曼陀罗和人体，只不过它们各自的分子排列有所不同罢了。其实煤炭、钻石、糖和血液中都同样含有碳，不仅如此，它们的基本要素仍然是将分子聚合在一起的微妙振动。按吠陀贤人的话来讲，这种振动就是大自然的"积木"，它们会让表面看起来毫无关联的事物具有普遍的同一性，比如一个梵语单词与一片月桂树叶，如果你懂得从深层次观察它们，就会发现这两样东西其实是"有血缘关系的"。由于自然界的万物都具有相似性，因此在阿育吠陀医学看来，药草、原始声境、宝石、矿石、颜色、香气以及食物都可以被当作"良药"。阿育吠陀药草与传统西医药物对人体产生的作用是不同的，药物可以止痛、放松肌肉、提升胰岛素含量和甲状腺激素含量；而拉萨亚那系列药草却是向人体生理功能传递一种微妙的信息——它们与生命能量"对话",直接作用于内在生命智慧的流动。

拉萨亚那系列药草还与印度食物密切相关,因此在美国被当作药草保健食品出售,而不是药物。一些甜味果实,如印度醋栗就是非常好的拉萨亚那药草。事实上,这种特殊的水果富含多种人体必需的营养元素,是滋补佳品,从古印度时代开始就被人类食用,与中国的人参一样。对于任何专注于药草学的人来说,拉萨亚那系列药草都是十分令人着迷的,同时也是极其复杂的。世界上有太多种植物可以用于人体功能的修复,我在这里列举几种西方药草学中几种比较常见的药草:

· 瓦塔——积雪草和大蒜

· 皮塔——芦荟汁和藏红花

· 卡法——土木香和蜂蜜

这些药草中不包含"最强大的"拉萨亚那药草,因为它们只有印度名字,例如印度醋栗(amla)、香胶树(guggul)、天门冬(shatavari)和南非醉茄(ashwagandha)。

拉萨亚那系列药草的复杂之处并不在于它们是安全可靠的果实或草本植物。为了从一种成分中萃取出预期的治疗功效,我们必须要了解药草摘取的时间、烹煮的时间和方法以及与其他药草混合的比例。一种对人体有疗效的拉萨亚那药草需要 50 种成分的混合,而每一种成分都要做到仔细、精确。

▒ 药草的恢复功效

经过多年的研究和实践,我们觉得拉萨亚那系列药草有非常高的使用价值。从远古时期开始,经历了时代变迁的拉萨亚那系列药草也逐渐衍生出了新的治疗功效。尽管数千年来阿育吠陀医生一直将其看作提高人体能量和免疫力的良药,但我们还是要尝试着利用最新的科学研究,进一步开发拉萨亚那系列药草的新功能。由于美国政府规定药草只能作为辅助保健品进行销售，因此我们只能向读者推荐拉萨亚那系列药草的普遍用法。在这里我还要郑重强调：拉萨亚那系列药草既不能绝对保证恢复人体健康，也不能完全当作药用，如被诊断出罹患某种特殊疾病，请一定要在阿育吠陀医生的建议下服用拉萨亚那系列药草。

最著名的一种拉萨亚那系列药草就是卡凡普拉西（chavanprash），这是一种从印度醋栗果实中提取的药草。印度醋栗中富含天然的维生素C，梵语中还被称为"Amla"或"Dhatri"，意思是像护士或母亲一样呵护我们，主要用于人体血液、心脏、肺脏和生殖组织功能的恢复。我们已经为卡凡普拉西赋予了现代意义，并称其为"生命卡凡"。

另一种比较重要的拉萨亚那药草是巴拉赫尼（Brahmi Rasayana），这是一种从积雪草中萃取的药草。一般用于恢复人类的大脑和神经系统，可以安抚躁动的神经，让人保持安静。

由于阿育吠陀医学著作中对拉萨亚那药草进行了大量的阐述，因此引起了一些研究学者们的浓厚兴趣，他们在美国和欧洲展开了一系列调查试验，试图印证这些药草的药理作用。结果发现，拉萨亚那药草中的成分具有抗氧化性，它可以抑制由激素释放而产生的血块的生成。

尽管目前将这种动物实验成果推广到人类的确有些为时尚早，但令人欣慰的是，这些古老的天然药草已经得到了科学界的高度关注。持续的研究工作将会帮助人们更加明确药草的作用，它的确可以让人类更加健康，并抑制人类疾病的恶化。

初步科学研究成果还表明，药草对清除人体自由基还具有潜在作用。自由基具有强氧化作用，可以引发大部分人体疾病，是机体氧化反应中产生的有害化合物，是加速人体衰老的"元凶"。目前维生素E、维生素C、β-胡萝卜素和抗老化保健品之所以受到广泛欢迎，其中一个原因就是它们都具备附着自由基的能力。自由基"粘连"在这些物质上会在还未对人体组织造成损害之前就被排出体外。但愿随着人们对拉萨亚那系列药草药理和功效的进一步了解，会让古印度药草医学成果得到证实——这些天然滋补品会增强人体活力，并让人们永久受益。

在美丽的拉荷亚，我们的乔普拉健康中心早已将拉萨亚那系列药草应用于患者，用于增强他们的机体活力。我们还专门调配了分别适用于男女的不同药草，将其应用于临床实践后取得了非常好的效果。

◈ 测试：我到底可以活多久？

阿育吠陀康复计划中不存在某项孤立的"延长寿命"的课程，原因很简单，所有康复手段——饮食、运动、日常与季节养生、冥想以及各种康复技巧——都旨在延年益寿。今天，我们中心的患者都拥有了更加健康的身体，因此，我们同样希望能够在延缓人体衰老方面有所突破，阿育吠陀医学经典中是这样定义人类寿命的："在没有疾病和先天缺陷的影响下，人类的正常寿命应该是 100 岁。"因此我们的目标至少应该是 100 岁。

你能确定将自己交给这套康复计划就一定会变得年轻吗？听起来很简单，但快乐和健康感无疑是一个很好的衡量标准，内心年轻才是长寿的标志。杜克大学的研究学者曾列了一份清单，上面列举了一些与长寿有关的客观健康要素，通过数字分析，分数较高的人寿命会比一般人长。

以下测试表是在杜克大学清单的基础之上重新制订的，尽管正规的身体检查报告才是更加精确的健康测量方式，但这份非正规的个人健康等级测试仍会告诉你许多来自身体的信息。请尽量诚实和客观地回答每一个问题，然后得出相应的分数：

10 分——好

5 分——中

0 分——差

测试完毕后会得到一个总分，然后你在接受 6 个月的阿育吠陀医学治疗后再重新测试。你会发现自己的分数将大大提高，身体状况也会较 6 个月之前改善很多。

以下列出的几项测试内容相对来说比较重要：

A. 心血管疾病:	
在祖父母与父母当中，有几位曾患有早期心脏病或卒中 (60 岁以前)？	
没有	10 分
1 位或 2 位	5 分
3 位及以上	0 分
最近的胆固醇指标:	
好（200mg 以下）	10 分
中（220mg）	5 分
差（240mg 以上）	0 分
最近的血压值:	
好（120/70mmHg）	10 分
中（130/90mmHg）	5 分
差（140/95mmHg 或更高）	0 分
说明：为力求准确，血压值应该取 3 次测量后的平均值，并且在白天不同时间。	

（1mmHg=0.133kPa）

B. 工作满意度:	
清晨去工作时，会:	
渴望新的挑战	10 分
做好准备，但没有热情	5 分
毫无兴趣——只是工作而已	0 分

C. 吸烟:	
在过去 5 年里:	
从来不吸烟	10 分
偶尔吸烟	5 分
经常吸烟	0 分

D. 身体功能:	
包含许多不同指标，如身体协调性、强有力的呼吸、快速的反应能力、良好的体循环等。自我测试时，请将当天的身体情况与 10 年前的做一个比较:	
感觉与当初完全相同	10 分
注意到一些微妙的变化	5 分
正接受医学治疗	0 分

（接下页）

（续表）

E. 幸福感：	
最近生活中遇到的事情让我感觉：	
非常幸运	10分
大部分时间很好	5分
与周围的人相差无几	0分

F. 自我健康测试：	
这一年的健康状况：	
非常好	10分
好	5分
一般或较差	0分

G. 智商	
IQ 测试结果是：	
中上（120 及以上）	10分
中等（100 ～ 110）	5分
中下（90 或以下）	0分

自我测试结果：完美分数（90分）表明你极有可能长寿，也就是说你的寿命或许比人类的平均寿命（女人：78岁；男人：72岁）还要长。中等偏上的分数（65 ～ 90分）表明你的寿命至少要比人类平均寿命长3年，如果已年过中年，寿命可能还要更长。中等分数（45 ～ 65分）表明你的寿命处于中等。中等偏下的分数（40分以下）则说明你需要特别注意一下自己的健康了。不过也无须恐慌，只要遵循阿育吠陀康复计划，这种状况会很快得到改善。

为了更准确地审视自己，你可以参照以下几个因素进一步细化自己的分数：

年龄：高分意味着你的寿命会更长。如果已经超过50岁，那么75 ～ 90分的结果表明你会更加长寿；但如果只有30岁的话，那这个分数就不代表你一定会更加长寿了。

生活习惯：对待任何事情都适可而止，做到规律有序，这种生活习惯会有利于长寿；包括一日三餐、每晚8小时睡眠、作息规律等。另外，婚姻生活也会比单身生活更有利于长寿；还要少量饮酒，最好不饮酒，众所周知，酒精是缩短寿命的罪魁祸首。

体重：保持标准体重，即使超重10～15公斤看不出有什么危害。但过度肥胖（超出标准体重的15%或以上）以及体重在几年内波动剧烈，就会严重影响你的寿命了。

如何提高分数

经过对冥想的大量研究和调查，我们完全可以确定阿育吠陀康复计划可以有效提高杜克大学长寿要素清单中的每一项分数。如果放入整个阿育吠陀医学中去考虑的话，每项要素的分数甚至还可以变得更高。

·有关拉萨亚那系列药草的研究表明，这些药草可以中和人类衰老过程中出现的人体毒素，有效防止凝血反应，降低人体对致癌物质的易感性。另外，某些初步研究结果显示，拉萨亚那系列药草还可以有效充当自由基的清道夫，从而阻止人体的衰老进程。

·有关对排毒疗法的初步研究表明，这种人体净化过程会增强冥想对人体的恢复功效。10位按时接受排毒治疗的冥想者经过1年的冥想之后，生物年龄会年轻6岁，而没有接受排毒治疗的冥想者则仅仅年轻了1.5岁。

以上这些研究表明，完整的阿育吠陀康复计划要比冥想本身更有效，事实上这种康复过程会激发所有阿育吠陀医学经典中提到的人体潜在恢复力量。这套计划包括冥想、适当的阿育吠陀体质饮食、拉萨亚那系列药草、有规律的运动、每年至少1次的排毒治疗以及日常养生法中的几点主要事项。

第三篇

与大自然和谐共存

　　理想的完美健康境界需要完美的平衡—你的饮食、你的言谈、你的思想、你的举止、你看到的以及你感觉到的，所有能影响你的一切都要达到平衡。或许让你立刻将这些琐碎不同的事物控制得井井有条还不太可能，但是，只要你针对不同的体质去调整饮食、运动、习惯和季节养生，你就可以改变目前存在于你体内的大部分失衡状态，从而有效地防止这些失衡转化成将来的疾病。

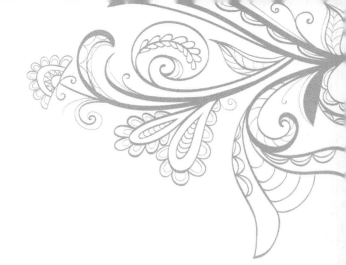

Chapter 10

第十章

进化原动力

阿育吠陀医学理论认为，所谓"与大自然和谐共存"是指人与自然界中的事物精确契合，即人类对健康的渴望与其身体真正的需要相契合。人类的天性决定了原本身体产生的"渴望"与"需要"并不冲突，因为任何诞生于量子人体的"渴望"所产生的微弱振动都是动态互动、永远平衡的，如果人体与精神处于平衡状态，那么从量子人体中发出的正确振动就会准确反映出你精神世界里的渴望。

众所周知，人体神经系统时时刻刻都在产生数百万个神经冲动，然后转变成人类每天所做的各种动作。以喝水为例，它需要调动人类体内的 50 兆个细胞，每个细胞都要独立传递解码信息，而这种解码工作则由人体下丘脑来完成。然后下丘脑通过神经传送体或信使分子将身体与精神连接起来，让身体知道你"口渴"了。

人类精神世界里的任何一种渴望都是这样传送到身体里的。首先，量子人体中的某个部位会产生某种需要，接着，大脑完成身体与精神的结合并产生渴望，最后再由大脑将"渴望"传递给身体并产生动作。只要这种"渴望"与"需要"相契合，那么人类就做到了与大自然和谐共存，这说明"渴望"的传递通道并没有被阻塞。最理想的是，人类吃下的每一口食物都应该让人感到无比美味并产生吸收食物营养的渴望；皮肤会"渴望"更多的维生素 C 来修复曝晒带来的损伤；倍感压力的骨骼会"渴望"更多的钙；不停收缩的臂肌则"渴望"更多的钾。

然而不幸的是，这条传递通道极易遭到阻挠和破坏，一旦遇到这种情况，我们就无法做到与大自然和谐相处了。人类不再信任身体传达的信息，不再相信什么是我们真正需要的营养物质，而是盲目地食用过量的维生素，暴饮暴食或摄入过量的甜食以及各种垃圾食品。如今，大家都流行用一种怀疑的态度去追求"长寿"，不信任自己的身体，反而总是试图去猜测能够弥补身体弱点的各种方式，他们用填鸭似的方法让自己灌下大剂量的维生素 E、β - 胡萝卜素、硒以及各种新上市的营养品。

迄今为止，仍没有科学证据表明，补充大量的维生素和矿物质就可以延长人的寿命。相反，南加州大学的研究却表明，过度食用维生素和仅以"保健食品"为生的老年人，并没有比一般老年人活得更久；同时研究还发现，那些一直拥有良好生活习惯的老人会比一般人多活 11 年左右。

其实我们大可不必走极端，非要弄清身体到底需要什么。人体是充满生命智慧的，在量子人体状态下，它非常清楚自己想要什么，甚至可以细化到食物中的原子和分子，最微弱的呼吸以及最微小的动作。在接下来的几章里，我会向大家介绍几种阿育吠陀认为可以与大自然和谐相处的饮食调理、运动方法、行为日常和季节养生法。这些内容详尽准确，可以指导大家与自己的量子身体"接触"，但这不是绝对的规则。一旦身体恢复了这种"接触"，你的动作就会变得更流畅，做决定就会变得更准确，病痛就会渐渐远离你的身体。

在介绍这些方法之前，我要详细阐述一下有关"进化通道"的问题。

做出正确的选择

为了能够维持生命的进化和发展，人们必须自己做出一些正确的选择——日复一日、时时刻刻。因为生命遇到的挑战无穷无尽，所以这些选择无穷无尽，因此要避免一切错误的选择似乎不太可能，但是阿育吠陀医学却认为这完全可以轻易做到——只要人们开始"聆听"最深层次的自己。

人们做出的每一个选择，无论是重大的还是平凡的，量子人体都会将其视为正确的选择，哪怕大脑能分辨是非对错，这种混淆会在人体内造成冲突。为何吸烟者明知吸烟有害健康却还是忍不住去吸呢？为何你明明不觉得饿可还是要吃很多呢？不过，纠缠于这种冲突只能是徒劳无益的——人类的行为要依靠很多独立的人体功能运行才能实现，而这些过程时时刻刻都可能发生变化。与设法战胜人类自我毁灭性的思维习惯相比，击败人体内的致命病毒和细菌简直就是小菜一碟。举例来说，我们都知道慢性肥胖者总在四处寻找有效的减肥方法，药物、精神治疗、行为矫正，甚至是外科手术，然而没有哪个方法收效显著，更谈不上成功了。

阿育吠陀医学提倡的是一种更加简单的方法，不要纠缠那些错误的选择和欲望，而是直接找到欲望的根源。从根本上说，其实每个人都拥有健康的"渴望"，这种"渴望"在梵语中称之为"sattva"，通常被译成"纯质"，但我认为更确切的译法是"进化原动力"。接下来，我就会解释为何这种"渴望"是人类进化的原动力。

阿育吠陀医学理论认为，任何情况下人体都存在三大自然原动力：一是纯质，即进化、前进和发展的原动力；二是翳质（tamas），与纯质相反，它是人类停滞不前或倒退的原动力；三是激质（rajas），介于前二者之间，是倾向于中立的原动力，它支配着行动本身。这三大原动力的关系可以参见下图：

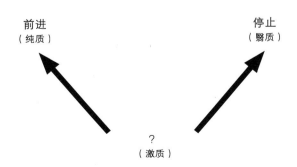

从图中可以看到，激质提出了一个问题："我该如何行动？"纯质倾向于"前进"，而翳质则选择维持原样不动。这三种原动力都是人类生命所必需的。例如，你在深夜迟迟不肯入睡，依然坐在沙发上看电视里播放的第二场午夜电影，此时你体内就会有一种原动力告诉你要上床睡觉，可与其相反的力量则会让你继续坐在沙发上看电视，这就是纯质与翳质在"打架"；而激质则作为一种"鞭策"，催促你尽快做出选择。

大自然创造了人类，人类思维就注定要本能地随着这"三德"而动，或称之为"三大倾向"。根据"三德"各自所占主导地位的不同，人们往往可以被划分成不同的人群。

激质人群喜欢行动。他们的思维总是在行动，易急躁、冲动，喜欢各种运动。

纯质人群喜欢前进。他们的思维不会停留在一种行动上，只要是富有创造性、生命力和健康力的行动都是他们的最爱。

翳质人群喜欢原地不动。他们的思维不喜欢行动，喜欢墨守成规，安于现状。

这三大类型并非固定地限制在某一个人身上，每个人都会同时具备这三种特征。绝对激质人群性格外向、精力旺盛，做事不计后果、愿意冒险；绝对翳质人群行动缓慢、拒绝接受新事物、十分传统、永远活在过去。不过尽管这些人类特质是与生俱来的，但大家还是竞相以纯质人作为自己的追求目标，因为纯质会让人变得更加富有创造性、更加健康快乐。

纯质人的秘密武器就在于他们拥有健康自然的"渴望"，而不健康的"渴望"之所以会在人体中作祟是因为精神毒素的影响；要记住，精神毒素是人类精神世界中的杂质和负面思想，而纯质则是一种可以击败这种毒素的纯净力量。阿育吠陀贤人们认为，人类精神毒素的产生是由于：

· 负面情绪——愤怒、恐惧、内疚、贪婪、憎恨；

· 心理压力——家庭矛盾、工作压力、贫穷、失业、婚姻失败、家人去世；

· 毫无生机、思维惰性；

· 不健康的生活环境；

· 不愿与他人打交道；

· 受暴力、粗俗或不良书刊及各种娱乐节目的影响。

　　阿育吠陀医学理论认为，有关电视上的暴力镜头是否会让人类的道德水准下降的争论，从本质上讲就是错误的，真正的严重之处在于它危害了人类健康。暴力镜头通过眼睛进入人体后会转变成有害的化学元素，从而导致人类思想和细胞内的毒素积聚。其实，人人都有权利选择自己喜欢的任何形式的外界因素来改变自己，但作为医生，应该及时正确地警告人们远离那些会危害人类健康的负面影响。因此，尽量避免精神毒素的入侵，就成为防止人体出现失衡并导致疾病产生的有效方法。

　　人类无法强迫自己的身体做出"进化"选择。如果日常生活中充满了垃圾食品、嗜烟、酗酒以及其他各种形式的非健康因素，那么"渴望"与"需要"的健康通道就会被慢慢堵塞，某些不纯净的杂质就会让你渐渐远离自己的量子身体。我已经向大家介绍了许多种可以清除这些障碍的方法，无论是排毒还是冥想，它们都是身体通往极乐状态的法宝，只要将它们付诸实践，就可以清除体内大量的杂质。

　　经过一段时间的阿育吠陀康复方法实践，你会发现体内渐渐出现纯质特征。无论当初身体系统已经陷入了多么严重的堵塞状态，但从此刻开始，这些通道已开始被逐渐打通。一旦进入这个阶段，你就踏上了通往完美健康境界的通途。纯质是最接近自然核心的，因为自然界的万事万物都在发展、进化和成长，而纯质就是人类渴望平衡的天性和本能，是让人类终身受益的生活态度。它是天生的尊严，是尊重他人的品质，是传播爱的途径。随着体内纯质的不断提升，人们会轻松自如地保持一种纯净的生活状态，会毫不费力地进入更高的进化阶段。此时，也只有在此时，人们才会真正地理解"与大自然和谐共存"的真谛。

如何提升体内纯质

阿育吠陀医学理论认为，提升人体纯质的方法有很多种，这些方法还可以最大限度地减少人体毒素。其中一些方法我们早已熟悉：摄入纯净的食物和水；避免接触毒素，如杀虫剂；保证充足的睡眠。另外，充分休息对于人们保持清醒和产生愉快感也是非常必要的。

多花点时间到外面走走，在森林和大山中散步，或者漫步于海边、湖边和小溪边，聆听风声、树叶的沙沙声和鸟鸣声——所有这些都可以净化人类的感官，将人们带回自然状态。阿育吠陀医学理论认为，人无法保证终生处于纯质状态，因此，积极的正面情绪和正常的人际关系是至关重要的——如果生活中没有爱和没有顾及他人的愿望，那么对纯质造成的损害甚至要超过不正当的饮食。

另外，几千年前的吠陀医学籍经典中还记载了几种其他可以有效提升纯质的方法，并被后世众多纯粹的文化传统竞相追随。这些方法历经岁月的考验，被认为是能够在日常生活中有效提高人体纯质的指导性原则：

· 对待他人和颜悦色、宽容大度；

· 行事审慎，切记冲动；

· 尽量克制愤怒情绪，不要批评他人，即使在你看来是正当的；

· 每天花点儿时间用于消遣和放松，诙谐幽默，与周围的人保持良好的人际关系；

· 清晨早起，傍晚观看日落，偶尔在月光下散步，尤其是满月时；

· 食用天然食品，多喝牛奶，多吃藏红花、米饭和酥油。另外，还要坚持纯净饮食；

· 对待他人要慷慨大方、宽容大度——送给每个人礼物，赞扬身边的每一个人，告诉他们，他们是最棒的；要在为他人的丰献中让自己变得伟大，而不是自己标榜自己伟大。首先，纯质人总会把自己与周围所有人的关系看作是一个机遇，然后将其当作大自然赋予的礼物，努力实现自己的愿望。正是让慷慨和信任感在心里"开了花"，纯质人才不会对生活感到恐惧。他们会欣然接受生活带给自己的挑战，会无拘无束地、坦然地面对人生。

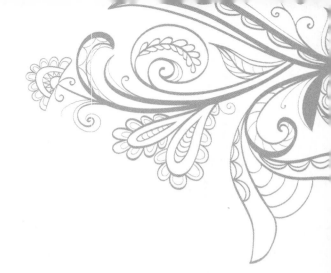

Chapter 11

第十一章

遵循自然的律动

　　每一天，日出日落、万物消长。大自然如此完美地安排着一切，尽管世间事物千条万绪，却永远有条不紊地向前发展着。人体中其实也存在着许多"律动"，并且极其复杂，现代医学已经揭示了许多人体循环现象——心脏每 0.75 秒完成一次心跳，肺脏每 1 分钟完成 10 ~ 14 次呼吸，但仍有许多人体变化现象至今还是谜，例如，科学已经证实人类晚 7 点时体重最重，但这又是为什么呢？还有，人类为什么会在凌晨 2 点左右手心最热呢？

　　阿育吠陀医学的回答是，人体内存在一个"主控循环系统"，这个系统是由量子人体控制的。每一天，人体中都会"流过"两条波形变化曲线，每条曲线的波动都会引起卡法循环，接着是皮塔循环，最后是瓦塔循环。这三大循环阶段发生的时间从日出到日落，然后再从日落到日出。其具体时间大概是：

第一周期	第二周期
早 6：00 ~ 早 10：00　卡法	晚 6：00 ~ 晚 10：00　卡法
早 10：00 ~ 午 2：00　皮塔	晚 10：00 ~ 早 2：00　皮塔
午 2：00 ~ 晚 6：00　瓦塔	早 2：00 ~ 早 6：00　瓦塔

保持与大自然和谐共存的一个基本原则就是尊重这些支撑人类物质存在的主控循环系统。我们要做的是遵循自然之律动，而不是试图去违抗它们。事实上，我们的身体已经在自动跟随这种波动了，并且跟随得极其完美，以至于我们可以自动抵制那些与自己不相符的生活习惯。

黎明时分，卡法首先开始了一天的工作。人类其实很容易"看到"卡法在清晨时的存在——起床后动作缓慢，身体感觉沉重、放松、安静，这些都是卡法特征。中午，人们会感到身体极度活跃，食欲也达到高峰，这时皮塔一天的首轮工作正"热火朝天"；皮塔负责食物的代谢，然后将能量分配给身体的其他部位，从而让整个人体感到更加有活力，这恰恰解释了上班族为何会在中午时感觉身体达到高峰。下午2点，瓦塔开始工作，标志着人体第一周期的结束。瓦塔控制着人体的神经系统，人们往往会在此时达到智力高峰，这很符合许多研究学者的发现。人们会觉得时间过得很快（下午3点），动手能力极强（下午4点），这都是瓦塔的作用。

一天当中的第二周期到来后，循环顺序与第一周期完全相同：卡法→皮塔→瓦塔，不过三大生命能量的具体循环情况却不尽相同。夜晚，人体放松，各功能运行缓慢，与凌晨的状态一样；但日落会让人体回到稳定的休息状态，此时卡法会渐渐回落，甚至几乎完全不活动。同样，夜里皮塔的"食欲"也不像中午那样强大，虽然上床休息后皮塔仍然负责食物的消化，但由于身体处于睡眠状态，因此，皮塔分配给周身的热量只用于维持正常体温和人体组织重建，这是夜晚时人体的工作模式。凌晨开始工作的瓦塔也是通过神经系统来"表达自己的意愿"，但人体的反应却远不如下午时那样迅速，而是陷入了快速眼动睡眠状态，此时人类大脑的神经冲动是整个晚上最为活跃的时候。至此，人体一天的循环工作全部完成。

※ 享受一天中的完美节奏

如果能够学会"踏着"瓦塔、皮塔和卡法的"强大律动"而动，那么，人体就会本能地跟随它们产生一种次循环，尽管这个过程极其复杂，却可以完美契合。一天中的完美律动到底是怎样的？阿育吠陀医学为我们提供了一个理想的"养生"日程表，它会告诉我们如何享受一天中的完美律动。

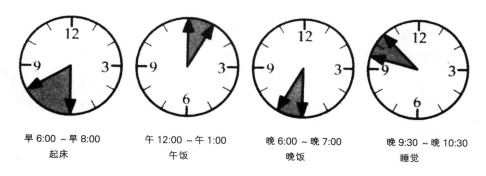

| 早 6:00 ~ 早 8:00
起床 | 午 12:00 ~ 午 1:00
午饭 | 晚 6:00 ~ 晚 7:00
晚饭 | 晚 9:30 ~ 晚 10:30
睡觉 |

养生日程表

　　贯穿 24 小时的两大循环周期包含 4 个关键时间段，从而确定了一天当中的基本"节奏"。图中每个时间段都是人体开始进入活跃期的时候——例如一天的开始是从早 6 点 ~ 早 8 点，午饭时间是从中午 12 点 ~ 下午 1 点等。这些时间都是一个大概时间，且会随着季节的变化而有所变动。阿育吠陀建议大家能够坚持在太阳升起前的一个小时起床，因为在瓦塔工作时间里起床可以让人体深切感受到瓦塔特征——轻快、愉悦和精神饱满，这些感觉会在日出前灌入你的身体，并影响你一整天的精神状态。

　　如果迟迟不肯起床，把身体拖进了卡法工作时间（早 6 点 ~ 早 10 点），那么，人们在醒来时就会感觉呆滞、身体沉重和没有精神，而这些感觉也会伴随你一整天。事实上，如果常年晚起，体内卡法就会被训练成人体内的主导生命能量，那么，人类就会陷入长期的慢性困倦之中。

　　如果你想拥有理想的一天，就必须遵循自然规律，安排好 4 个关键时间段里的行为次序：

起床：早 6：00 ~ 早 8：00

·自然醒，不要闹钟

· 喝一杯温开水（促进清晨肠蠕动的规律性）

· 小便、大便（通畅无滞感）

· 刷牙

· 如有舌苔，请仔细清洗舌头

· 麻油按摩全身（精油按摩）

· 沐浴（温水，水温不宜过凉或过热）

· 运动：拜日式（260 页）

· 瑜伽体式（271 页）

· 均衡呼吸（调息，286 页）

· 冥想

· 吃早饭

· 晨跑（半个小时）

午饭：午 12：00 ~ 午 1：00

· 尽量早点吃午饭（一天当中进食量最大的一餐）

· 饭前静坐 5 分钟

· 饭后散步，有助于消化（5ˉ15 分钟）

· 下午 1 点之前完成冥想

晚饭：晚 6：00 ~ 晚 7：00

· 不宜过饱

· 饭后静坐 5 分钟

· 饭后散步，有助于消化（5ˉ15 分钟）

睡觉：晚 9：30 ~ 晚 10：30

· 不要过于活跃和兴奋

· 早些上床，但至少要在晚饭后 3 个小时以后

·不要在床上阅读、进食或看电视

通常来讲，这份日程表可以说相当完备，但我还要补充一点：许多患者及其家属为了追求更加有生命力的生活状态，他们并没有觉得完成这些养生步骤会让时间变得紧迫。你或许会有些犹豫——这么多的内容哪有时间去做？可一旦懂得了如何遵循自然之律动，你就会发现尽管非常忙碌，自己却可以像医生一样治愈自己的某些症状，让自己的一天井然有序，你的行动会变得更加健康、更加愉悦和更加高效。尽管失去了一些时间，但你却赢得了更多的时间——更多高品质的时间。

另外，你或许还会发现，这份日程表中的主要运动项目只有散步、轻柔的瑜伽体式和冥想，其实有关这些运动本书在后面部分有详细阐述，因此这里无须赘述，但我要针对日程表中的各项内容做一些补充解释。

起床：早6：00～早8：00

阿育吠陀医学理论认为，清晨是一个非常特别的时间，此时大自然会向人体传递一些特别微妙的信息，人体此时也最为敏感——神经系统已经苏醒，会感觉到黎明的曙光在眼前晃动，皮肤上流淌着寂静的空气，还可以听到轻声的鸟鸣和虫叫，大自然已为人们提供了一片万物更新的舞台。哪怕是最微弱的影响，人体也会敏锐地感知到；此时，整个身体处于一种宁静而微妙的平衡状态。

起床后，人们会感觉思维敏捷、头脑清晰，前一天的焦虑感不复存在。如果是这样，说明神经系统已经进入更新状态；而一旦错过这个机会，神经系统就会受到打扰和忽视，那么再让其进入自然更新状态就会给它造成伤害。著名作家琼·米尔斯（Joan Mills）曾对清晨早起有过这样一段美丽的描述："在天将破晓的瞬间，一切都是那么纯真简单，一切又是那么深邃悠远。此时我发现自己竟找不到任何词汇去形容这种感觉，我被深深地震撼。在这样的清晨，某种孤独的小快乐竟然可以让过去一个月里积攒的悲伤随风飘散。"

从医学角度讲，人体可以精确地校准一天当中的所有行为是否达到生化平衡，同时也可以清空前一天人体系统内积聚的废物，这也正是为何人体在清晨排毒，而这对人体进入一天新的循环周期至关重要。清晨喝一杯温开水可以"温柔地"刺激肠胃蠕动，5分钟后去洗手间，感觉一下自己是否需要排便。如果仍没有感觉，也不要担心，只要坚持养成这种习惯，大多数人都是可以养成清晨自然排便的习惯。

刷牙时，阿育吠陀医生认为应该同时清除一下舌头上的舌苔，这是一整晚积聚在你舌头上的毒素残渣，它们可能来源于前一晚的晚餐，也可能来源于体内的深度失衡。不过，不是所有人起床后都会有舌苔，因此这一步是可选项。只要注意饮食，达到更深层次的身体平衡，舌苔也会自然消失。

按照这份养生日程表的要求，人们必须在清晨做许多不同的事情，而且要像纪律一样严格遵守、面面俱到，这无形当中就让一天的日程延长了一个小时。改变是巨大的，但回报也是巨大的。患者会得益于每天清晨的不懈坚持，从而欣喜地获得健康的身体，而散漫随便、半途而废的人是永远无法得到这样的回报的。

人们可以在日程表的基础上增加一些新项目，然后仔细观察自己的感觉。按顺序排列可分别增加：

1. 早起（黎明）

2. 冥想

3. 阿育吠陀运动：拜日式、瑜伽体式

4. 精油按摩

有关冥想，之前已经有详细阐述，阿育吠陀运动则要在后面单独讲。至于精油按摩，它是养生日程表中最令人享受的一部分，同时也是平衡人体瓦塔的重要手段。

沐浴前，在身上涂上一层薄薄的精油，然后轻轻按摩全身，让皮肤感觉温暖和柔软，对于偏冷的瓦塔来说这是一个完美的平衡手段。瓦塔体质患者经常会说：有规律的清晨精油按摩会让他们在一天的时间里都不会产生焦虑感，并且在做事时精神高度集中。事实上，一天伊始就让体内瓦塔保持平衡会让每个人都受益匪浅。人类的皮肤表层有数千个皮神经，这些神经与人体各个部位相通，科学界认为皮肤还是人体主要的内分泌激素来源。

从科学角度讲，清晨按摩可以舒缓人体两大主要系统——神经系统与内分泌系统。古阿育吠陀权威遮罗迦曾盛赞精油按摩，认为其可恢复皮肤弹性、肌肉强度、排除人体杂质、使人年轻。自我按摩也是轻松一天的好办法，这一点在阿育吠陀看来尤其重要，一个整日与时间赛跑、忙得不可开交的人是不太可能获得完美平衡的。

以下是精油按摩的具体操作：

如何进行精油按摩

这是一种非常轻柔的按摩方式，只需不到 1/4 茶杯的温热精油即可。人们可以在保健品店购买精制的坚果或种子油，也可以在网上订购药草精油。瓦塔人最好选用芝麻油或杏仁油；皮塔人最好选用橄榄油或椰子油；而卡法人则最好选用温热的葵花籽油或芝麻油。

精油加热：将三四汤匙精油倒入干净的塑料杯或挤压瓶中，然后把它们放入一碗水中；一两分钟后，待精油与皮肤温度相近即可。或将精油倒入玻璃杯中，放入微波炉中加热 10 ~ 15 秒，切记不要加热过度。

如用明火加热，时间最好不要过长；大火加热，确保有人监管整个加热过程，以防火灾发生。一般来说，精油加热至 212℉（100℃）即可。

精油按摩的最佳地点是浴室。这种按摩方式对身体大有益处，但同时也会把房间弄得一片狼藉，无论怎样小心，总会有些许精油被溅得到处都是。为尽量减少这种"破坏性"，可以在按摩前先在浴室的地板上铺上一层塑料（剪开的垃圾袋即可），或在浴缸里放一把小塑料凳，坐在上面进行精油按摩。后面提到的"迷你按摩"也是一种相对清洁和简单的按摩方式。

全身按摩（5～10分钟）

从头部开始，将一大汤匙温热的精油淋倒在头皮上，用手掌和手指肚一点点地将精油化开，采用小幅度圆圈式轻揉，让精油覆盖整个头皮，就像用洗发水洗发一样。然后移至脸部和耳部，按摩力度要更加轻柔，轻轻地按揉太阳穴与耳朵后方，这有利于瓦塔的平衡和稳定。

接下来，倒一些精油在手上，仔细按摩颈部。前颈和后颈都要按摩到，然后是肩膀，仍用手掌和手指肚轻轻按揉。

用力按摩双臂，肩部和肘部采用圆圈式轻揉，小臂和大臂则采用来回大幅度揉捏。

切记，躯干部分的按摩不要用力过猛，可采用大幅度轻柔的圆圈式按摩。轻揉胸部、胃部和下腹部，阿育吠陀一般会建议采用顺时针方向的圆圈式按摩，而胸骨部位则要采用直上直下的按摩方式。

倒一滴精油在手上，按摩背部和脊骨，采用直上直下的按摩方式，或者任何可以轻松做到的方式。

腿部按摩方式与双臂一样，膝盖与踝关节采用圆圈式轻揉，小腿和大腿则来回采用大幅度揉捏。

剩余精油用于按摩足部和脚趾。

清洗，身体上留下一层薄得几乎不易被察觉的精油，对皮肤、瓦塔的平衡以及一整天肌肉的温暖性都非常有好处。因此，在清洗精油

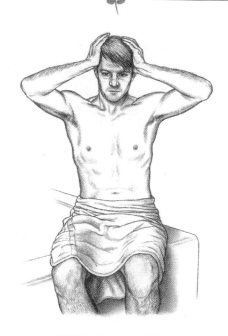

精油按摩第一步：头部按摩

时不要用过热的水，而要用温水和成分柔和的香皂；如果想要达到头发顺滑的效果，也可以适当留一些精油在头皮上，但大多数人还是需要用洗发水将精油清洗干净。

迷你按摩（1～2分钟）

对于时间紧迫的人来说，他们无法在清晨做全身精油按摩，但短时间的按摩总比什么都不做要强。全身最重要的精油涂抹部位是头部和足部，每天清晨只需1分钟，坐在浴缸边就可以完成。这种迷你按摩方式大约需要两大汤匙精油。

取1汤匙温热精油均匀地擦在头皮上，用手掌、手指肚或手指尖，采用小幅度圆圈式轻揉。

手掌轻轻捋过前额，从左至右，再从右至左，反复按摩。

轻揉太阳穴，圆圈式按摩，然后轻擦耳朵外廓。

按摩颈部，从前至后，从后至前。

再倒汤匙精油，用手掌按摩足部，用指尖在脚趾处涂满精油；用力按摩脚底，轻快地来回按摩脚掌；静坐几秒钟，放松，让足部充分吸收精油，然后正常沐浴。

午饭：午 12：00 ~ 午 1：00

为了能够在皮塔工作时间"捕捉"到皮塔的高峰状态，人们最好尽可能地早点吃午餐——中午 12 点或更早。皮塔是生物火的燃料，中午 12 点是生物火燃烧最旺盛的时候，因此阿育吠陀医学建议午餐应该是一天当中进食最多的一餐。由于大多数人都不是重体力劳动者，所以午餐也大可不必非常丰盛，只要适当地将平时晚餐的食物转移到午餐就可以了。

为避免下午昏昏欲睡，午餐时请不要饮酒，最好饮用一杯温开水，以促进消化。任何情况下都尽量避免饮用冰茶、冰水及任何冰镇饮料。因为，所有这些都会"扑灭"体内的生物火，从而导致食物难以消化。

另外，还有两种方法用来提醒身体遵循日常律动：第一，用过餐后，静坐 5 分钟，最好是保持沉默；第二，饭后到室外散步或躺下休息 5 分钟。这二者都会起到稳定人体系统的作用，有助于开启人体消化之门。

晚饭：晚 6：00 ~ 晚 7：00

下班回家后应该是下午的冥想时间，准备工作可以是一套瑜伽体式，也可以是 5 分钟的调息训练。与清晨调息一样，躺下休息几分钟也可以帮助人体排除由于长时间工作而积累的各种不良情绪，能帮助你进入更深层次的冥想。

与午餐一样，晚餐最好也是尽可能地早吃，有助于"捕捉"到一天循环周期的卡法高峰期。晚 6 点是卡法开始工作的时间，也是身体想要安静下来的时候，此时如果向身体"塞入"过多的能量并不是一件好事，因为从此刻开始直到晚 10 点就寝，皮塔都不该负责消化晚餐。人体消化系统最强大的时候是下午，即便如此，也需要充足的时间才能完成彻底消化。阿育吠陀医学非常重视人体的消化行为是否彻底，因为没有被彻底消化的食物会生成人体毒素。

晚餐的进食量要少于午餐，对于许多人来说，一碗热汤、一片烤面包、一杯药草茶和几个新鲜水果就完全足够了。或许你还不习惯晚餐比午餐吃得少，但试着改变一下，你就会惊喜地发现身体会因无须在夜晚消化太多食物而产生一种从未有过的舒适感和满足感。阿育吠陀医生郑重警告读者：切忌在夜晚食用发酵类食物，如干酪、酸奶油和酸奶，红肉也最好尽量避免食用，因为它是一种很难消化的食物。

晚餐最好饮用温开水或药草茶。阿育吠陀医学向来认为酒精是损害人体健康的毒素，但仍有许多人会选择在工作之余小酌几杯。我们的原则不是强制性禁酒，而是尽量不饮用经过冰镇的酒精饮料。摆脱饮酒的最好方法就是尽可能地早点吃晚餐，也可以尽量压缩晚餐中酒精饮料的比例——例如喝一杯葡萄酒就完全可以了，或者一杯啤酒也行。

晚餐后散步有助于促进人体消化，可以做一些迎接安静夜晚来临的事情，比如阅读、听音乐或与家人朋友聊天。避免在夜晚观看情节令人激动的电影或电视节目，因为睡前的你不需要过多的刺激。

睡觉：晚 9：30 ~ 晚 10：30

要想保证在天将破晓时起床，就寝时间就应该提早。由于卡法循环周期在夜晚结束，因此卡法体质人群一般会在晚上 10 点左右就昏昏欲睡，这在阿育吠陀医学看来是每个人的理想就寝时间。此时进入睡眠状态会让人体的律动极其自然地放缓速度，从而有利于更深层、更放松的睡眠，同时为人体提供了组织更新的时间，而这种更新大部分都只在夜晚发生。

如果在晚上 10 点之后还是迟迟不肯入睡，那么继而进入工作状态的皮塔会让人体再次产生行为冲动——这也是为何人们会在刚刚进入夜晚时昏昏欲睡、而在午夜时分会感到活力四射、气血翻涌，此时正是皮塔进入高峰的阶段。早睡基本上是一个"要么成功，要么失败"的行为，能否达到理想效果完全取决于身体的相关律动。因此，我提倡大家试着按照阿育吠陀作息时间就寝，一周之后，严格的自我约束会让你发现早睡早起才是保证第二天神清气爽的关键。要想让人体在一整天里都能保持完美律动，就必须拥有一整夜的完美睡眠。

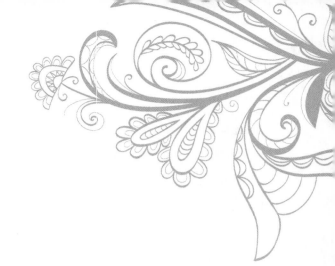

Chapter 12

第十二章

日常饮食平衡

在阿育吠陀医学理论中，饮食平衡并不是围绕脂肪、碳水化合物和蛋白质来讲的，也不是围绕热量、维生素和矿物质来讲的。但人们也只是从概念上大致了解这些营养物质，却无法亲身体验它们进入人体后的感觉。我们无从"察觉"一杯橙汁里的维生素 C，更无从"觉察"维生素 C 与维生素 A 的区别。从很大程度上讲，西方营养学来源于实验室的数据分析，而阿育吠陀营养学则直接来源于自然。当人类的味蕾与食物发生"亲密接触"之后，随之产生的大量有用信息就会被传递给人体内的生命能量。阿育吠陀所做的就是在这些信息上下足功夫，让我们在本能的驱使下自然地摄入平衡饮食，而不是受那些令人头痛的营养学知识摆布。

当食物与人体内的生命能量"对话"时，它会"讲述"许多"故事"，这是因为食物具有不同的属性——油腻或清淡，干燥或多油，过热或过冷，但食物传递给生命能量的第一信息应该是"味"。阿育吠陀医学认为食物有"六味"：甜、酸、咸、苦、辣、涩。所有辛辣食品都可以归为辣味食物；涩味食物是指那些口感干巴的食品，茶水中的单宁酸就是一种涩味物质，另外还有干涩、粉状的豆类。

阿育吠陀医学理论认为，平衡饮食应该是每餐中都包含这"六味"。例如下面这份晚餐菜谱就是身心平衡饮食：

　　比布莴苣沙拉（苦、涩）

　　烤鸡饭（咸、酸、辣、甜）

　　香草冰激凌（甜）

　　即使没有选择冰激凌作为饭后甜点，这份晚餐也足够保持身体平衡了，因为其中包含六味。如果鸡肉不是烧烤（明火）而是烘烤（烤炉）的，辣味与酸味就会消失，那么可以在沙拉中加入几片西红柿（甜、酸）和萝卜（辣）来弥补一下。

　　其实每餐中的每一"味"都无须过量，一点药草和一点辣味食品就足以承担起"辣"和"苦"的"角色"了。日复一日地重复同一种口味也同样不利于健康，饮食的基本原则就是每餐中都包含适当的"六味"食物，这样可以让食物在人体内完全发挥作用。

满足生命能量

　　食物"六味"也可以用于平衡生命能量，因为每一种生命能量都有自己所对应的"味"，也由"味"来控制着自己的平衡。

　　瓦塔的平衡取决于**咸**、酸、甜

　　皮塔的平衡取决于**苦**、甜、涩

　　卡法的平衡取决于**辣**、苦、涩

　　（黑体字的"味"对减少生命能量的影响最大）

　　这个基本信息为我们开启了一扇大门，让我们可以从体质类型判断出自己到底应该吃些什么。接下来，我将带领大家继续深入这个广阔领域，并向大家介绍以下几方面内容：

体质饮食

人们到底应该吃些什么？其最基本的原则就是按照人的体质类型来吃。如果你是瓦塔体质，那么瓦塔平衡所需要的"味"就与皮塔和卡法完全不同。例如，有两个人在室外咖啡馆吃午餐，他们都点了一份招牌沙拉、一杯冰茶和一份冰镇柠檬果子露。如果其中一个人是皮塔体质，那么这份午餐对他来说非常棒；但如果另一个人是瓦塔体质，那么这份午餐就不那么妙了。生的绿叶蔬菜，尤其是苦味蔬菜，加上冰镇饮料以及缺少固体营养物质，会加剧体内瓦塔的失衡。因此，午餐结束后，两个人的身体会出现截然不同的反应，尽管他们吃下去的食物是完全相同的——皮塔人会感觉轻松快活、充满活力，而瓦塔人则会感觉周身不适、萎靡不振。

这也正是食物与人类自然体质相匹配会如此重要的原因所在。下表是食物在对生命能量产生影响时所表现出来的不同特征：

瓦塔平衡		瓦塔失衡	
甜	厚	辣	轻
酸	油	苦	清
咸	热	涩	冷

皮塔平衡		皮塔失衡	
甜	冷	辣	热
苦	厚	酸	轻
涩	清	咸	油

卡法平衡		卡法失衡	
辣	轻	甜	厚
苦	清	酸	油
涩	热	咸	冷

我们从表中可以看到，每种生命能量的状态都包含"三味"和"三属"（即食物特征）。大家对食物"六味"已经十分了解：甜、酸、咸、苦、辣和涩，但食物的"六属"却是两两相对的，它们分别是：

·厚或轻——小麦属厚，大麦属轻；牛肉属厚，鸡肉属轻；奶酪属厚，脱脂牛奶属轻。

·油或清——牛奶属油，蜂蜜属清；大豆属油，小扁豆属清；椰子属油，卷心菜属清。

·热或冷（对身体起到加热或冷却作用）——胡椒粉属热，薄荷属冷；蜂蜜属热，食糖属冷；蛋属热，牛奶属冷。

这些食物属性是直接与人体的舌头和胃部"对话"的，其在"运行"过程中更是"畅所欲言"；如果你想让皮塔保持平衡，那么就要避免摄入具有某些属性的食物，比如又辣、又热、又油的虎皮尖椒只会让体内的皮塔更加失衡。

其实我们也大可不必死记硬背这些食物属性。尽管阿育吠陀医学经典中记载了许多有关食物"味"和"属"的知识，但这些知识早就已经自动保存在人体当中了。如果一切都处于平衡状态，那么人会在感觉冷的时候"自动"想吃热的东西，感觉沉重的时候"自动"想吃轻的东西。食物的"味"也一样，如果你是卡法体质，那么一份青菜沙拉就会让人处于平衡状态，因为青菜通常都是苦的、涩的，而这两种"味"对卡法人非常有好处。

总而言之，这是与大自然和谐共存的最佳手段——人们喜欢吃什么，就意味着身体需要什么来保持平衡。相反，如果你是卡法体质，却非常想吃炸薯片（咸）、冰激凌（甜）和奶酪（酸），那么这种对食物的本能渴望就会失衡，体内卡法也会随之失衡。最简单的补救办法就是重新吃遍"六味"食物，逐渐摆脱先前的不健康渴望，这种方法会让人体慢慢恢复平衡，以一种自然的方式找回曾经丢失的正确"本能"。卡法人无须完全放弃冰激凌和炸薯片，因为一份青菜沙拉就足以弥补满足体内占主导地位的生命能量。

如何正确选择体质饮食

现在，我们已经了解了阿育吠陀均衡饮食的基本原理。接下来，我们要关注每种体质类型的饮食细节问题，以便我们游刃有余地选择适合自己的体质饮食。

1. 选择一种可以平衡体内占主导地位生命能量的饮食。举例来说，如果你是一个绝对的瓦塔人，那么通常来讲就应该选择瓦塔体质饮食；如果你是瓦塔——皮塔人，那么尽管有时你会倾向于皮塔体质饮食，如在炎热天气里或皮塔严重失衡时，但事实上这类人还是应该选择瓦塔体质饮食。

如果你还是不能决定该平衡哪种生命能量，那就遵循自己的自然本能，你认为哪种食物会让自己健康和平衡，那么就吃下哪种食物。一般来说都是本能在指导人体摄入适合自己的食物。如果你是罕见的三能量体质，就可以随意选择任何一种阿育吠陀饮食，任何一种都可以让你的身体保持平衡状态。我在此要再次强调，本能、四季变化以及你的健康状况才是能够指导日常饮食的最大向导。

2. 如果阿育吠陀医生建议你采用平衡某种特定生命能量的体质饮食，请最好采纳他的建议。

3. 遵循四季变化来调整饮食。随着四季更替，人类的日常饮食也需要做出适当调整，例如冬季里一般不适合饮用冰茶，哪怕是再强壮的皮塔人也不应该。

瓦塔体质饮食

宜食：

温热食物、适度粗纤维食物

黄油、脂肪

咸、酸和甜味食物

令人舒畅、满足的食物

瓦塔是一种又干又冷的生命能量，我们通常认为适合冬季食用的营养热食——热热的炖汤和煲汤、砂锅、新鲜面包和水果派，都是能有效"安抚"瓦塔的上等佳肴。相反，那些在夏季里常见的食物——冷盘沙拉、冰镇饮料、生蔬菜——则是瓦塔最不能忍受的。瓦塔人的消化能力"反复无常"，因此只有非常柔软的和彻底煮熟的食物才能对他们的消化系统有所帮助。瓦塔这种生命能量还对用餐的环境非常敏感，在紧张的气氛中用餐，哪怕是世界上最好的食物也会"纠结"在胃里难以消化，而只有安静、放松的用餐环境才会让人体内的瓦塔趋于平衡。

餐前提示

我们所提供的瓦塔体质饮食是所有瓦塔体质人群的首选，除非阿育吠陀医生诊断出你的身体出现了其他特殊状况。按照此饮食食谱进食几天后，你会发现自己精力充沛、耐力持久，感觉更加平衡、安静和快乐。如果饱受轻度瓦塔失衡症状的困扰，如失眠、神经过敏或焦虑症，这份食谱也是不错的选择。试着坚持按食谱进食两周，然后观察一下自己身上的这些症状是否有所减轻。

在正式按瓦塔体质饮食进餐前请注意以下几点：

· 令人舒畅的食物是指有助于"安抚"瓦塔紊乱的食物：牛奶（温热）、乳酪、黄油、热汤及需要长时间炖煮的食物、热麦片粥、新鲜面包。所有这些食物都包含甜味，同时兼具"热"和"厚"，是最能让瓦塔人产生"舒适感"的食品。

·早餐要营养丰富，且越丰盛越好，这会加速瓦塔"流遍"全身。对于瓦塔来说，大米或小麦中的乳脂是最好的热谷类食品，当然其他温热、乳状和甜味的食物也很有好处。

许多瓦塔人会在黄昏时感觉体内能量尽失，此时喝上一杯热茶，吃上几块饼干或其他甜味小吃会让丢失的能量重新在体内积聚，这与英国人的下午茶时间（下午4点）非常接近。药草茶要比普通茶更具令人舒畅的效果，这是因为其中含有的茶碱更有利于"安抚"紊乱的瓦塔。还可以尝试一下积雪草茶，这种印度药草茶可以有效地镇定人体神经系统，在保健食品店里就可以买到，也可以在网上订购阿育吠陀药草茶。如果能在下班回家前找到一个安静的地方，慢慢啜饮5分钟茶水，会大大减轻一天的疲劳感。

·瓦塔饮食中不提倡辣味食物，但辣味通常也能令瓦塔"感到舒畅"，这是因为大多数墨西哥和印度辣菜都是温热的，且具有很大的油性。生姜是对瓦塔极有好处的辣味食物，并且对瓦塔人的消化系统非常有利。另外，桂皮、茴香和豆蔻等甜味香料也会帮助瓦塔人提高不太理想的食欲。

·温热、湿润的食物非常有利于"安抚"瓦塔，煮熟的谷物和谷类食品就是最好的选择。感觉神经紧张、焦虑或备受其他压力困扰时，一碗热腾腾的麦片粥或一杯奶油蔬菜汤会比一包糖或一杯甜饮让你感觉更好。

·尽管糖类对瓦塔益处多多，但仅仅食用糖类也会导致瓦塔人体内能量积聚过快，从而陷入无法放松、过于激动的状态。温热的牛奶本身就是一种有利于瓦塔的甜味食品，但如果加入一些糖或蜂蜜效果就会更佳了。因此对于瓦塔人来说，糖类要与更有营养的食品一起食用，如牛奶。

对于瓦塔人来说，又干又咸的零食远不如咸坚果好，因为后者兼具"厚"和"油"，这是有利于瓦塔平衡的食物二"属"。杏仁就是瓦塔人的最佳选择，阿育吠陀提倡大家在食用杏仁之前最好先去皮，标准做法是将12颗杏仁完全入水浸泡一夜，第二天清晨去皮后食用，这会有利于瓦塔的平衡。由于坚果和某些种子不易消化，因此瓦塔人要尽量少食，并且最好能够在食用时涂抹一层黄油。芝麻酱也是一种非常不错的食物，对于"唤醒"和平衡体内瓦塔十分有效。

·所有甜味食品都对瓦塔十分有利，青葡萄和杧果效果最好，而苹果和梨这样的涩味水果则最好煮熟食用。未成熟的水果口感十分干涩，瓦塔人也最好避免食用，尤其是未成熟的香蕉。

·任何又"冷"又"轻"的低热量食物都会导致体内瓦塔积聚，让你产生不舒服的感觉。如果你十分喜欢吃沙拉，请待其接近室温以后再食用，最好能倒入一些油料调味品以保证其"能量"平衡；生蔬菜的食用方法与此相同，食用量要少，并且不能在低温时进食。总而言之，任何蔬菜都要经过带油烹调，尽量不要用蒸煮的方式，这样才会让瓦塔更能接受它"极不喜欢"的蔬菜。

·外出就餐时，请先点一杯温开水，慢慢啜饮，切忌饮用冰水；用热汤代替沙拉，吃一些面包和黄油；根据个人需要选择饭后甜点，最好是温热的甜点，如苹果派；不要食用冰激凌，因为冰冷会阻碍瓦塔人的消化。

·将早餐的热麦片粥"复制"到晚餐的餐桌上，尽管这并不是大众吃法，但对于任何备受瓦塔症状困扰的人来说都是一个不错的主意。黄油小扁豆拌饭也是很好的食物，加上营养丰富的蔬菜通心粉汤，而且各种形式的意大利面食也会令瓦塔人感觉舒畅。就寝前喝下一杯温热的牛奶，如果晚餐吃得太晚就不要喝牛奶了，因为尽管牛奶有助于睡眠，但它会让身体在第二天清晨时更不舒服。

·拉西，一种印度传统饮品，对消除人体内过多的瓦塔十分有效。制作方法：将半杯酸奶与半杯清水搅拌调匀，然后加入少量姜末、盐末或孜然粉。甜杧果拉西的做法则是将半杯酸奶与杧果果肉（新鲜水果或罐头）搅拌调匀，它十分美味，同时也有利于平衡瓦塔。如果喜欢口味淡一些的拉西，水的剂量可以是1/2杯至一杯。还有一种可以迅速有效平衡瓦塔的方法，就是在每餐的餐盘中撒上一些名为"瓦塔车尔那"的调味粉。

瓦塔体质饮食

- 蔬菜

多食	少食
芦笋	西兰花
甜菜	抱子甘蓝
胡萝卜	卷心菜
黄瓜	菜花
青豆（四季豆）	芹菜
秋葵（羊角豆）	绿叶蔬菜
洋葱和大蒜（熟食）	蘑菇
萝卜	豌豆
甘薯	辣椒
芜菁（大头菜）	马铃薯
	球芽菜
	夏南瓜

（以上食物如带油烹调也可）

- 水果

多食	少食
杏	苹果
鳄梨（黄油梨）	小红莓
香蕉	梨
浆果类	石榴
樱桃	（以上食物如能煮熟也可）
椰子	口感较干的水果、未成熟的水果
枣	（尤其是未成熟的香蕉）

无花果

葡萄

杜果

瓜类

油桃

橘、橙

木瓜

桃

菠萝

李子

煮熟的水果

香甜、成熟的水果

- 主食

多食	少食
燕麦（煮熟，不要干食）	大麦
大米	荞麦
小麦	玉米
干燕麦	
小米	
黑麦	

- 奶制品

所有奶制品都可以，除非人体先天乳糖酶不足

- 肉类

  多食 | **少食**

  鸡肉 | 红肉

  海鲜

  火鸡肉

- 豆类

  多食 | **少食**

  鹰嘴豆 | 全部少食，除左栏中特别注明

  绿豆

  红扁豆

  豆腐

- 油类

  所有油类食物都可以接受，强烈推荐芝麻油

- 甜味料

  所有甜味料都可以接受

- 坚果和种子

  所有的坚果和种子都可以接受，但量要小；杏仁最佳

- 药草和香料

  多食 | **少食**

  大多数药性适中、主甜味 | 任何一种调料都不能大剂量食用，尽量

  和（或）热量的

药草和香料均可，如：

甜胡椒

阿魏[1]

紫苏

香叶

黑胡椒

香菜

豆蔻

芫荽叶

桂皮

丁香

莳萝子

茴香

生姜

杜松子

甘草根

香花薄荷

肉豆蔻

牛至

鼠尾草

龙蒿

麝香草

弱化药草和调料中的苦味和涩味，如：

芫荽

葫芦巴

欧芹

藏红花

姜黄

---

[1] 阿魏：植物树脂。

皮塔体质饮食

宜食：

冷食、温食，但不要炖煮过久，或过烫

适度粗纤维食物

苦味、甜味、涩味食物

少量黄油、适度脂肪

皮塔体质人群天生就具有较强的消化系统，除非出现严重的紊乱，他们拥有接近于完美的饮食状态。对他们来说每一种食物都可以稍微吃一些，但要注意别让自己陷入滥吃的误区。皮塔人体内皮塔严重失衡的原因往往是食盐过度，酸味和辣味食品过量以及食量过大。

作为三大生命能量中唯一的一个"热"能量，皮塔非常喜欢冷食，尤其是在夏天。皮塔人每餐中最好都有苦味和涩味食物，这两种"味"可以抑制皮塔人旺盛的食欲，"吸干"过多的湿气，让味觉保持灵敏；另外，这两种"味"还可以中和过多的盐分和糖分在味蕾上造成的刺激，让皮塔人的食欲变得更加适中，保持住他们天生的好胃口。此外，任何舒畅的进餐体验都有助于"安抚"皮塔这种生命能量。

皮塔体质饮食是皮塔体质人群的首选，除非阿育吠陀医生诊断出你的身体出现了其他特殊状况。根据临床经验，皮塔患者们在按照食谱进食后会感觉更加平衡，并且充满活力，这种能量本来应该非常"柔软"，而不是冲动和暴躁。另外，皮塔人旺盛的食欲也会渐渐"平静下来"。如果你正饱受皮塔轻度失衡症状的困扰，如心脏疼痛、易怒或过度口渴，这份体质饮食食谱会对你有所帮助。试着坚持一个月，然后观察一下这些症状是否有所减轻。

餐前提示

以下几点建议会让你在付诸实践的过程中更加得心应手：

· 凉爽、提神的食物对于皮塔人来说非常有益，尤其是在夏天，减少盐分、油脂和辣味食物的摄入，会增加皮塔人体内的热量。沙拉中的两"味"——苦味和涩味会有利于皮塔平衡，同时也兼具"冷"和"轻"。牛奶和冰激凌也会产生同样的效果。

· 体内积聚过量的皮塔会让人的体内充满酸性物质，为避免出现这种情况，皮塔人最好不要吃腌渍泡菜、酸奶、酸奶油和乳酪。但新鲜的柠檬汁除外，皮塔人可以适量饮用，或者用它代替沙拉中的醋。发酵类食品和酒精饮料都会引起皮塔积聚，原因就是它们的酸性特征，就像咖啡中的咖啡酸一样。皮塔人要习惯饮用药草茶，薄荷、甘草根或特殊的皮塔体质药草茶，这些都会有效安抚你躁动的情绪。

· 皮塔人要吃冷麦片、玉桂吐司和苹果汁，不要喝咖啡和橙汁，不要吃甜甜圈，这些食物只会让体内的皮塔陷入紊乱。

· 红肉中的脂肪会造成体内热量积聚，这对于皮塔人来说没有什么好处。尽管多动、热情的皮塔人非常喜欢吃肉，但没有人比皮塔人更适合吃素。如果你不是吃素的皮塔人，那么请确保每餐中包含充足的牛奶、谷类和蔬菜，这些食物会让皮塔人感觉非常舒服。一旦习惯了这些健康食品的摄入，皮塔人就不会再流连以前常去的烧烤店，因为他们现在的胃口已经"平静"了许多，并且更加舒畅。

油炸食品多盐，而且又"油"、又"热"、又"厚"，这些食物属性都是皮塔人要尽量避免的。相反，含淀粉食物——蔬菜、谷类和豆类——则会让皮塔人感觉舒畅，同时也可以削弱皮塔人旺盛的食欲。高碳水化合物食物所持续提供的能量则会阻碍皮塔人在压力下吃得过多。

· 加工类食品和快餐食品通常又咸又酸，皮塔人最好不要碰这些食物。由于皮塔人比较偏爱奢华、柔和、优雅的餐厅，因此在这种地方就餐会让他们感到十分舒服，低脂肪、少肉类的中国菜和日本菜都是皮塔人最好的选择。外出就餐时，皮塔人要点一杯凉开水，切忌饮用冰水，用沙拉代替热汤，吃面包时涂少量黄油，根据个人需要选择饭后甜点。辛辣食物比较容易"点燃"皮塔，因此如果个人非常喜欢墨西哥菜、乳酪和酸奶油，量要减至最低，同时还要点一份牛油果沙拉，用来抵消造成皮塔积聚的红辣椒所产生的副作用。

·皮塔人对低盐食品感觉良好，但如果强迫他们吃食之无味的东西，皮塔人也会很快"造反"。不要在餐桌上摆放盐瓶，只要在厨房烹饪时适当加入盐调味就可以了，这将是一个不错的解决办法。鸡尾酒和咸咸的零食对于皮塔人来说也是非常糟糕的食物，又干又咸的小吃加上酒精，只会"点燃"他们的食欲和"燃烧"他们的胃黏膜。

·减少体内皮塔的最佳方式是：在一杯温热的牛奶中加入 2 汤匙酥油，这会让皮塔人完全放松，从而有助于过量的皮塔"溢出"体外。这种酥油牛奶完全可以代替晚餐，或者在晚餐后两小时后饮用（晚餐不宜过饱），甚至可以让它代替早餐。如果体内胆固醇含量过高，建议不要饮用这种酥油牛奶。

·还有一种可以迅速有效平衡皮塔的方法，就是在每餐的餐盘中撒上一些名为"皮塔车尔那（pitta churna）"的调味粉。

皮塔体质食谱饮食食谱

· 蔬菜

多食	少食
芦笋	大蒜
西兰花	红辣椒
抱子甘蓝	洋葱
卷心菜	萝卜
菜花	西红柿
芹菜	
绿叶蔬菜	
生菜	
蘑菇	
秋葵（羊角豆）	
豌豆	

马铃薯

球芽菜

甜椒

甘薯

夏南瓜

- 水果

多食	少食
苹果	杏
鳄梨（黄油梨）	浆果类
樱桃	樱桃（酸）
椰子	小红莓
无花果	柚子
葡萄	柠檬
杧果	柿子
瓜类	尽量避免食用酸味或未成熟水果
橘、橙	葡萄、橘、橙、菠萝和李子的味道应是甜的
梨	
桃子	
葡萄干	

（所有水果都必须是甜的和成熟的。）

- 主食

多食	少食
大麦	黑米
燕麦	玉米
小麦	小米

　　　　大米　　　　　　　　　黑麦

- 奶制品

  多食　　　　　　　　**少食**

  黄油　　　　　　　　　脱脂乳

  蛋白　　　　　　　　　乳酪

  酥油（清澈半流质）　　酸奶油

  冰激凌　　　　　　　　酸奶

  牛奶

- 肉类

  多食　　　　　　　　**少食**

  鸡肉　　　　　　　　　红肉和海鲜

  虾肉　　　　　　　　　乳酪

  火鸡肉

- 豆类

  多食　　　　　　　　**少食**

  鹰嘴豆　　　　　　　　小扁豆

  绿豆

  豆腐及其他大豆制品

- 油类

  多食　　　　　　　　**少食**

  椰子油　　　　　　　　杏仁油

  橄榄油　　　　　　　　玉米油

  大豆油　　　　　　　　红花油

葵花籽油　　　　　　　　　　芝麻油

- 甜味料

  除蜂蜜和糖浆以外，所有甜味料都可以

- 坚果和种子

多食	少食
椰子	全部少食，除左栏中特别注明
南瓜子	
葵花籽	

- 药草和香料

多食	少食
尽量避免辣味药草和香料，原因是其主"热"，但一些甜味、苦味和涩味药草和香料可以适量食用，如：	除左栏中特别标明，所有辣味药草和调料都应少食，另外还要极少量食用：
豆蔻	烤肉调料
桂皮	番茄酱
香菜	酸味沙拉调味品
莳萝	芥末
茴香	
薄荷	
藏红花	
姜黄	
可以加入少量的孜然和黑胡椒	

卡法体质饮食

多食

"热""轻"食物

"干"食，不要过分水煮

极少量黄油、油类和糖类食物

辣味、苦味和涩味食物

刺激性食物

卡法是一种对食物影响"反应过慢"的生命能量，不过时间一久，爱吃甜食且吃得过多的卡法人也会陷入失衡。尽管其中包含许多其他因素，但在西方社会糖和脂肪供应人体内一半以上热量，卡法人还是要仔细提防这一点。另外，盐的摄入量也要特别注意，食盐过量会造成卡法人津停气阻。

任何可以让身体产生轻快感的食物对于卡法人来说都是有益的——简单的便餐，少量的早餐和晚餐，多吃煮过的食物、新鲜水果和蔬菜。辣味食品有助于提高卡法人的消化能力，并且可以温暖他们的身体，而苦味和涩味食物则会抑制卡法人旺盛的食欲。总而言之，任何带有刺激性的食物都可以促进卡法平衡，并可以有效防止卡法人陷入狂吃滥饮的危险。

卡法体质饮食是卡法体质人群的首选，除非阿育吠陀医生诊断出你的身体出现了其他特殊状况。这套食谱让许多卡法患者感觉更加平衡、充满活力、身体轻快、更加快乐。如果饱受轻度卡法失衡症状的困扰，如鼻塞、流鼻涕、上午萎靡不振或过度嗜睡，这份饮食食谱会对你有所帮助。试着坚持 6 周，然后观察一下这些症状是否有所减轻。

餐前提示

·如果可能，请尽量在每餐中用热食代替冷食——用热腾腾的午餐主菜代替三明治，用热热的苹果派代替冰激凌，用烤鱼代替金枪鱼沙拉。温暖卡法"冰冷的"消化系统往往会让卡法恢复平衡。对于卡法人来说，干式烹调（烘、烧、烤、煸）比水式烹调（蒸、煮、水煎）做出的食物要更好。

就餐前，卡法人要用苦味和辣味刺激食欲，但不要选择咸味和酸味。生菜、菊苣或奎宁水的苦味会"唤醒"味蕾，同时也不会过度刺激食欲。生姜和一小块新鲜的姜根也是不错的选择。总之，要确保每餐中都包含苦味和涩味食物。但不必为达到效果大量食用苦味食品，沙拉中的一点苦味和药草的涩味就已经足够了。家用辣味香料中的莳萝子、葫芦巴、芝麻籽和姜黄根粉就兼具苦味和涩味。

·利用香料在食物中加入辣味对于卡法的平衡益处多多。所有带辣味的食物都很好，包括辣得足以让眼睛流泪的墨西哥菜和印度菜，而这种流泪现象则可以有效"清洗"卡法人的黏膜。大家平时认为热辣食物在夏天食用会比较痛快，事实上冬季吃些辣味食物才会对人体有好处，它可以抵消寒冷天气让卡法人产生的寒冷和潮湿感。

·卡法人早餐的主要用途是将他们从昏睡的状态中唤醒，而不是从早餐中获得营养。传统意义上的咖啡是不能让他们清醒的，只有特定的卡法食物才可以，例如热辣的苹果酒、涂抹苹果酱的荞麦薄烤饼、玉米松饼和略带苦味的脱脂可可牛奶（可加上1勺蜂蜜）。总而言之，对卡法人来说任何兼具"热"和"轻"的食物都是好的，任何"冷""厚""甜"的食物都是不好的。冷谷类食物、冰镇果汁或牛奶和甜点都会加剧卡法人的充血症状，尤其是在冬天湿冷的天气里。培根和香肠也会导致体内卡法积聚，因为它们过咸过油。如果清晨并没有明显的饥饿感，卡法人完全可以不吃早餐——阿育吠陀医学一直认为早餐是可选项，而对于卡法人来说更是如此。

清晨起床时如感觉鼻塞，是体内卡法积聚过多的表现，最好的解决办法就是喝上一杯由蜂蜜、热水、柠檬汁和姜末调和而成的生姜茶，这种生姜茶对于卡法人来说非常有好处，因为它会刺激人体的生理系统，将过量卡法排出体外。如能偶尔省掉一顿饭——这对许多卡法人来说大有好处——1勺蜂蜜加一杯热水就足以让你感觉神清气爽。

· 对于许多卡法人来说，甜食是一个巨大诱惑，但只要能减少糖分的摄入量，并坚持一周，你就会发现自己的身体更加轻盈灵活，并且更具活力。蜂蜜对于卡法体质人群来说非常有好处，但一天最多摄入 1 汤匙。另外，蜂蜜不适合烹调，阿育吠陀医学理论认为，蜂蜜加热后会变成不健康食品。

· 体内卡法失衡的卡法人会非常着迷于奶制品，而黄油、冰激凌和乳酪对于他们来说则非常不利，因为这些食品会让人体生理系统"变冷"，从而导致更严重的充血。卡法人应选择低脂牛奶，最好能够在饮用前煮沸，以利于消化，而其他奶制品则最好减量。面包卷和面包片上的芝麻可以抵销小麦的"甜"和"厚"，这两种属性对于卡法人来说没有什么好处，二者结合在一起的食品搭配，如汉堡包和奶昔，三明治和牛奶，都应少食。

· 生水果、生蔬菜和沙拉非常有利于卡法人的身体，因为这些食品的粗纤维符合他们的消化道环境，另外，这些食物的涩味对于卡法人来说也很有好处。一般来说，阿育吠陀提倡熟食，但对卡法人例外，生吃这些东西会对他们的身体十分有利。

任何种类的油炸食品都会加剧卡法积聚，这些食物是卡法人必须从食谱中完全剔除的。无须完全排斥脂肪，但要在烹调过程中尽量少加黄油和其他油类。玉米油会"燃烧"身体，卡法人要少量摄入，但可以尝试一下杏仁油和葵花籽油。

· 晚餐可以偶尔吃一些涂抹酥油的蒸蔬菜，任何爽脆、新鲜和刺激性的食物都会有效地平衡卡法。

· 卡法人要慎重选择餐馆，快餐食品过油、过咸、过甜，最好选择沙拉，或者在食物中加入少量沙拉调料。如果在档次较高的餐馆用餐，最好选择东方菜，特别是那些偏爱蔬菜、不爱肉类的卡法人。无论在哪里用餐，饭前先点一杯热开水，切忌饮用冰水；用沙拉代替热汤，不要吃面包卷和黄油；饭后甜点也要少吃，并且不要过于丰盛——热乎乎的水果派是最好的选择。

· 还有一种可以迅速有效平衡卡法的方法，就是在每餐的餐盘中撒上一些名为"卡法车尔那（kapha churna）"的调味粉。

卡法体质饮食食谱

- 蔬菜

多食

一般来说，所有蔬菜均可，包括：

芦笋

甜菜

西兰花

抱子甘蓝

卷心菜

胡萝卜

菜花

芹菜

茄子

大蒜

绿叶蔬菜

生菜

蘑菇

秋葵

洋葱

豌豆

辣椒

马铃薯

萝卜

豆芽

少食

少食甜味和多汁蔬菜，例如：

甘薯

西红柿

西葫芦

- 水果

多食	少食
苹果	鳄梨（黄油梨）
杏	香蕉
小红莓	椰子
梨	枣
石榴	新鲜无花果
瓜果类干果	杧果
（杏干、无花果、李子干、葡萄干）	西瓜
	橘、橙
	木瓜
	桃
	菠萝
	一般来说，少食甜味、酸味或多汁水果

- 主食

多食	少食
大麦	燕麦
荞麦	大米
玉米	小麦
小米	
黑麦	

- 奶制品

多食	少食
低脂或脱脂牛奶，量要少	除左栏中特别注明，全部少食

- 肉类

  多食　　　　　　　　　　　　**少食**

  鸡肉　　　　　　　　　　　　　红肉、海鲜

  虾肉

  火鸡肉

- 豆类

  多食　　　　　　　　　　　　**少食**

  所有豆类均可　　　　　　　　　少食四季豆和豆腐

- 油类

  多食　　　　　　　　　　　　**少食**

  杏仁油　　　　　　　　　　　　除左栏中特别注明，全部少食

  玉米油

  红花油

  葵花籽油

- 甜味料

  多食　　　　　　　　　　　　**少食**

  未加热的蜂蜜　　　　　　　　　除左栏中特别注明，全部少食

- 坚果和种子

  多食　　　　　　　　　　　　**少食**

  南瓜子　　　　　　　　　　　　除左栏中特别注明，全部少食

  葵花籽

- 药草和调料

多食	**少食**
所有均可——生姜最有利于消化	盐

⠿ 食物六味

食物六味会直接与量子人体发生"对话"，而且每一种"味"都会传达不同的信息。人类的舌头会本能地感知这种信息，甜腻的香草奶油蛋糕和苦苦的柠檬皮就是两种截然不同的"味"，一种令人愉悦镇定，一种则会刺激得让人跳起来。这种不同会让人体产生不同的反应，先从舌尖开始，然后继续蔓延、传遍全身。食物的"味"会让"诞生于"口腔的"反应"一直延伸到人体消化系统和每个细胞。

人类在还没弄清楚脂肪、碳水化合物和蛋白质的营养成分构成之前，就已经意识到了自己的饮食一定是"动态"的——想让身体"打起精神"，就要吃一些苦味和涩味食物；想让身体"安静下来"，就不能吃苦的和涩的，而是其他"味"的东西，如甜食。有时人的消化系统需要增加"热量"——辣、酸和咸，有时则需要让它"降降温"——苦、涩和甜。

所有这些对食物的理解都是人的本能。墨西哥人对玉米和豆类的过度偏爱会造成饮食的不均衡和不健康，但有了红辣椒的"帮助"，情况就不同了。如今墨西哥土著人已经凭借这种饮食搭配走过了几个世纪。红辣椒可以有效补充维生素C，最重要的是，它为食物增加了甜味和辣味，从而让墨西哥人的饮食构成了完美的"六味"。印度的咖喱饭也有异曲同工之妙，如果没有咖喱，食用米饭、扁豆和小麦面包的营养效果就会大大受限。

来自大自然的信息

每种食物都有自己的"味"。简单食物，如白糖或醋，它们的"味"比较单一；但大多食物都有两种以上的"味"：柠檬是酸的，同时也是甜的和苦的；胡萝卜是甜的、苦的、涩的；乳酪是甜的、酸的。牛奶则是一种比较"全方位"的食品，6种味道可以微妙地混合于其中，尽管其明显特征是甜味。因此阿育吠陀医生建议大家在喝牛奶时不要搭配任何饭食，但牛奶与水果、谷类主食和糖搭配非常好。牛奶其实是精制白糖的最佳缓冲器，精制白糖进入人体后会随消化过程像水一样直接流出体外，而牛奶就可以很好地"留住"它。

每类食物其实都有一个主"味"——甜。但是，味道之所以千差万别，只不过是其他五味很"小心地"掺了进去而已：

水果——主甜、涩，柑橘类水果掺入酸；

蔬菜——主甜、涩，绿叶蔬菜掺入苦；

奶制品——主甜，酸奶和乳酪中掺入酸和涩；

肉类——主甜、涩；

油类——主甜；

主食与坚果——主甜；

豆类——主甜、涩；

药草和调料——主辣，其他五味为次。

正是由于这种食物特性，卡法这种生命能量才会主宰着人体组织的"建造"，人体也就变成了"甜"的。药草和调料"完善"了食物的六味，但最重要的是，它们"唤醒"了人体的全部反应。黑胡椒会让你流口水，葫芦巴会让你口渴；芥末会"燃烧"你的身体，薄荷会让身体"降温"。只有"咸"是空白的，因为只有盐才可以提供"咸"味。

食物有了"味"，人们才能判断每种食物会引起体内一种或多种生命能量的上升或下降，由于三大生命能量是相通的，因此其中一种生命能量的上升足以引起"轩然大波"，这一点阿育吠陀医学早就详细阐述过了。而每种食物都会导致某种特定生命能量的上升或下降，例如卷心菜会导致瓦塔积聚，洋葱会提升皮塔，所有油类则会增加卡法含量。

弄清每种食物产生的 6 种信息（六味）如何同时在人体内发挥作用是一件令人非常头疼的事，这无异于计算每克脂肪、碳水化合物和蛋白质在人体中的作用。这种复杂的工作就交给阿育吠陀医生吧，对于他们来说，食物就是药物，食物的每种特性一定要仔细划分，其精细程度并不亚于对药物的研究。这些医生需要知道卷心菜是甜的、涩的、干的、冷的，因此会导致瓦塔的积聚，这也正是为何卷心菜会引起结肠胀气的原因，因为结肠就是瓦塔的"座位"。接下来他们会"对症下药"，建议患者摄入其他食物，如茴香，以抵消卷心菜的副作用，从而有效抑制瓦塔的增加。

这些医生还要知道每种食物在人体内消化后所产生的"余味"会对人体造成什么影响，例如卷心菜的"余味"就是辣。"余味"对于阿育吠陀医生来说是制订食疗食谱的一个重要依据，因为每种食物特性都会对患者体内的生命能量产生影响。普通人在家是无须注意"余味"这种细节问题的，食物消化后对人体产生的影响是医生研究过的课题，但是为求知识的完整性，我还是在这里向大家介绍一下"余味"的分类：

甜和咸的余味是甜

酸的余味是酸

辣、苦和涩的余味是涩

接下来，我们要详细探讨一下食物"六味"的真谛以及它们是如何与生命能量进行"对话"的。希望大家能够对这部分内容给予重视，但无须死记硬背。毕竟，最终判定食物"六味"的是人的味蕾，而不是人的大脑。

甜

甜味食物：

糖、蜂蜜　　　　　　　　　提升卡法（蜂蜜除外）

大米　　　　　　　　　　　降低皮塔和瓦塔

牛奶、奶油、黄油

小麦面包

甜味可导致体内卡法极度积聚，摄入甜食会让人体出现明显的卡法特征——冷、脂肪堆积、耐力强、身体充满活力。就像卡法人天生容易产生满足感一样，甜味就是一种能让人产生满足感的味道，这也正是卡法人天生就甜美可爱、充满母性的原因。婴儿时期的两种卡法食物——奶和糖，就是母性特征的充分体现。一般来说，任何充满营养成分和能够带来满足感的食物都会有甜性成分，例如所有的肉类、油类和大部分主食就是甜的。阿育吠陀医学比较看重大米和小麦，这两种粮食作物是东西方社会的主食来源，其味也是甜的。另外，酥油也是从牛奶中提取的甜食，可用于平衡皮塔。

甜食还可以有效缓解和减轻口渴症状，如果你神经紧张、情绪不安，这是体内瓦塔上升的主要迹象，此时摄入甜食可以有效"安抚"躁动；另外，甜食还可以"扑灭"皮塔之火，例如，让一个婴儿停止哭闹的最好办法就是给他一点儿牛奶和糖果。不过，糖分摄入过多却对情绪稳定没什么好处，它会让人类的精神处于呆滞和昏昏欲睡的状态。而且，过多的糖分还会让人产生自满、贪婪和情感依赖等负面情绪。

过量的甜食会让人感觉甜腻和倒胃口，会过度"勾起"卡法负面症状的出现——萎靡不振、超重、精神呆滞、黏液分泌过多、鼻塞、嗜睡。卡法人与生俱来的满足感和幸福感正是瓦塔人和皮塔人试图在甜食中寻找的，然而，一旦人体内的卡法出现失衡，甜食就不受身体欢迎了，此时一定要减少甚至避免糖分的摄入。不过蜂蜜例外，甜食中只有它会有效帮助卡法人恢复平衡。

咸

咸味食物：

盐 　　　　　　　　　　　　提升卡法和皮塔
　　　　　　　　　　　　降低瓦塔

　　咸味食物会导致体内皮塔和卡法升高，同时会"点燃"人体消化系统，这也是皮塔的功能之一。食物中的咸味会勾起人类的食欲，从而引起唾液和胃液的分泌，它与皮塔一样都是"热的（消化过程会引起人体升温）"。不过摄入盐分过多，食物的其他味道就会被掩盖，造成吃什么都没有味道的后果。阿育吠陀医学认为，卡法的其他两种特征也与咸味食物有关——油性、超重。由于盐分天生就爱与水分子结合，因此它是造成人体组织变"厚"的元凶。过度食用盐会让人很难控制对食物的渴望，而卡法人却必须要保持饮食的平衡，多盐、多油食物容易让人吃得更多，从而导致超重。

　　在西方人看来，盐与高血压密不可分，许多高血压患者都有食盐禁忌，或只摄入极少量的盐分，这从某种程度上说明了盐是人类的敌人。不过现在人们对盐的限制有些过于苛刻——正常人是可以适度食盐的，并且不会影响到血压，之所以不要过度食盐是因为其不利于人体各方面的健康，并不仅仅是高血压。阿育吠陀医学要指出的是，盐本身并不会引起高血压，其罪魁祸首是人体内的生命能量——在盐对身体造成任何伤害以前，某种生命能量就已经失衡了。

　　过多的盐分还会导致与皮塔相关的皮肤炎症、痤疮和皮肤过热，如果你体内的皮塔或卡法已经失衡，那么建议你不要进食咸味食物。

　　从情绪上来讲，盐会给生命带来"热情"，但过量摄入盐分却适得其反，就像食用过多的炸薯片会抑制人的食欲、而不是增强食欲一样。如果在烹调时放入过多的盐，人类就会对盐产生越来越大的渴望——这也是咸味食物对人类具有某种吸引性的原因，一般来讲，过多的盐分摄入会导致人类对其产生过强的渴望和强迫性的欲望。

- 酸

酸味食物：

柠檬	提升皮塔和卡法
乳酪、酸奶	降低瓦塔
西红柿、葡萄、李子及其他酸味	
醋	

和咸味食物一样，酸性食品也会导致皮塔和卡法的积聚，并且可以"点燃"消化系统，引起食欲。食用酸性食物会让人精神为之一振，但同时会加剧口渴，这与体内皮塔过量有关——过量的皮塔会带来热量，只有大量喝水才可以缓解。因此，酸性食物会加剧津停气阻，从而导致身体更加沉重，而且可能比卡法还要严重。皮塔人的精明、高智商和足智多谋也是由酸性食物带来的，却也会因此让性格"变得更酸"，因为体内过多的皮塔与怨恨和嫉妒是"相连"的，这也就是通常所说的"酸葡萄"心理。

乳酪和酸奶的酸味来源于发酵。少量酸味食物会促进消化液分泌，但阿育吠陀医学坚决抵制发酵类酸性食物——经过发酵的醋和酒精都是有毒的，并且可以反映出皮塔与卡法的某些特征——失衡的皮塔会让血液带有某种毒性，而失衡的卡法则会让人体组织附着更多的毒素。

摄入过量的酸性食物会导致身体出现某些"酸性"症状，如溃疡、血液成分紊乱、皮肤刺激、心脏疼痛。如皮塔或卡法已出现失衡，建议你最好禁食酸性食物，而发酵类食物则是最好任何时候都不要碰，或者极少量食用。

- 苦

苦味食物：

| 苦味绿色蔬菜（苣荬菜、菊苣、 | 提升瓦塔 |
| 长叶莴苣、生菜） | 降低皮塔和卡法 |

苦黄瓜

奎宁水

柠檬皮

菠菜、绿叶蔬菜

姜黄、葫芦巴

苦味可以引起瓦塔积聚，在人体内产生的作用是"轻""冷"和"干"。它是一种带有矫正性的味道，可以减少人们对甜味、酸味和辣味食物的渴望。苦味可以迅速"唤醒"人们的味觉，但产生的刺激感却不会令人感到愉快，这也是瓦塔的主要特征，因为瓦塔的职责就是让人们保持"机警"。些许的苦味或一杯奎宁水会有效带动人体的消化系统，使其有条不紊地工作。苦味还会瞬间让味觉产生对更加可口的食物的渴望。

苦味与人体组织"十分契合"，这也是奎宁水为何被称为"开胃水"的原因。苦味是一种非常好的味道，它与甜味一样都会让你在炎热夏季里"降温"。当身体带有毒性、发炎、过热或瘙痒时，都是体内皮塔积聚的体现，此时苦味就是最好的"良药"，例如苦苦的奎宁树皮有退烧的功效。

苦味的过量摄入会导致体内瓦塔积聚，从而引起典型的瓦塔症状——食欲缺乏、体重减轻、头痛、不安、皮肤干燥、虚弱、空虚。苦味带来的振奋感会因过量而转变成痛苦感，从而让人感觉事事不如意——瓦塔过量会导致人类产生不满足感，因为瓦塔的特点就是永远在寻求改变。苦味会引起悲伤情绪，破坏瓦塔平衡，让生活看起来毫无意义。

辣

辣味食物：

辣椒、红辣椒	提升瓦塔和皮塔
洋葱、大蒜	降低卡法
萝卜	
生姜	
所有辛辣食物	

阿育吠陀医学对所有可以引起辣热感的食物都统称为辣味食物，它可以立即被感知，因为它会产生一种燃烧感和口渴感。辣味食物会让人体发热，促进血液循环，从而带动消化，减轻人体组织的充血阻塞。人体摄入辣味食物后，汗液、眼泪、唾液、黏液和血液会全部开始"沸腾"起来。

由于辣味会对鼻窦起到彻底"清洗"的作用，因此辣味食物对卡法的平衡非常有利，而卡法失衡则会引起鼻窦黏膜的阻塞。长期以来，西医一直认为辣味食物对患有黏膜疾病的人没有好处，但目前已公认辣味食物可"冲开"和"清洗"鼻窦组织，对鼻黏膜极其有利。一些患有慢性支气管炎和哮喘病的人可以偶尔吃一些墨西哥菜中的红辣椒。辣味食物的抗毒作用还有助于减轻皮肤炎症。尽管辣味会导致皮塔上升，但瓦塔的"干性"会有效清洗油性皮肤的毛孔，从而抑制粉刺的出现。

过量摄入辣味食物会导致人体出现疼痛感——生吃辣椒会让嘴唇和眼睛肿胀、皮肤有灼烧感，并且让人热汗直流。太多的辣味会让人感觉口渴、眩晕和不安，这是体内瓦塔上升的表现。如果呛辣过于严重，辣味会让身体过度兴奋，从而损害健康。

情绪上也是如此。火辣的心情的确让人精力充沛，但同时也是锐利伤人的刀子。容易激动、过于外向的人总是"辣味十足"、神采奕奕——但如果辣味过多，这些人就会陷入狂热。如你的瓦塔和皮塔已出现失衡，建议你最好禁食辣味食物。

涩

涩味食物：

豆类	提升瓦塔
小扁豆	降低皮塔和卡法
苹果、梨	
卷心菜、西兰花、菜花	
马铃薯	

涩味是一种能让人体口腔产生干瘪感和皱缩感的味道，也是食物六味中最不为人们所熟悉的味道。它是一种碱味，口感涩皱，与酸柠檬一样有刺激感。与苦味一样，涩味也会导致瓦塔积聚——煮卷心菜会在人体中制造胀气，豆类进入人体后仍然是干若粉尘，这些都是瓦塔的表现。涩味与苦味一样都属"轻"，但比苦味更能促进食欲。世界上许多传统文化都非常推崇豆类，中世纪时整个欧洲都以卷心菜为主食。涩味食物有镇定作用，如马铃薯、胡萝卜和其他根茎类食物。

涩味具有"冷却"和"压缩"的作用，会阻止人体分泌物的过量分泌，如汗液和眼泪。过量摄入涩味食物会导致瓦塔积聚，从而引起瓦塔症状，如便秘、口干、结肠胀气。

人体都有一种"涩味"特征，这种特征会让过于激动的情绪"变干"，从而使人恢复平衡。但摄入过多的涩味食物也会让人"萎缩"——由于恐惧而突然"打蔫"，由于焦虑而感到口干，这些都是"涩味"的负面特征。一般来讲，"涩味"情绪都缺乏温情。步入老年后，"涩味"会让人看起来衰老、冷漠、皱缩，让整个人皱巴得就像李子干一样。如果你的身体已出现瓦塔失衡现象，建议你禁食涩味食物。

▓ 生物火——消化之火

在没有出现问题的情况下，相信大多数人都没有向医生咨询过有关自己消化系统的问题，因为普遍的健康理念让大家都以为食物在身体内的消化是理所应当的过程。只要没有出现严重的胃溃疡和大肠炎就不会有什么问题，然而大家却往往忽略了在"吃得过多"之后偶尔出现的胃痛和整夜的胃部不适感。

阿育吠陀医学理论认为，人体消化系统出现问题是疾病形成的主要因素，只有消化系统强大的人才是真正健康的人。人体新细胞的产生来源于食物，食物利用得好，细胞才能够"建造"得好；食物利用得不好，疾病也就开始形成了。阿育吠陀贤人们认为，如果人的消化系统良好，那么就连毒素也可以变成有利于人体的物质；反之，就算喝下花蜜也足以置人于死地。

消化与生命能量

阿育吠陀医学理论认为，世界上不存在绝对好或绝对坏的食物，只存在对身体好或坏的食物。能够从日常饮食中提取出有利于健康的东西对于人们来说至关重要。但人类天生并不具备这样的能力——三大生命能量体质人群所拥有的消化能力也不尽相同。

瓦塔人的消化系统易变且"脆弱"
皮塔人的消化系统强大且"剧烈"
卡法人的消化系统缓慢且"沉重"

就像人体内的生命能量各有优缺点，每种体质类型的消化系统也各有利弊。瓦塔人在发现自己的消化系统如此"脆弱"和"不可靠"时或许会感到恐慌，但正是这种消化特性才决定了他们要对食物精挑细选，并且也从来不用担心像皮塔人那样食欲失控，或是像卡法人那样不知不觉地变胖、超重。对我们来说，最重要的就是如何最大化地开发自己与生俱来的消化系统以及如何尽可能地改进它。

人体消化道的职责不仅仅是让身体汲取营养，同时也与人类情绪保持着高度互动。人体的"五脏六腑天生就有各自的感觉"，正因为如此，人类的精神和身体才有可能产生交流。瓦塔不平衡通常会引起感觉紊乱，从而导致肠痛。皮塔这种生命能量负责的是正常的新陈代谢和"血液纯度"，排出毒素，同时也掌控着适当的食物消化速度。而这种人体消化道"工具"就是"生物火"，即"消化之火"。

生物火是阿育吠陀医学理论中非常重要的医学原理之一，与生命能量一样重要。人体健康的首要表现就是生物火"热烈燃烧"、消化力强大、能将身体每个细胞所需要的营养"传递到位"、在毒素沉积以前将人体废物"烧掉"。因此，生物火的平衡会让人体各方面都同时达到平衡。

人体内生物火的日常循环模式是上天注定、与生俱来的。每天，生物火都要保证正常循环，否则人的消化系统就会出现问题。而我们要了解的是如何让体内"忽明忽暗"的生物火重新"熊熊燃烧"起来，并如何引导它回到最佳的自然状态。

如何重新调整生物火

每天，生物火都会起起落落，有节奏地循环运作，因而人类才会在清晨感到有些饥饿，中午感到非常饥饿，而晚上早些时候会感到有点儿饥饿。在这3个时间点之间，生物火"关闭"了人类的食欲，得以让人们在3个时间点吃下去的食物可以充分消化。等到胃被清空，生物火就又会重新"开启"人类的食欲。

如果这个简单的循环过程中出现问题，那么人体就会陷入一种"迷惑"状态——食欲与消化开始出现"重叠"。此时，生物火会通过一些身体症状来发出警告：

· 心脏疼痛、胃酸
· 胃部不适、神经性消化不良

· 进餐时食欲缺乏

· 便秘或痢疾

· 对食物没有兴趣

· 超重或过瘦

· 严重的消化系统紊乱疾病：肠易激综合征[1]、胃溃疡、憩室炎[2]等

　　如出现以上症状中的任何一种，都说明你必须重新调整体内的生物火，使其恢复到自然的循环状态。另外，即便没有出现消化问题，调整生物火也会让人体的消化系统更加"舒适"和强大。

　　瓦塔体质人群每个月调整 1 次生物火。

　　皮塔体质人群每个月调整 2 次生物火，这对胃口大开、滥吃无度有很好的缓解作用。

　　卡法体质人群每周调整 1 次生物火，出现严重的消化系统症状时还要有所调整。卡法要比其他两种生命能量更能从调整生物火中受益，因为卡法人的消化系统总是很"沉重"，并且消化速度极慢。

　　无论属于何种体质类型，重病期间都不要试图重新调整生物火，因为人类此时处于生病状态，生物火应该是完全熄灭的——至少已不再正常燃烧，而熄灭状态下的生物火不宜接受调整和改变。如果患有胃溃疡、大肠炎或其他严重的消化道疾病，请不要擅自"重新点燃"生物火，除非有医生的专业指导。

　　下面我将讲解如何重新调整生物火。

周末调整

　　调整生物火大概只需要两天的时间，因为休息时人们不需要进食，所以在周

---

[1] 指一组包括腹痛、腹胀、排便习惯和大便性状异常、黏液便持续存在或间歇发作的综合征。
[2] 肠道憩室炎，引起粪便积滞和疼痛。

末休息期间实施这套调整计划对大多数人来说都非常有好处。

- 周五的计划

早餐和午餐正常吃饭。下午不要吃零食，午后不要饮酒。晚餐尽量摄入一些有营养的食物，确保身体舒畅，而不是感到沉重。禁食辣味食物和乳酪。就寝前服用一些轻泻剂——3 片番泻叶缓泻剂，就一小杯热水服下，然后早睡。有些人会在半夜如厕排泄，有些人则会等到第二天天亮——两种情况均属正常。

- 周六的计划

在重新调整生物火之前，需要先让"火焰"变弱，方法是：一天不吃东西，只吃流食。瓦塔人和皮塔人可以喝一点儿由温水调配的水果汁，最好是苹果汁和葡萄汁，橙汁有些酸。早餐、午餐和晚餐各饮一杯水果汁；每餐之间最好饮 3 ~ 4 杯，但不要超过这个量，除非单纯饮水。这样做的目的是降低食欲，让消化系统只负责消化最少量的食物。卡法人也可以这样做，或者只饮温开水，当然是在感觉舒服的前提下。

一整天里可以读书、看电视或者做一些其他让自己觉得"轻盈"的活动。清晨和下午花一点儿时间散散步也很不错，切记不要走得过远或从事重体力劳动。如果要跑步或者进行大幅度体育运动，在同一天里就不要实施调整生物火的计划，要保证充分的休息。

如果因饥饿而出现头晕眼花症状，可以喝一杯由温开水调配的蜂蜜水，然后躺下休息 5 分钟。

一整天里你都应该有四肢轻盈、灵活的感觉，如果出现颤抖或眩晕，请躺下休息。如仍不见好转，可以适当吃一些食物。另外，因身体暂时失衡而产生不常有的压力感也属正常。

- 周日的计划

这个时候要做的就是"重新点燃"体内的生物火，并引导它自我调整至自然的循环状态。早餐要"轻"，可以食用热的谷类主食，如燕麦粥、米乳或麦乳，加上少量黄油、牛奶和糖。药草茶也是一种可以有效"安抚"肠胃的食品——瓦塔人选用欧亚甘草根茶，皮塔人和卡法人可以选用胡椒薄荷茶。如能在周六严格按照计划行动，那么在周日的清晨应该会"自动地"想吃这些食物。如感觉十分饥饿，可以多吃一些谷物或喝一杯果汁。咖啡、茶和香烟都会扰乱生物火的循环，也会让整个计划前功尽弃。卡法人在清晨时一般会很难进入状态，因此可以饮用一些积雪草茶作为"刺激"。

早餐与午餐之间不要吃任何东西。

正午 12 点是午餐的最佳时间，高质量的午餐会让人感觉舒畅，而不是沉重和不适。尽量不要用咸味、辣味食物或酒精来刺激消化系统，可以适当吃一些沙拉、喝一些水。此时喝一些生姜茶是不错的选择。如果瓦塔人失去食欲，也可以在饭前喝一点儿生姜茶，晚饭时或晚饭后也可以适当饮用。如果就餐时没有生姜茶，也可以用一杯温开水代替。

午餐与晚餐之间不要吃任何东西。

晚餐时间要尽量提前，至少睡前 3 个小时。根据自己的体质类型选择营养丰富的食物，但进食量要比午餐少一些。米饭、小扁豆和蒸蔬菜是比较不错的搭配。对于卡法人和皮塔人来说，早餐食谱也可以重复使用，这适用于任何容易吃过量的人。

此刻，人体内的生物火已经得到了重新调整，饥饿周期会自然地让人们需要：

· 一份"轻盈的"早餐
· 一份营养丰富的午餐，每天在同一时间就餐
· 一份"轻盈的"晚餐，每天在同一时间就餐，早就餐

以下几种行为会让生物火重新失调，因此一定要避免。

· **两餐之间进食**。阿育吠陀的饮食原则是：如不想进食，就不要刺激食欲。生物火喜欢"工作"，但同样也喜欢"休息"；因此一旦用口香糖、硬果糖或薄荷

糖来刺激它，那么它一整天都会处于紊乱状态。但对瓦塔人来说，下午喝一杯茶，吃一些饼干会对他们有好处，适合任何在下午工作期间感到疲劳的人。

·**深度刺激**。咖啡、盐和酒精都会深度刺激体内的生物火，因此建议适度食用或饮用。大多数参加鸡尾酒会的人都会感到消化不适，原因就是整个环境中混合了咸食、酒精和噪音。如果你非常喜欢喝咖啡，也请与食物一起饮用，盐分和酒精也一样。过度沉溺于这些刺激性食物只会让体内消化系统长期处于不平衡状态。

·**不按时吃饭**。生物火一天"工作"3次，不按时吃饭就会招致它的"怨恨"。卡法人之所以可以随便省掉一餐，是因为他们的生物火"工作"速度缓慢、燃烧度低，但对于他们来说也是最好一天三餐，不能有所疏忽。

生物火与残毒

阿育吠陀医学的理想目标是：生物火可以在任何情况下高效"燃烧"，它绝对不能冷却，否则食物就不会被彻底消化。而食物如果没有被完全消化就会转变成人体残毒，这是一种冰冷、污秽的毒素残渣，会"黏住"生命能量，阻碍生命能量在人体内的自由流动。另一方面，生物火的过度燃烧也会适得其反，食物中的营养成分不会被提取出来，反而是被烧掉，此时人体的消化系统就会陷入狂热状态，导致消化能力越来越弱。

生物火与残毒是人体中的一对"冤家"，它们会造成人体动态健康与功能慢性衰退两大不同结果。二者之间最明显的不同就在于生物火会让人感觉舒适，而残毒却会让人生病。另外，二者还有其各自特殊的人体表象。生物火会让人：

·肌肤光泽、眼睛明亮

·消化系统强大，没有便秘和痢疾

·接受一切食物

·尿液清澈、微黄

·粪便无恶臭

人体内如果留有残毒，则会引起一系列大大小小的健康问题，其早期迹象包括：

·皮肤暗沉、眼珠混浊
·口臭、清晨舌苔较厚
·体味较大
·尿液混浊、发暗或变色
·消化系统较弱、患有慢性便秘和（或）痢疾
·食欲减退（食之无味）
·关节疼痛

一旦消化之火恢复正常，体内积聚的残毒就会被排出体外，生物火就能够继续净化身体。人类的消化系统具有自我修复功能，因为人自从出生起就注定由生物火来燃烧残毒，这也是人类该如何信任自己的身体、跟随身体本能需要的又一例证。

为生物火"添柴"

阿育吠陀医学理论认为，某些食物、香料和药草是可以有效提高人体内生物火的"燃烧"质量的。这些食物可以刺激食欲、增强消化能力，同时排除体内残毒。

· 生姜
生姜是适用于所有体质人群的最佳调味品，它有助于人体生物火的"燃烧"，可以被做成生姜粉，也可以鲜食。生姜粉一般在超市就可以买到，相对于鲜姜来

说，干干的生姜粉药性更强、味道更辣。而鲜姜在菜市场到处可见。相对来说，鲜姜对消化系统会更好。

生姜有很多用途：

生姜茶 将少量生姜粉倒入水中（大约一杯水的量），然后低温加热，直至沸腾蒸发掉 1/4 杯水，饮用前将生姜粉末滤掉。饭前饮用一杯这样的生姜茶可以增强食欲，就餐时或就餐后只需一小杯就足以促进人体消化。

鲜姜茶 将水烧开，关火。在水中倒入一些未去皮的细姜丝，大约 1 茶杯水倒入一汤匙姜丝，浸泡 5 分钟，饮用前将姜丝滤掉。也可以自制一些药性更强的鲜姜茶，即在热水中倒入鲜姜片，不过这种茶已经变成了药茶，不适宜每日饮用。

香料 阿育吠陀医学建议大家在烹调时要尽可能多地使用生姜。无论是生姜粉还是鲜姜，都可以添加到各种食物中，如各种菜品以及蛋糕和姜饼干等。还可以在食物中撒上一些姜末，或者在吃饭时生嚼姜片。尽管味道可能会有些呛，但将其剁碎掺入食物中食用还是很提味的，就像香芹。但不要过于频繁地食用生姜，否则会让体内的生物火过度"燃烧"。

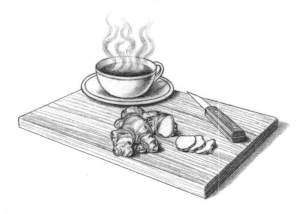

鲜姜茶有助于消化

人的体质不同，生姜的食用方法也会有些许不同：瓦塔人可以将鲜姜剁碎，加盐食用；皮塔人不需要过多的辣味，因此辣味较弱的生姜茶就可以满足他们的需要，也可以在茶中加入少许的食糖；卡法人的目的是减少体内过多的卡法，因此他们可以大量饮用加入少许蜂蜜的生姜茶。

如果由于神经紧张、压力或疾病而出现食欲减退和（或）消化力减弱的情况，以下介绍的生姜养生法可以有效改善上述症状。

生姜养生法

将生姜捣碎，大致与四大汤匙生姜粉同量。将姜末放置于一个小容器，如玻璃、金属、陶瓷均可，加入红糖和酥油。将容器加盖封存，置于阴凉通风处。每天早饭前吃一点，之后再享用一顿美味的早餐。推荐早餐食谱：热谷类、葡萄汁、松饼和加入桂皮的药草茶。请遵照以下用量食用这种生姜混合物。

第一天：1/2 茶匙	第六天：2 又 1/2 茶匙
第二天：1 茶匙	第七天：2 茶匙
第三天：1 又 1/2 茶匙	第八天：1 又 1/2 茶匙
第四天：2 茶匙	第九天：1 茶匙
第五天：2 又 1/2 茶匙	第十天：1/2 茶匙

生姜养生法会让人们的消化系统恢复正常。如你仍然感觉消化困难，建议你去看医生。如果出现消化不良和疼痛等消化系统症状，请不要尝试生姜养生法——最好去咨询一下医生。

如果你想改善长期存在的瓦塔失衡症状，或让自己的消化能力保持最佳状态，每天食用一些鲜姜是个不错的方法，这种方法还可以有效预防由消化不良引起的体内残毒积聚。

将鲜姜切成薄片，去皮，剁碎，加入几滴柠檬汁和少许盐。每天午餐和晚餐前半小时食用，可以有效增强食欲，如觉得不便，可以放宽饭前食用时间，但只要是在饭前食用就好。

- 酥油

酥油，也称"清澈流质黄油"，可以有效提高生物火的"燃烧质量"，对皮塔也不会造成任何刺激。事实上，酥油可以有效平衡皮塔，就连应该尽量避免过油食物摄入的卡法人也同样需要酥油。其用途包括：

烹调用油。炒菜时可以滴入少量酥油。但如果是烘焙食品，使用酥油就不如使用黄油了——面包和餐后甜点的制作需要略湿的乳固体，因此还是常规黄油比较适合。

可代替黄油。由于酥油是一种预加工食品，因此黄油的使用与酥油的使用存在很大不同。如果想在素菜制作、烤土豆和燕麦粥中拌入黄油调味，此时还不如选择酥油。

消化剂。就餐时在食物中淋上 1 茶匙酥油，可以促进消化。但量不要太多，因为含油量高的食物对任何体质类型的人都是不健康的。

如何制作酥油

将 1 磅（约 45 克）新鲜黄油放入 1 夸脱（约 0.946 升）容量的炖锅中，小火加热。待黄油充分溶化后，改成中火，撇去浮沫。黄油开始沸腾，水分慢慢蒸发后，改成小火，慢煮大约 10 分钟。当水分完全蒸发后，锅底的乳固体变成浅棕色，散发出甘甜的坚果香味，但不是特别浓郁，至此酥油就制作完成了。关火，将酥油放凉，倒入一个干净的玻璃瓶或一个大碗中，放入冰箱中保存的时间会久一点，室温环境下也可以保存几周。

- 其他有利于生物火的香料

每种体质类型都有相应的药草和香料，这在瓦塔、皮塔和卡法体质饮食中已有详细阐述。但某些药草和香料可以普遍提高人群生物火的"燃烧质量"。

黑胡椒	丁香
豆蔻	辣根
辣椒粉	芥末
桂皮	

注意：皮塔体质人群要少量摄入以上香料，因为这些香料会导致皮塔这种生命能量的上升。

体内的卡法不断积聚会让生物火变弱，导致消化系统出现问题，同时也会积聚过多的残毒，因为卡法与残毒同样都是又冷又重，且带有黏性。苦味与辣味药草会减少体内的卡法含量，也可以"刮去"残毒，阿育吠陀强烈推荐人们利用苦味来净化身体。几种可以"攻击"残毒的常见香料包括：

黑胡椒	丁香
辣椒粉	姜
桂皮	

这些香料都可以用来刺激人体内的生物火，在烹调过程中适当加入会有效防止体内残毒生成。饭后咀嚼茴香籽，或在药草茶中加入天然蜂蜜，这些都是能够平衡体内生物火的饮食习惯。

⠿　极乐饮食

如果人类生活中存在极乐，那么人体中就应该也会有一个极乐的"副本"——事实上它的确存在。阿育吠陀医学理论认为，人体中"纯粹快乐"的"副本"是一种称之为"活力精华"的微妙物质，是从消化彻底的食物中获得的。与生命能量一样，"活力精华"也是一种接近于物质的存在，人们称它为微妙物质，它存在于人类的精神和身体之中。一份合理的饮食在人体中产生的最有价值的结果就是帮助身体萃取出这种微妙物质，它会让细胞"感到快乐"，让细胞体验到一种极乐。

20 年前，科学界对于"快乐细胞"的说法尚不认同。如今人们已经公认，人的身体可以制造一张复杂的化学物质网络，其中包括神经递质（neurotransmitlers）、神经肽（neuropeptides）及相关分子，这些化学物质都是大脑用来向身体传达情绪的工具。另外，简单的一餐是可以彻底改变大脑中的生物化学成分的，而这些化学成分与很多"幸福"的感觉是相连的。例如 5－羟色胺（serotomn），这种物质会随着食物在消化道内的消化而让身体产生相应的反应。这个发现无疑令人振奋，它让人们看到了食疗会改善人类沮丧、焦虑和其他精神紊乱的可能性，例如纤维食物可以有效降低人体胆固醇含量。

阿育吠陀医学理论并不看重这些令人困惑而复杂的大脑化学成分。上天已经给了我们"活力精华"，一种会让身体时刻感到快乐的简单而微妙的物质。

- 悦性饮食

让吃下去的食物都转化成"活力精华"，这就是人类最理想的饮食状态。婴儿会自动将母亲的乳汁转变成"活力精华"，但要想让一个已存放 3 天的剩比萨饼转化成"活力精华"，就需要人类异常强大的消化道了。我们可以通过自己的努力来规划一份合理均衡的饮食清单，让食物转变成"活力精华"——阿育吠陀将这些食物称为"悦性食物"。

悦性食物

牛奶	米饭
酥油（清澈半流质黄油）	芝麻、杏仁
水果、水果汁	甜食

其中还可以加入小麦、绿豆、椰子、橘、橙、枣和蜂蜜。无须强迫自己只吃这些食物，只要能够做到在日常饮食中包含这些食物就可以了。普遍意义上的悦性食物一般具有以下特征：

· "安抚性" "轻"、易消化

· 新鲜

· 矿泉水

· 食物六味平衡

· 适量

阿育吠陀医学理论认为，具备这些特征的食物可以让人拥有最好的体力、最好的心情、最好的健康和较长的寿命。它们会让人类产生快乐和爱，与整个大自然和谐一致。这份清单中所列举的悦性食物比较少，有些人会认为即使精工细作，单单就这些食物也根本不能满足一个正常人的饮食需要。但是，如果人类真的能够做到在饮食中涵盖牛奶、蔬菜、米饭和水果，无疑就会拥有最健康的身体。著名的杜克大学（Duke University）曾推出一种米饭饮食法，即每餐仅以蒸煮米和水果为基本食物，最后证明这种饮食可以有效治疗心脏病、糖尿病和肥胖症。

如今牛奶似乎不再被视为健康食品，许多有健康意识的人认为，牛奶会引起消化问题、过敏和高胆固醇。阿育吠陀医学理论认为，目前许多的牛奶制品在饮用方法上都是不当的。牛奶应该在饮用前煮沸，这样才有助于消化，它可以热饮、温饮或凉饮，就是不能冰饮，也就是说，不能从冰箱里拿出来就直接喝。另外，牛奶也不能和与它在味道上有冲突的食品一起饮用，如辣味、酸味和咸味食品，它只能和甜味食物搭配，如粮食、甜味水果和谷类。如果可能的话，请尽量不要饮用含有激素和农药残留的牛奶，并且尽量保证牛奶的健康卫生。

除了甜味食物以外，我们建议大家不要在就餐时饮用牛奶，以减轻消化道的负担。对于卡法人来说，低脂牛奶是最好的选择。全脂牛奶对于所有体质类型的人都是可以接受的，除非患有高胆固醇症——对于他们来说最好选用脱脂牛奶。如果在喝下煮热的牛奶之后仍感觉消化不良，或感觉鼻黏膜充血阻塞加剧，可以试着在牛奶煮沸之前加入少许姜黄或生姜粉，同时加入少许食糖或蜂蜜，以减轻姜黄的苦味。这些方法都会弱化目前奶制品饮用的许多缺陷，阿育吠陀医学认为牛奶可以增强人体力量、延长寿命和镇定人心，甚至认为它是悦性食物中的最佳食物。

为了更加"接近"悦性饮食法，你可以试着试着做一盘意大利面，加入黄油、奶油和帕尔马干酪，而不是番茄酱加肉、洋葱和大蒜。只要做出这样的改变，哪怕只有一两餐的改变，你都会明显感觉到消化系统的舒畅，整个身体轻盈、舒适，感觉更有活力和力量。如果你想亲身体验一下这种不同，请记住不要在就餐时饮酒。如果你出现胆固醇增高，请不要食用黄油和奶油，可改用橄榄油、鲜紫苏。

还有一种典型的悦性食物就是甜拉西（sweet lassi），这种甜食有助于消化，冬季里饮用会有效提升卡法含量，也可以在温暖天气里饮用。

甜拉西

甜拉西的制作方法：将约 1/4 茶匙的豆蔻、少许藏红花和 3 茶匙热水搅拌在一起。10 秒钟后，再倒入两杯普通酸奶、两杯冰水和两茶匙糖，然后充分搅拌。如感觉口味依然有些呛，可以再加入 1/4 杯奶油，然后滴入几滴玫瑰水（玫瑰水可以在印度和中东的食品杂货店和许多健康食品商店买到），悦性的甜拉西就制作完成了，这种甜食可以有效冷却人体内的皮塔。

人体智能情报

阿育吠陀医学理论认为，人们怎样吃和吃什么是同样重要的，其原因在于"活力精华"的提取。就餐时，身体接受的各种信号最后都会化成"活力精华"，尽管吃饭时食物的味觉非常重要，但其他感官——视觉、听觉、触觉和嗅觉——也要负责向身体传递相应的信号，使身体感到愉快，这也是人类精神与身体完全相通的唯一途径。对于一盘食物来说，其最有吸引力的时候就是热气腾腾地从厨房端出来的时候，此时它向人的生命能量传递的都是营养信号，但如果你把那盘食物放在餐桌上 5 个小时，这盘食物就不再适合食用了，哪怕其营养成分并没有遭到破坏。

人在吃饭的时候，整个身体都处于警觉状态。你的胃细胞会"听到"晚餐餐桌上的所有对话。如果它们听到的是一些恶毒的字眼，那么胃就会因为"忧伤"而打结，接下来你吃掉的所有食物在消化时就都会受到影响，因为它们已经变成了不能被消化的食物。或许胃本身还做不到完全"听懂"话意，但大脑会吸收灌进耳朵的话语，然后将其转化成化学信息传递给胃和其他人体器官，因此，人无法欺骗消化道。别想让它将一次充满压力的用餐"误以为"是快乐的用餐，人体的"内脏可以感知"一切。

阿育吠陀医学理论认为，人应该对自己的身体负责，要想方设法将营养输送给人体的每一个细胞——这也是悦性饮食的意义所在。如果你能做到仔细、彻底地为每个细胞供给营养，那么细胞会用"活力精华"来报答你，让你感受到极大的快乐和满足。为了达到这个目的，我会向大家介绍 16 条人体智能情报，其中每一条都会帮助人们从食物中获得更大的满足感。

如果能按照这 16 条规则去做，你就会惊喜地发现自己竟然可以从每一餐中获得如此巨大的愉悦感。每天的早餐、午餐和晚餐后，你会感觉幸福像泡泡一样不断地冒出体外，说明你已经掌握了将食物转变成"活力精华"的秘密。

人体智能情报

1. 在一个安静的环境中吃饭。

2. 悲伤沮丧时不要吃饭。

3. 一定要坐下吃饭。

4. 感觉饥饿时才吃饭。

5. 尽量不要吃冰镇食物，不要饮用冰镇饮料。

6. 咀嚼食物时不要说话。

7. 吃饭速度不要过快，也不要过慢，匀速即可。

8. 待一餐食物完全消化后再用下一餐，如便餐时间相隔 2 ~ 4 小时，正餐时间相隔 4 ~ 6 小时。

9. 吃饭时可以喝一些温开水。

10. 尽量不要吃剩菜。

11. 尽量减少生食的摄入，烹调后的食物比较容易消化。

12. 蜂蜜不要加热——加热之后的蜂蜜进入人体后会产生毒素。

13. 吃饭时不要喝牛奶，饭前饭后喝或与其他甜食共同食用。

14. 每一餐中都尽量涵盖"食物六味"。

15. 每餐七分饱，有助于消化。

16. 饭后静坐几分钟。

这 16 条规则将为人们指明一个方向，即正确的饮食习惯。其中一条最基本的原则就是容易消化的食物是最好的，这就意味着，精心烹制的食物要比生食好，热食要比冷食好，纯天然的食物要比加工过的食物好。吃饭时喝一杯温开水也有助于消化。不在吃饭时喝牛奶，饭后静坐片刻，是为了让身体适应它自己的消化节奏。

另外一个非常重要的原则是适度。在规律的用餐时间食用适量的食物——阿育吠陀医学经典中曾规定，每餐两小把米就是完美的进食量。开始时人们可以试着按照这个量进食，但如果感觉饥饿，也可以恢复到以前的饭量。我们建议大家每餐只吃七分饱，这样人体消化道就有足够的空间保证高效工作，同时也可以控制体重。不要担心自己离开餐桌后会感觉饥饿，其实这种七分饱的感觉会比吃得过饱更加令人舒畅。在胃里留下一定的空间，饭后 1 小时的时间里人们都会感觉轻盈、愉快、充满活力，而这些感觉正是吃得合理时所产生的感觉，人的消化系统也进入了符合自然规律的正常状态。

人体智能情报与减肥

如果你有肥胖问题，可以在制订饮食计划时试着遵照这16条规则，从而形成新的饮食习惯——节食，你会惊奇地发现其实造成自己肥胖的原因并不仅仅在于你吃下去了什么，还在于你是如何吃的——不注意饮食的选择搭配、无法控制的食欲、吃饭时走来走去以及两餐之间随便进食。这些看起来微不足道的小事，正是造成身体出现大问题的原因所在。

撇开极少数有激素或代谢问题的人不谈，大多数肥胖者其实都是"条件反射"的牺牲品——长久以来，不良的饮食习惯已经不知不觉"占领"了他们的身体。每个人的身体都是有智慧的，都知道应该吃下多少食物——大自然赋予我们饥饿反射，告诉我们什么时候我们的身体需要食物；赋予我们饱足反射，告诉我们什么时候我们的胃已经满足了。而那些失去了这些本能的人无异于失去了身体智能的一个重要方面。他们就像一架机器一样去吃东西，好像被开关控制了一样——看到食物或者闻到食物的香味就会产生食欲，甚至一想到食物就会忍不住去吃。现在，这16条规则可以让他们恢复到先前的"意识进食"状态，帮助他们重新在自己身体智能的指引下进食。

"活力精华"的减少

除了暴饮暴食，还有一些不良饮食习惯会压制人类健康饮食的本能。如果在感觉饥饿时大吃大喝，阿育吠陀医生就会告诉你，此时摄入的食物正在体内制造精神毒素。西医也会说，大量进食的压力感会造成身体的内分泌紊乱。最终结果都是一样的，有害的化学信息会直接破坏人体细胞。

吃下第一口食物之前，一些对生命能量的干扰就已经开始影响人体内的

"活力精华"了。通常来讲，此时瓦塔受到的干扰最重——无论什么，只要是对瓦塔造成干扰的都会直接损害"活力精华"——焦虑、噪音、失眠、吃得过多或禁食。反过来讲，此时任何可以"安抚"瓦塔的物质都会帮助身体制造更多的"活力精华"。

在美国，大多数人都不能严格遵循悦性饮食法，因此我需要多做一些解释，来告诉大家为何这种饮食习惯的改变会有益于人类健康。人们会注意到，悦性饮食提倡的是素食主义，而现在大家都知道，素食主义者的血压普遍相对正常——比平均水平低 18％，他们心脏病和癌症的发病率也比较低。另外，美国联邦政府 25 年来一直在警告我们，美国公民每天摄入的盐分过多，蛋白质和动物脂肪的摄入也超出正常水平，它们大部分来自肉类和加工食品。如果能够从今天开始少吃肉，并逐渐转向无肉饮食，那么将来心脏病的患病率一定会非常低。另外，悦性饮食中还包含甜食，阿育吠陀所倡导的甜食并不是大家普遍食用的精制白糖，面条、米饭和面包中的糖分就足以满足人体需要了。

与世间万物一样，饮食也存在两面。有些食物不会轻易转变成"活力精华"，例如：

非"活力精华"饮食
· 肉类、家禽类、鱼类
· "厚""油"食品
· 乳酪
· 剩菜、加工类食品
· 过酸或过咸食品
· 吃得过多

为了省钱和方便，许多人都会吃剩菜，这是阿育吠陀最不提倡的。食物本来就应该在最新鲜的时候被吃下，从炉子里拿出来的加热剩菜怎么可能与从花园里采摘下来的新鲜蔬菜相比？物越新鲜，就会制造出越多的"活力精华"。即便是经过重新加热，冰冷的剩菜也不会让身体产生更多的"活力精华"；冷冻食品最好不要食用；酒精和香烟也会破坏体内的"活力精华"，甚至会阻碍其他食物制造"活力精华"；遭受污染的空气和水也同样会对"活力精华"造成损害。所有这些影响都是"腐败有毒的"，也就是说它们可以加速人体残毒的积聚，从而导致人们萎靡不振、迟钝懒散。卡法人对此尤其要注意，因为他们天生缓慢的消化能力会让残毒容易有机可乘。

最后，我要向大家介绍几条阿育吠陀传统医学极乐饮食原则，这些原则历史悠久，具有极高的价值，每一条都旨在让人制造尽可能多的"活力精华"。

· 根据季节变化和地域条件食用新鲜食物。对人体有益的食物包括水果、蔬菜和奶制品——这些食物最好来源于你生活的地方，与你拥有相同的空气、水分、养分和阳光。

· 午餐可以多吃一些，因为此时人体的消化能力最为强大。晚餐要适量，最好能保证在睡觉前将食物完全消化掉。早餐可以自主选择，也可以是一天当中吃得最少的。

· 每天有规律地用餐。不要吃零食，晚上入睡前不要吃东西，否则会破坏人体的消化节奏，带着没有被彻底消化的食物进入梦乡会加速人体内残毒的形成。

· 无论是自己吃饭还是与其他人一起进餐，都要保持真诚的笑容。无论是自己还是厨师，或者是周围的人，只要有负面情绪，都会对人的消化系统产生负面影响。

· 要怀有一颗感恩的心，感谢上苍源源不断地赐予人类食物，尊重食物本身就是在尊重你自己。

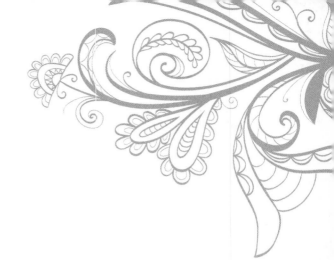

Chapter 13

第十三章

理想的运动

　　从阿育吠陀医学角度来看，如今普遍被大众接受的运动方式都不是十分理想。首先，我们要知道人类的身体为什么需要活动。伟大的古阿育吠陀作家遮罗迦（Charaka）曾这样说道："人可以在运动中变得轻盈，可以获取一种应对工作的能力，可以让身体变得结实，可以让人类忍受艰难困苦、排除身体杂质，并刺激人体的消化系统。"心脏的有氧运动和举重训练可以让人体肌肉变得结实，但这还远远不能达到遮罗迦所描述的运动目的。理想的运动方式应该可以平衡整个人体系统——身体和精神；此外非常重要的一点是，人类在运动中所"得到"的能量应该要大于所"付出"的能量，然而这一点往往容易被人们所忽视。

　　其实往往最简单的运动方式才是最理想的，例如走路，这种自然的运动方式可以让人体内的三大生命能量"感到舒畅"。瓦塔体质人群会发现长距离散步可以让他们安静下来；皮塔体质人群的反应则与之不同，他们工作时往往步履匆匆，但在运动时却喜欢自在悠闲地慢走；卡法人则会在走路时变得兴奋和轻松，一次轻松愉快的散步会明显消除卡法人体内的充血现象，甚至可以让典型卡法人缓慢的消化系统高效"工作"。因此，在乔普拉健康中心，我们建议患者每天走路半个小时。

中心患者们还会学习一种新的运动方式，这种运动的目的并不在于拉伸肌肉或塑型，而是一种让人逐步与自己的量子身体建立更紧密的联系——因而它是一个可以让人类逐渐恢复平衡的强大工具。我们将其称为"三大生命能量体操"，其中包括一系列简短连贯的固定动作：

· 拜日式——清晨体操，结合伸展、平衡和健美动作（1 ～ 6 分钟）

· 神经肌肉综合运动——一套轻柔的瑜伽体式（10 ～ 15 分钟）

· 均衡呼吸——简单的调息法，传统瑜伽中的呼吸训练（5 分钟）

将这套能量体操与冥想完美搭配，可以将人类的身心融合提升到一个新的水平。这套体操的动作自然、温和，能让人体内的生命能量"感到舒畅"，它适合所有年龄段人群，并且对体型也没有任何要求。

从第一次接触这套体操开始，人们就会发现自然状态下的身体与意识竟然可以如此"亲密"。身体不仅仅是一个躯壳或者一个行走的生命机器，它就是你自己，被一层物质覆盖的自己。重新找回这种亲密感会让人类感觉十分安心和愉快，尤其是对于那些已经放弃了运动，并逐渐远离自己身体的人们。

▨ 不劳而获

在对此观点做出解释以前，让我们先看一下如今流行的常规运动。由于生活本身应该是舒适和愉快的，因此阿育吠陀医学理论认为，运动应当是一种获得幸福生活的手段。运动应该让人们更有精力地投入工作，而运动本身不是工作。然而，许多美国人却并不这么看，他们认为如果没有不屈不挠和坚定果敢的态度，就不会在运动中有所收获。因此在清晨的公园里，我们可以看到许多跑步者眉头紧锁、一脸严肃。可一旦从阿育吠陀特有的运动方式中受益，人们就会发现运动中的"有付出就有收获"其实是极其荒诞的理论。

让我们从瓦塔的角度来解释一下。所有的身体运动都会造成体内瓦塔的升高，适度的增加会让人感觉充满活力、灵活机敏、头脑清晰，身体也会变得健壮，这种自然的平衡状态让人的精神和身体都会从中受益。但如果人体内的瓦塔受到了过度的刺激，那么这种平衡就会被打破，人就会感到不安、疲惫和虚弱。

那么，何为适度呢？通常来讲，阿育吠陀医学认为应将运动强度维持在最大运动能力的50％。例如骑车，如果你最多能骑16公里，那就骑8公里；游泳也一样，如果你最多能游20圈，那就游10圈。这种相对较低的运动量并不会损害到健康，事实上，它可以让运动效果事半功倍。因为这种运动量不至于让身体在运动之后还要做大量的修复工作，心血管系统也比较容易恢复到正常状态。另外一个运动原则就是，不要让自己在运动过程中过度流汗和气喘吁吁。只要达到轻微出汗和开始用嘴呼吸就完全可以了，这两种表现就是身体状态刚刚好的天然信号。

如果你开始出现流汗过多、气喘吁吁、心脏剧烈跳动或膝盖发软的情况，说明你已经运动过度。一旦出现这些用力过度的迹象，请停止运动，慢慢走几分钟，让身体系统分阶段地"冷却下来"，然后休息几分钟，直到脉搏和呼吸恢复正常。在剧烈的竞技性运动项目中，如网球和壁球，人们或许不会注意到自己正竭尽全力地投入运动。如果你感觉运动还很有乐趣，那么请继续，但如果你只是拼命地想在运动中获胜或在竭力跟随他人的节奏，那么此时你所做的就是在无谓地伤害身体了。

瓦塔人尤其要注意不要运动过度；在运动方面，他们的身体素质本来就不如皮塔人，而皮塔人又不如卡法人。另外，运动的强度还需要视年龄而定，45岁或50岁以上中年人体内的瓦塔已经开始积聚，因此运动强度不能像年轻时那样剧烈；无论处于什么年龄段，人们都要尊重体内的瓦塔，只要是超出能力之外的运动都会导致严重的瓦塔失衡症状出现。最近的运动医学研究发现，50％的女运动员都患有严重的月经不调，这就是瓦塔过度积聚的典型表现。

体质运动

身体的每一个动作都是在与生命能量"对话"。每种生命能量各不相同，因此，平衡生命能量的运动方式也会带来3类好处：

瓦塔：镇定、敏捷、柔软、和谐、真正的愉悦
皮塔：身体发热、周身血液循环良好、心脏承受能力增强
卡法：增强身体力量与稳定性、耐力持久

如果从来没有真正地投入过运动，那么，你显然无法体会到这些好处；不过，就算那些肌肉强健、心脏跳动有力、热衷于运动的人也大多都没有过如此美好的体验。如今大多数运动项目都旨在增强人体心血管系统的工作能力，只将侧重点都放在了增加皮塔这种生命能量上。我们所提倡的是达到三大生命能量全部平衡的运动，因此我在这里要进一步详细阐述各种体质类型人群都应该采取何种运动方式。

瓦塔体质运动

运动类型：瑜伽　　　　　　　运动强度：轻
　　　　　有氧健身操
　　　　　走路（短途步行）
　　　　　骑车（小运动量）

瓦塔体质人群拥有较强的爆发力，但也很快会陷入疲劳。他们擅长平衡运动和伸展运动，轻盈、柔软的身体使他们非常适合瑜伽和走路，只是不要过度，这两项运动对于瓦塔人来说非常有好处。由于天生热情似火，瓦塔人会在跟着音乐而动的有氧健身操中获得乐趣。对于他们来说，冬季里的所有室内运动都很适合，因为瓦塔人天生怕冷，他们没有足够的脂肪和肌肉来抵御寒冷。

所有瓦塔人都必须注意不要让自己过度疲劳。这一点对于他们来说尤其重要，因为瓦塔这种生命能量总是会"砰"的一声爆发，然后忘了身体的运动极限，甚至连自己已经处于失衡状态也浑然不知。每天半个小时的适度运动已经足够，如果运动时感觉筋疲力尽、浑身发抖、头晕目眩或出现肌肉痉挛，就说明你已经运动过度，这是瓦塔已经失衡的表现。

皮塔体质运动

运动类型：滑雪　　　　　　　　运动强度：中
　　　　　快步走路或慢跑
　　　　　徒步旅行或爬山
　　　　　游泳

皮塔体质人群在运动时冲劲有余但耐力不足，他们适合大部分中等强度的运动项目。因为喜欢挑战，所以皮塔人喜欢滑雪、徒步旅行、爬山及其他可以带来成就感的运动。

参加竞技性运动项目的运动员体内必须拥有大量的皮塔，才能让他们保持战斗的精神状态。然而也正是这一点让皮塔人最不适合激烈竞技，因为皮塔人不喜欢"输"，只有"赢"才会给他们带来巨大的满足感。运动医学的调查发现，有些职业网球手就是典型的皮塔人，他们总会因为"输不起"而大发脾气。皮塔人会严格地要求自己投入到跑步、慢跑或举重锻炼中，但他们从自己的努力中获得的内在满足感却微乎其微。

其实，只有你自己才知道你是不是已经陷入了这样的"圈套"。如果你总是为自己在高尔夫球场上打出的臭球懊恼不已，或者总是想在网球场上战胜对手，那么你最好放弃这些运动。如果你总是为自己或他人在运动中的表现而耿耿于怀，那么也最好远离这些运动。任何一个在竞技场上咄咄逼人、想置对方于死地的人，其体内一定是皮塔过度失衡。竞技性运动的起止节奏并不适合皮塔人，一天之内半个小时的连续运动对他们来说已足够了。

这半个小时的快走要比竞争激烈的运动方式更适合皮塔人。

游泳也是不错的选择——结束了一天的工作，游泳会让他们冷静下来，化解一天的紧张情绪。冬季室外运动也比较适合皮塔人，因为他们比瓦塔人和卡法人都要耐寒。皮塔人还喜欢视觉上的刺激感，因此在森林中悠闲地散步会让皮塔人身心愉快，而此时他们也会抛弃平时的步履匆匆，改为慢慢前行。美丽的自然风景会让他们深深陶醉其中，皮塔人很乐于体验这种暂时的放松。

卡法体质运动

运动类型：举重　　　　　　　　运动强度：中强

跑步

有氧运动

划船

跳舞

    卡法体质人群的运动特点是力量强、耐力好，但缺乏灵活性。他们通常适合所有的运动项目，当运动让他们的身体更加柔软，平衡感增强时，他们会变得更好。由于天生身体强壮，卡法人会在耐力运动中表现突出——长跑和远距离划船。皮塔和卡法的结合会让人坚定果敢、百折不挠，这也是职业棒球手和橄榄球手的普遍体质特征。

    血液在血管中的加速流动会让卡法人感觉良好，这也是他们喜欢去健身房和健身俱乐部练习举重的原因。这种运动会加速人体血液循环，让人产生大量汗液，从而消除卡法人体内充血阻塞的现象。

    许多卡法人都存在体内脂肪和水分过多的现象，这些多余的物质都是需要清除的。作为一种"冷"的生命能量，卡法不喜欢在湿冷的天气里跑步或划船。冬天里的卡法人更应该留在室内坚持做有氧运动和健身操。

    舞蹈课也是卡法人不错的选择，尽管卡法人没有舞蹈演员的身材，一旦他们从舞蹈训练中获得平衡感或感受到舞蹈带给他们的优美，他们就会对自己的自然身形感觉良好。

另外还有几点需要所有体质类型的人群注意。请不要在以下几种情况下运动：

· **饭前或饭后**。人类在饭前或饭后运动会减弱体内生物火的"燃烧"，而这两段时间正是需要生物火"熊熊燃烧"的时候。饭前半小时内和饭后 1 ~ 2 小时内请不要做任何运动。但饭后散步是一个例外，午餐和（或）晚餐后放松地散步 15 分钟会刺激人体的消化系统，时间不要太长，动作不要过于剧烈。阿育吠陀医生不提倡日落后运动，夜晚时间人体应该逐渐归于平静，为睡眠做好准备。

· **寒冬或寒冷天气**。我们早就说过，瓦塔与卡法都是"怕冷"的生命能量，如果一定要在冬天外出锻炼，那么请多穿些衣服，并且不要用力呼吸。湿冷的空气对人体呼吸道有害；另外，强风会扰乱人体内的瓦塔，从而减弱走路给人带来的宁静感。

· **烈日炎炎的天气**。"只有疯狗和英国人才会在中午的烈日之下跑到外面去"[1]，其原因就在于中午毒辣的阳光会"燃烧"人体内的皮塔，并且只会让运动中本来就迅速升高的人体温度更加飙升。

除了适度以外，平衡生命能量运动的关键还在于规律性。人体内的生命能量是时刻自我强化的，如果在某段时间里忽视了身体上的运动，那么身体就会产生惰性。可是一旦恢复了运动，哪怕是极少量的运动，生命能量就会随之更接近于平衡状态，并且会一直保持这个状态。因此，大家行动起来，认真做好每项运动，它会让你在未来几年里感到身心舒畅，甚至让你受益终身。

▒ 三大生命能量体操

现在，我要向大家介绍三大生命能量体操，这也是乔普拉健康中心的一项课程——拜日式、一系列轻柔的瑜伽体式、均衡呼吸。其实越来越多的西方人已经对这些动作非常熟悉，并承认数千年来东方人已从中大大受益。

这套体操简单易做，只有拜日式需要一些耐心，另外两套体操则不需要什么

---

[1]　英国对印度实行殖民统治时流行于印度民间的谚语。

特殊技巧。大家不要力求完美，这些只是调整身体的动作而已，没有人可以轻易做到将精神完全融入每个姿势当中。更不要总是想着自己的动作是否好看，或者如何才能更接近完美的姿势。只要尽力，你的动作就是最完美的。运动过程中人们会感觉身心舒畅，做完后也会觉得非常舒服，这套简短的阿育吠陀体操可以让每个人产生持续几个小时的愉悦感受。

以下内容是由资深瑜伽专家碧嘉·班奈特（Bija Bennett）提供的，她多年来致力于在阿育吠陀学术研讨会上推广瑜伽技巧。

拜日式

时间：每套串联动作 1 ~ 2 分钟，动作缓慢
重复：清晨完成 1 ~ 6 套串联动作，视熟练程度而定

拜日式是一套完整的阿育吠陀体操，同时兼顾了人的生理与心理，精神与身体以及呼吸。它会加强和延展人类每组主要肌肉群的力量，润滑关节，调节脊柱，按摩内脏器官，加强血液循环。有规律的拜日式练习会让人变得坚毅、柔软、灵活和优雅。

拜日式串联动作包括 12 式，请严格按照顺序逐一地流畅完成。每个动作都要注意与呼吸保持同步，即动作平稳，呼吸充分且自由。12 式串联动作的完成时间保持在 1 分钟。

开始时，请保持缓慢的节奏，不要有压力感，仔细"聆听"自己的身体，自然地展开 12 式动作。这种循序渐进的方式会避免肌肉拉伤，尤其有利于那些不经常运动的人。当你感觉呼吸不稳、大量流汗或过度疲劳时，请停止所有动作，躺下来，休息一两分钟，直到呼吸重新变得自由顺畅。随着不断地规律练习，人们会感觉越来越游刃有余。

拜日式练习要保持一套特殊的呼吸模式。吸气时请沿垂直方向伸展脊椎，将身体纵向拉长、拉开；呼气时请让身体弯曲或合拢，从而到达让脊椎反复屈伸的目的。每个动作都要尽可能地延长呼吸，动作与动作之间过渡时要暂时屏住呼吸。除此之外，整个练习中都要保证呼吸的连续性和流畅性。

拜日式 12 动作

请按照顺序流畅地完成以下动作。

切记：呼吸要与每个动作保持同步，吸气时尽量扩张胸腔，呼气时尽量收腹。

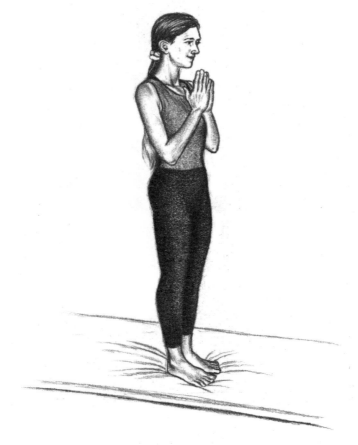

　　第 1 式：祈祷式。身体呈自然平衡站立，双脚自然并拢，脊椎向上伸展。双手在胸前合十，胸部向上提升，并尽量扩展，腰背直立，目视前方。

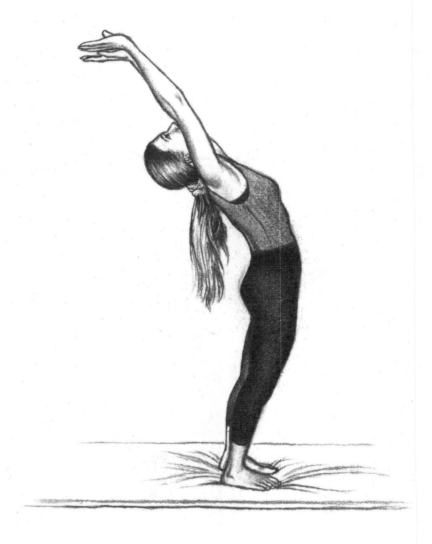

　　第2式：双臂上举的山式。吸气，将手臂慢慢向上举，于头顶合十，头部后仰。抬起并扩张胸部，继续拉伸脊椎，呼吸保持平稳顺畅。

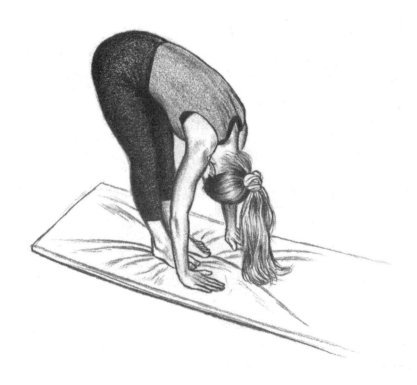

　　第 3 式：站立前屈式。呼气，身体向前向下弯曲，拉伸脊椎、双臂、颈部、膝部。膝盖放松或自然弯曲。避免胸部塌陷和上背部隆起。肘部、肩部保持放松，膝盖不要用力。

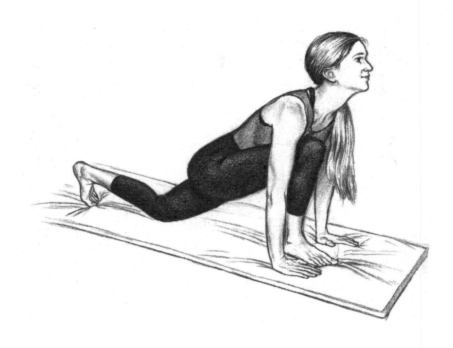

　　第 4 式：骑马式。吸气，将左腿向后伸展，左腿膝盖和脚趾着地。右膝弯曲，右脚平放在地板上，抬头，双手撑地。同时拉伸脊椎，打开胸腔，头部与颈部保持垂直伸展。

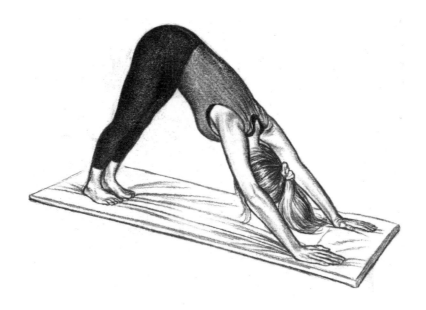

　　第 5 式：下犬式。呼气，右脚向后退至与左腿并拢——双脚与臀部同宽，双手与肩部同宽。抬高臀部，双手撑住身体，脊椎向上、向后伸展。放下脚后跟，双脚踩地，双腿后侧伸展。头部与颈部放松，让整个身体呈倒"V"形，即从骨盆至手部这条线与从骨盆至脚后跟这条线。

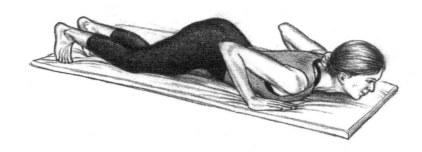

　　第 6 式：投地式。双膝轻轻着地，身体慢慢地向下滑动，让胸口和下巴着地。人体 8 点（脚趾、膝盖、胸、双手、下巴）同时着地。骨盆和腹部稍微抬离地面，尽量保持这个姿势不动，做好进入一个姿势的准备。

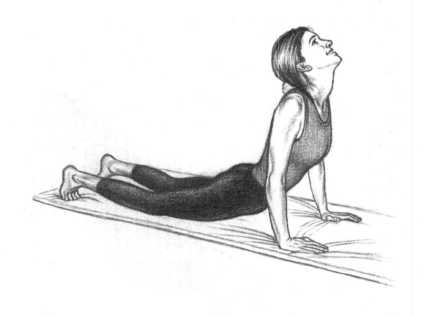

　　第 7 式：眼镜蛇式。吸气，双手撑地，伸直手臂，从腰部开始抬起上半身。双臂夹紧，尽量靠近身体，向上拉伸脊椎。打开并扩展胸腔，双肩下沉，远离耳朵。脖子尽量向后仰，头部放松，尽量拉伸上背部。切记开始时不要从头部或颈部开始用力抬高身体，而是尽量依靠后背力量使上身一节一节地离开地面。

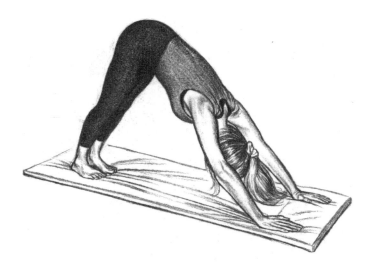

　　第 8 式：下犬式。重复第 5 式。呼气，抬高臀部，双手撑住身体，脊椎尽量向上、向后伸展。放下脚后跟，双脚踩地，双腿后侧拉伸，头部与颈部放松。

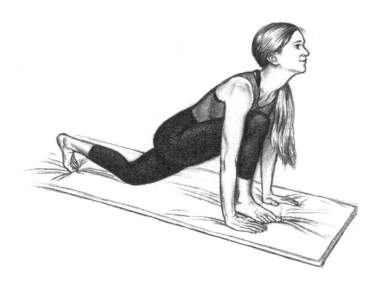

　　第 9 式：骑马式。重复第 4 式。吸气，将右腿弯曲置于双臂之间，左腿向后伸展，左腿膝盖着地。右膝盖弯曲，右脚平放在地板上，双手撑地。拉伸脊椎，扩展胸腔，头部与颈部保持垂直伸展。

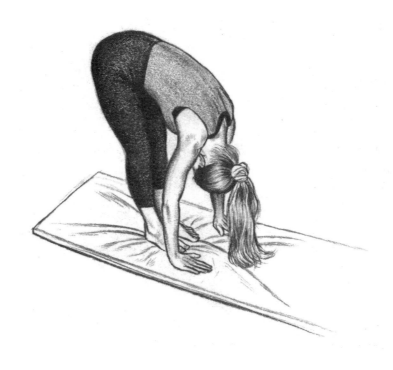

　　第 10 式：站立前屈式。重复第 3 式。呼气，左腿向前迈一步，身体前屈，拉伸脊椎。双臂与头部尽量向下拉伸，双手触摸脚两侧的地面。膝部放松或自然弯曲。避免胸部塌陷或背部隆起，肘部、肩部保持放松。

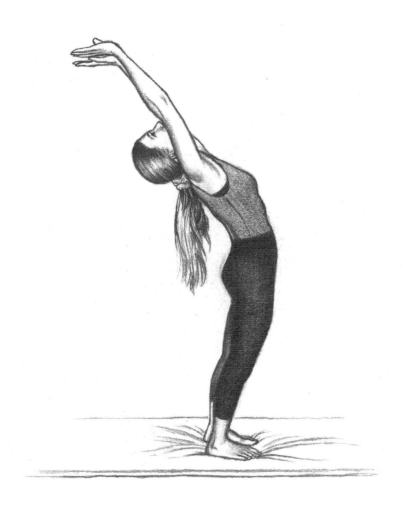

第 11 式：双臂上举的山式。 重复第 2 式。吸气，起身，由背部开始带动胸部向前、向上，让身体直立，而不是从头部开始。将手臂慢慢向上举，打开胸腔，头部向后仰，两臂于头顶合十。呼吸保持平稳、深入、顺畅。

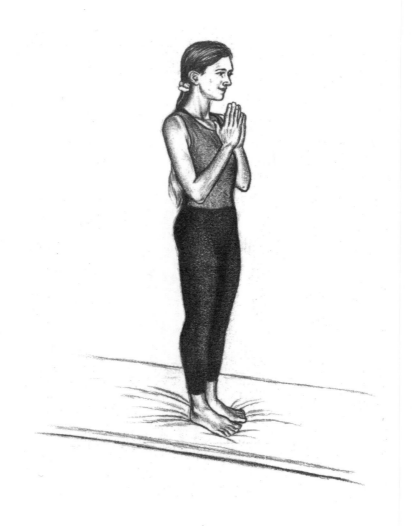

第 12 式：祈祷式。重复第 1 式。呼气，双臂慢慢放下，于胸前双手合十。身体呈自然平衡站立，双脚并拢或与髋同宽，提升并扩展胸部，目视前方，垂直拉伸脊柱与颈部。

至此，拜日式 12 个串联动作全部完成。

在祈祷式中保持几次自然的呼吸，然后开始第二套串联动作。此时的祈祷式站姿变成了下一套串联动作的第 1 式，再次吸气，进入第 2 式——双臂上举的山式，然后继续按顺序完成其余动作。

在连续的拜日式串联动作练习中，第 4 式和第 9 式中左右腿要交替轮换。如果在第一组串联动作中左腿向后伸展，那么在第二组串联动作中就要让右腿向后伸展，以此类推。

完成全部的拜日式串联动作之后，请仰卧，尽量拉伸脊椎，让身体完全放松。闭上双眼，休息一两分钟，让呼吸保持顺畅、自由。

瑜伽体式

时间：每套动作 10 ~ 15 分钟，动作缓慢
重复：清晨完成 1 套，下午完成 1 套

下面介绍的一些简单体式只需 15 分钟即可完成，是一套基本的阿育吠陀体操。最佳练习时间是在清晨与下午的冥想之前，是否与拜日式搭配可以自行决定。这些体式是乔普拉健康中心神经肌肉综合运动课程的一部分，对于每个人的健康都非常有好处，适合任何年龄段及缺乏锻炼的人。

本套瑜伽体式有其特定的先后顺序，开始是调整和热身运动，接下来分别是坐立体式、前屈体式、站立体式、倒立体式、后弯体式、扭转体式、摊尸体式，最后是简单的呼吸训练。每个体式都有其特定的生理治疗作用，我们会在每个体式的介绍之后附上它所带来的益处，这些益处都来源于古阿育吠陀医学经典的记载。

一般来讲，调整和热身运动能促进血液循环，让血液流向全身。坐立体式有助于提高人体稳定性，矫正脊柱，让人保持良好的坐姿；前屈体式可以刺激消化系统，增加脊柱的灵活性，"安抚"人体生理功能。后弯体式可以增强脊柱的灵活性和柔韧性——尤其是上背部，同时也使人精力充沛。倒立体式可以刺激内分泌系统，促进血液循环；而扭转体式能增强消化功能，利于排毒和调整脊柱。摊尸式和呼吸练习可以提高专注力、秩序性和平衡感。

体式的顺序性至关重要，因为人体"苏醒"和消除僵硬是需要准备工作的。这套瑜伽体式会让整个身体逐步变得活跃、强壮，以及让身体得到充分伸展，这也是严格按照顺序练习为何会如此重要——每一个动作都是在为下一个体式做准备，或者保持上一个体式的平衡。

以下是完成瑜伽体式之前要遵循的几点指导方针：

动作轻柔缓慢，呼气与吸气平稳，不要屏住呼吸或控制呼吸，而是令其自由、顺畅和连续。

1. "不劳而获"的方法。如果你费尽全身力气也无法触摸到脚趾，不要勉强，你完全可以通过让膝盖变软和弯曲的方式来完成动作。在这套瑜伽体式中，不要让自己的身体过度疲劳，也不要过度逼迫自己的身体。每个体式可以保持几秒钟，然后彻底放松，动作要轻柔缓慢，令自己感觉舒适即可。切记，不要突然地做出或完成某一动作，也不要突然弹起身体；整个过程，让呼吸来控制你的动作。

2. 到底做到什么程度才合适？每个动作都要做到让身体尽量伸展，轻松地转换每一个动作，让意识自然地跟随身体而动，随身体而伸展。切记，不要强迫身体过度伸展和拉伸。如感觉可以从伸展中得到彻底的放松，就再次尝试。另外，练习过程中不要忘记呼吸的频率。

3. 几个月后你就会发现身体的力量感、灵活性和柔软度都大大增强了，因此大可不必在练习过程中强迫自己达到一个理想目标。事实上，这些动作并不是为了塑造身材而设计的，因此也没有必要非"唯美"不可。切记，这套瑜伽体式的目的是让你将自己的意识、动作和呼吸完美地结合在一起。

4. 所有的阿育吠陀体操都是同时涉及人类的精神和身体的，每一套体操都会专注于不同身体部位的伸展。让意识自然地跟随这个身体的部位而动，而这个部位所积聚的压力感就会因意识的伸展而弱化。

因此，要让每一个动作中都饱含觉知，练习过程中不要开着广播和电视，以便让意识轻松地随身体而动。

5. 衣服要宽松、舒适。练习时，地面要平整，不要过于光滑，尽量不要在地板上完成动作，可以使用折叠过的羊毛毯、地毯、瑜伽垫或其他柔软的布料。

6.所有动作的完成情况都要视个人的身体条件而定。对于重病患者、孕妇、月经期妇女及其他有身体缺陷的人士，这些动作可以做适当调整，甚至可以完全改变，以保证这些特殊人群可以高效完成动作，满足他们的特殊需要。如遇到上述情况，也可以请教专业瑜伽教练来帮助自己。

- I.热身运动（1～2分钟）

首先，我们要完成几个能够激活人体活力的动作，即用手掌和手指进行全身按摩，按摩的终点部位是心脏，按摩次数可逐日增加。

1.盘腿静坐，感觉舒服即可。先用双手手掌和手指按压头顶，然后双手以揉压的方式慢慢沿头顶向下至脸部，再继续向下，揉压前颈和胸部。双手再次回到头顶，用手掌和手指按压，然后向下移至后脑和后颈，最后绕至前方揉压至胸部。

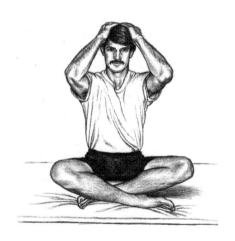

2.手部与双臂的激活。首先，从右手和右臂开始，用左手抓住右手指，持续向上揉压，至右臂顶端，再至肩部，最后至胸部。再重复1遍。沿右臂底端向上揉压，依次经过右手、前臂、肩部和胸部。揉压力度要适中，按摩要做到渐进和持续。最后以相同的方式按摩左手和左臂。整个过程中要确保按摩到手臂的最底端和最顶端。

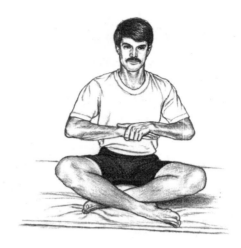

3. 将指尖放于肚脐，双手置于腹部，以肚脐为圆心，双手以揉压方式在腹部做圆周式按摩，慢慢向上推进，直至心脏部位。

4. 双手揉压后腰，即肾脏部位，然后绕至前方肋骨处，最后向上揉压至心脏部位。

5. 脚部按摩。首先，从右脚开始，抓住并按摩脚趾、脚底和脚背，一直向上至小腿、大腿、髋部、胃部，最后直至心脏。然后以相同方式按摩左脚，一直向上至髋部，直至心脏部位。

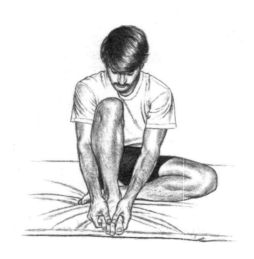

6.仰卧，背部着地，尽量拉伸脊椎，头部和颈部保持放松。双腿屈膝至胸口，双手紧抱双膝，开始慢慢向一侧翻滚，之后翻至另一侧，整个过程中保持放松，颈部始终保持放松，呼吸保持平稳顺畅。

7.每侧翻滚5次，之后释放双腿力量，慢慢将双腿放下，身体保持完全地放松。

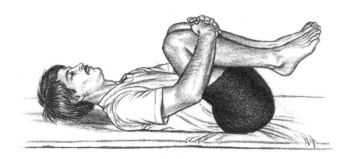

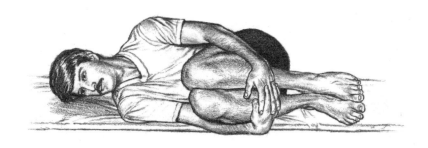

- **II. 坐式——金刚座（30秒～1分钟）**

1.跪坐，脚后跟置于臀部以下，双脚微分，大脚趾交叠。拉伸脊柱，扩展并提升胸腔。头部与颈部放松，目视前方，呼吸保持均匀顺畅。将双手交叉置于大腿上，掌心向上，左手在下，右手在上。

2.吸气，抬高臀部，使其离开脚后跟。脊椎保持拉伸状态，扩展并提升胸腔，双肩放松；呼气，身体慢慢回落，重新让臀部坐在脚后跟上。再重复1次，保持呼吸均匀顺畅。

3.动作轻柔缓慢，呼吸深入而自由，前胸和后背保持活跃和自由，尽量拉伸躯干。

【**益处**】这种瑜伽姿势可以加强人体骨盆力量，缓解膝盖和脚踝部的压力感，从而让人的背部更加强壮。

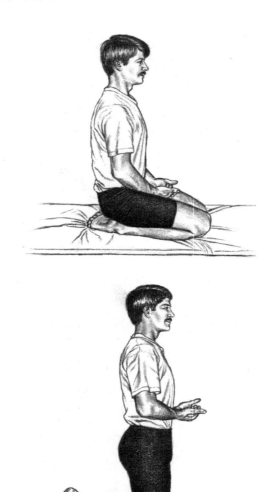

- III. 前屈式——头碰膝伸展（约 1 分钟）

1. 坐下，双腿在身前伸展开，拉伸腿部和臀部，脚趾尽量向上勾起，与头部保持在一条直线上。

2.左腿弯曲，左脚脚掌抵在右腿大腿根处，左小腿与右腿呈直角。

3.吸气，依靠背部的力量，向上伸直双臂，越过头顶；呼气，向前、向下屈体，双臂维持不动，拉伸脊柱。身体向前时，脊柱、双臂和颈部均有拉伸感。不要过度压迫胸腔，上背部不要过度弯曲，右膝可稍微弯曲，以进一步释放腰部力量。

4.保持这个姿势不动，几次均匀呼吸之后，吸气，双臂缓缓落下，置于右腿两侧。前胸向前打开，头部贴在右腿膝盖上。起身，双臂再次缓缓举过头顶。重复1次，动作要轻柔缓慢。吸气时，抬起身体，双臂上举；呼气时，双臂缓缓落于右腿两侧，头部紧贴膝盖。

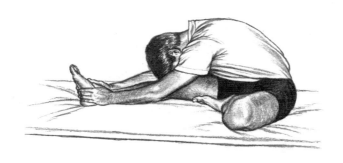

5.换另一边完成此动作，尽量伸展左腿，右腿弯曲，右脚掌抵在左腿大腿根处，右小腿与左腿构成直角。

6.动作要轻柔缓慢，呼吸均匀平稳。呼气时向上伸直双臂，身体向前、向下弯曲，吸气时抬起身体。重复1次。保持呼吸平稳，保持这个姿势不动，维持几次均匀呼吸，不要有压力感。抬起身体后，呼气，让双臂缓缓落于左腿两侧，头部紧贴左腿膝盖。

【益处】这种瑜伽体式可以增强人体脊柱的力量，让脊柱放松，缓解并促进腹部器官的循环，帮助人体消化。

· Ⅳ.肩立式——肩倒立（30秒，如无不适感可适当延长至2分钟）

【警告】如是初学者，或上背部和颈部过于僵硬的患病者，请在肩部下面放置一两条毯子，以免颈部受伤；或者只做肩部半倒立，切记不要强迫自己完成完全倒立动作。动作要轻柔缓慢，如果腰疼或患有高血压，请遵医嘱（阿育吠陀不提倡头部倒立，因为如果动作不当，会对头部、颈部和脊柱造成伤害）。

1.平躺，背部着地，双臂、双手平放于地面，双肩放松，尽量拉伸脊柱。

2.呼气，屈膝，抬腿，与身体呈直角。手掌撑地，双腿保持打开、伸直状态，膝部用力，带动双腿在头顶上方轻摆。屈肘，保持与肩部同宽，双手扶臀，支撑后背，手肘与肩部形成一个支撑全身的平面。

3.尽量拉伸双脚脚跟和跖球，让双腿完全垂直于地面，让脊柱尽量向上拉

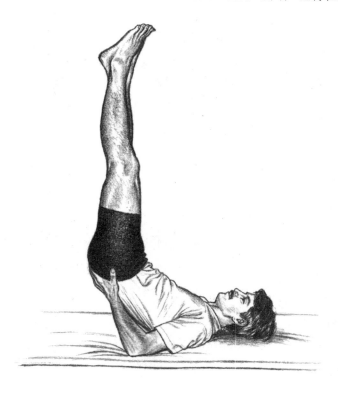

伸。双腿从臀部开始尽量向上伸展，使脚踝与肩部完全呈直角，脊柱有向上的拉伸感。

4. 如选择肩部半倒立，请不要让双腿完全垂直，只需与身体呈一定角度即可。双手支撑全身力量，尽量拉伸双脚脚跟和跖球（注意，此动作是肩倒立，不是颈倒立，因此不要让颈部与喉部产生任何压迫感，这一点非常重要）。呼吸均匀顺畅，脸部完全放松。保持这个姿势不动，维持几次均匀呼吸。可跟随感觉适当延长练习时间。

【益处】这个瑜伽体式可以促进和增强人体内分泌系统，促进甲状腺循环，减轻精神疲劳，增强脊柱柔韧性，对人体有安抚作用。

• V. 犁式——半犁锄（15秒～1分钟）

1、从肩倒立开始，呼气，骨盆向上弯，双腿越过头顶，尽量伸直。脚跟有拉伸感，双腿与躯干呈直角，尽量拉伸脊柱，上背不要过度弯曲。呼吸保持均匀、连续。

2、出现不适感时可将腿收回，不要过度压迫脊柱和胸部。注意，不要让颈部产生过大的压力感（如感觉疼痛，可慢慢释放双腿力量，收回双腿）。

3、现在，在身体后部伸开双臂，指尖与双腿和头部呈相反方向。肩部上方躯干保持放松，臀部与肩关节垂直，尽量拉伸脊柱。

4、在头顶互抱双臂，在这个姿势中停留一会儿，保持均匀呼吸。

5、缓缓地将双腿落下，呼气，屈膝，双手支撑后背力量。缓慢、流畅地舒展脊柱，双膝保持弯曲，直到身体完全打开。平躺，全身放松，保持几分钟。

6、请保证呼吸均匀顺畅，尤其是在做肩倒立式和犁式时，无论身体产生何种程度的压力感或压迫感，呼吸都要保持平稳。

【益处】犁式可以加强人体后背、颈部和肩部的力量并达到放松的目的，增强肝脏、脾脏功能，消除疲劳。肩倒立式和犁式都对甲状腺功能有刺激和恢复作用。

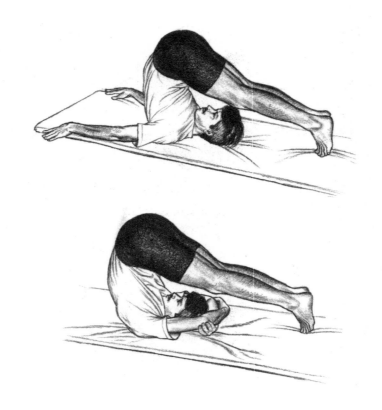

• Ⅵ. 眼镜蛇式（30秒～1分钟）

1. 平躺，脸朝下，让胃部紧贴地面。双脚并拢，双手放在肩下，指尖朝前。轻轻拉伸脊柱，以维持腰部力量。

2. 吸气，抬起并扩展胸部，身体向前、向上拉伸。双手支撑全身力量，两肘紧贴身体，继续向上拉伸脊椎。胸部完全打开，双肩下沉，尽量远离双耳，颈部和头部放松。上背部有扩展和拉长感。

3. 保持这个姿势不动，几次均匀呼吸后呼气，慢慢放下身体。

4. 重复 1～3 次，吸气，抬高胸部时，切记不要从头部开始抬高身体，或让颈部支撑身体力量。尽量保持脊柱的拉伸，呼吸保持平稳、流畅、自在。呼气时缓缓放下身体。全身保持放松。

【**益处**】这个瑜伽体式可以增强人体背部的力量，舒展腹肌，可辅助治疗妇女的子宫和卵巢疾病。

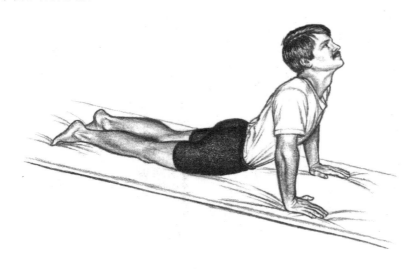

• Ⅶ. 蝗虫式（30秒～1分钟）

1. 脸部继续朝下，在身后展开双臂，将其置于臀部两侧或大腿下。掌心向上，双脚并拢，背部有拉伸感，将下巴轻轻地置于地面上。

2. 吸气，抬高双腿，从臀部开始拉伸双腿。尽量拉伸脊椎，双腿继续向上、向后拉伸。大腿要有明显的拉伸感，双腿保持伸展和笔直。呼吸均匀顺畅。保持这个姿势不动，几次均匀的呼吸后，慢慢释放腿部力量，让双腿缓缓落下。

3. 重复1～3次。切记，不要屏息，吸气时抬高双腿，保持脊椎的拉伸感，但不要过度拉伸腰部。

4. 不要苛求动作达到完美。你可以先试着抬高一条腿，从臀部尽量拉伸，然后再同时拉伸两条腿。

【**益处**】这个瑜伽体式可以增强人体腰部力量，促进消化，对膀胱、前列腺、子宫和卵巢都非常有好处。

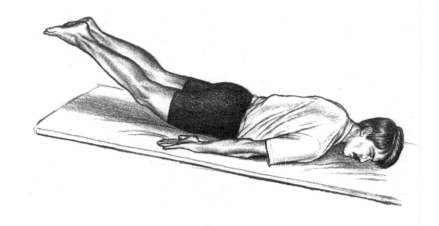

• Ⅷ. 跨坐扭转式——圣哲玛里琪式（约 1 分钟）

1. 坐着，双腿在身前伸直，脊柱保持拉伸感，头部与颈部保持放松。

2. 左腿屈膝，左脚脚底紧贴地面。脚后跟与臀部保持在同一条直线上，脚尖大致与右腿膝盖平行，左脚内侧与右腿大腿根内侧紧贴。右腿尽量向前拉伸，腿部和脚后跟均产生拉伸感。

3. 将左手置于身后，手掌放在地面上，右手手臂置于左腿膝盖外侧。这个动作很难做到，因为右手要绕过左腿抓住右腿膝盖。吸气，提升胸腔，向上垂直伸展脊柱，呼气，以脊柱为中心向左扭转身体。

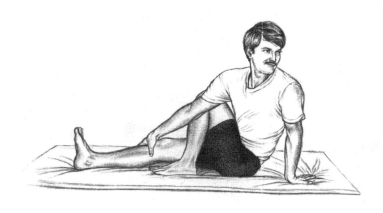

4.身体处于扭转状态时，尽量向左扩展胸部，让头部跟随脊柱而动，跟随身体扭转的方向而动。继续拉伸脊柱，打开胸腔，自由地呼吸。前胸不要有过度的压力感，如果脊柱在这个姿势中无不适感，可以将身后的左手继续向右腿大腿方向移动，前提是不要有任何的压力感，因此不必勉强。

5.呼吸保持平稳，保持这个姿势不动，维持几次均匀的呼吸。慢慢释放全身力量，身体恢复正常坐姿，然后换另一侧重复该动作。重要的是保持均匀顺畅的呼吸，呼气时扭转身体，扭转时使脊椎保持拉伸感，而不是压缩感。

【好处】这种瑜伽体式可以促进人体腹部器官的循环，释放肩部和上背部的压力感，舒展颈部，刺激人体肾上腺、肝脏和肾脏功能。

Ⅸ.站立前屈式（1分钟）

1.站立，身体呈自然平衡状态，双脚平行，与髋同宽。拉伸脊柱，提升并扩展胸腔。肩部与头部自由伸展，目视前方，保持呼吸均匀。

2.双臂自然垂于身体两侧，双肩放松，目视前方，呼吸顺畅。

3.吸气，慢慢伸展双臂，上举过头，扩展胸腔。呼气，身体向前、向下弯曲，拉伸脊柱，双臂与头部跟随脊柱而动。双膝自然微屈，双手放在脚两侧的地面上，两肘、双肩放松，膝关节放松。

4.呼吸顺畅。保持这个姿势不动，几次均匀的呼吸之后，吸气，举起双臂。向前、向上慢慢打开胸部，身体一直向上，直到笔直站立，双臂举过头顶。呼气，慢慢放下双臂，置于身体两侧。

【益处】这个瑜伽体式可以协调肝、胃、脾、肾的功能，增强脊柱的力量，镇定和安抚神经。

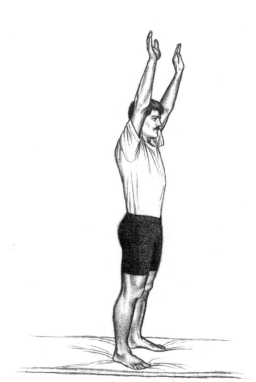

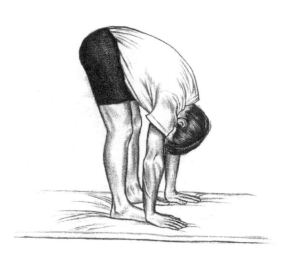

- X. 摊尸式（至少 1 分钟）

1. 仰卧，背部着地，保证脊柱完全地平贴在地面上。

2. 从骨盆处尽量拉伸双腿，让双腿完全自然地贴近地面。头部、颈部、双肩和臀部放松，双臂自然地放于身体两侧，掌心向上。

3. 现在，让身体完全放松，双目微闭，持续至少 1 分钟，保持呼吸顺畅、自在。

【益处】这个瑜伽体式会对身体和精神产生刺激作用，使精力与体力得到完全恢复，减轻疲劳，安抚整个人体功能系统。

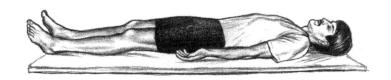

均衡呼吸（调息）

时间：5 分钟

重复：清晨 1 次，夜晚 1 次

阿育吠陀呼吸训练法是一套轻柔的均衡呼吸法——气息从一个鼻孔吸入，从另外一个鼻孔呼出——这套技巧被称为调息法。其目的是让人体的呼吸频率更加规律，从而"安抚"整个神经系统。几分钟的均衡呼吸之后，双目微闭，静坐，感受身心的彻底放松。许多人在调息之后，大脑都会产生愉悦感，并且全身发热。调息法是进入冥想的最佳"前奏曲"，因为它可以毫不费力地让人们集中内心意识，防止思维分散，清除充斥大脑的"噪音"。

现代医学发现，大脑功能活动可以被分为左右两半球，其各自分工不同。右半球倾向于直觉和感觉，左半球则倾向于理性和组织性。而阿育吠陀调息技巧则是一种可以与大脑两个半球同时"对话"的方法，并使它们达到一种平衡。随着人体的呼吸越来越均衡，人体左右鼻孔的呼吸转换就会变得更加规律，人类的头脑会逐渐变得清晰、机敏，身体也不再出现左右不平衡现象。

我们向大家介绍的是一套 5 分钟调息法，建议大家每天早、晚各练习 1 次，以达到完美的阿育吠陀日常养生目的。

调息之前，请注意以下几点：

·不要过于用力。如果开始出现头晕和气喘现象，请暂停 1 分钟，静坐，双目微闭，直到身体恢复正常。遇鼻息受阻时也不要大力呼吸，建议不要在开始调息之前使用任何抗组胺类药物通鼻。如果因过敏或感冒造成鼻窦阻塞，暂时不要练习调息法，等到鼻腔通畅后再练。

·初次练习调息时会出现鼻黏膜收缩现象，这是正常现象，不要惊慌。几天后，这种现象会自然消除。

·练习调息时房间要保持安静，关掉收音机和电视。双目微闭，如出现焦虑感，请暂停 1 分钟，但不要立即起身，继续保持双目微闭的静坐姿势，直到身体再次完全放松。如不适感持续存在，请躺下休息几分钟，直到不适感消失。

·不要屏住呼吸或计算吸气和呼吸持续的时间。一些瑜伽书上会有这些特别说明，或者瑜伽教练也会告诉你。切记，不要让调息变成一种运动，它只是让身体和呼吸达到平衡的方法，保持自然的呼吸频率才是正确的。

如何均衡呼吸（调息）

选择一把合适的椅子，保证坐姿笔直，脊柱完全伸直，双脚同时着地——练习调息时最好不要随意地靠在椅背上。双目微闭，让意识安静下来，抬起右手，大拇指放置于右鼻孔外侧，中指与无名指置于左鼻孔外侧。

动作：轻轻地轮流按住两个鼻孔，呼吸保持平稳。臂部放松，不要产生疲劳感，让右手肘紧贴肋骨，但不要将右手肘置于椅子或桌子上。

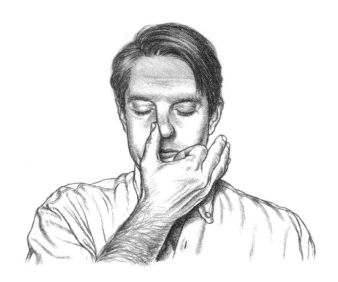

调息的基本节奏是：

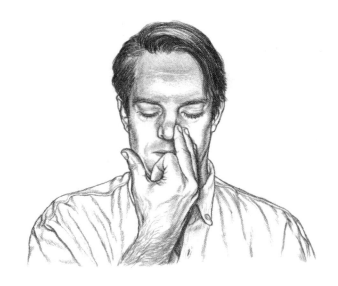

1. 用拇指轻轻地按住右鼻孔，左鼻孔缓缓呼气，再缓缓吸气。

2. 中指与无名指轻轻按住左鼻孔，右鼻孔缓缓呼气，再缓缓吸气。

3. 保持左右鼻孔轮流呼吸，5 分钟后放下手臂，双目微闭，静坐一两分钟。如感觉良好，可立即进入冥想练习。

注意，在每次呼吸时以呼气开始，吸气结束——这与大多数西方呼吸训练方法是截然不同的，后者是以深入吸气作为开始的。阿育吠陀调息法不需要深入呼吸，只要让呼吸自然顺畅，比正常呼吸稍微慢一些、深一些即可。任何时候只要感觉气息不足并且开始用嘴呼吸时，调息法都可以使人恢复到正常的呼吸频率。对于许多人来说，呼吸模式总是会发生改变，然而一旦能获得一个相对均衡的呼吸方式，就说明人们又向完美健康靠近了一步。

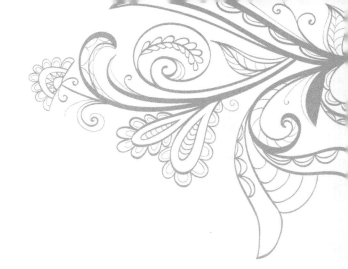

Chapter 14

第十四章

季节养生

　　通过对量子人体的阐述，读者应该已经知道身体并不仅仅停留在皮肤这个"边界线"以内，它会一直向外伸展，直至充满整个自然界。瓦塔、皮塔和卡法无处不在，它们将人们的生理功能与整个大自然联系起来。这也正是为何身体会随季节变化而变化——下雨时骨骼会疼痛，初春时会感觉慵懒倦怠。人体内的生命能量时刻都在"监视"着外界的变化——炎热、寒冷、刮风、潮湿以及由季节变化引起的各种不同现象。

　　当刮起又冷又干的大风时，人体内的瓦塔就会立即有所反应，因为瓦塔的特征也是又冷又干，且时时流动，它会感知外界与自己相似的物质，并逐渐在人体内占据主导地位。每一种生命能量都有自己相对应的特定天气，某种天气会引发某种生命能量的"爆发"，使得生命能量在与人体对话时"畅所欲言"。

　　天气寒冷、干燥、刮大风会导致瓦塔积聚。

　　天气炎热导致皮塔积聚，潮湿更会加重积聚。

　　天气寒冷、潮湿以及下雪会导致卡法积聚。

　　"积聚"一词是指人体内的生命能量受外界的影响而增多，如果过量，积聚就会加重，从而造成生命能量失衡的局面。有时，一种生命能量之所以会不受季节限制而对人体造成影响，如夏季感冒，其原因就在于这种影响带有延迟性和外溢性。生命能量的积聚是需要一些时间的，之后才开始对人体的部分功能造成干扰。秋季的前几周一般是人类感觉最为舒适的时候，但之后就会突然出现某种焦虑感或关节刺痛感，这说明瓦塔正在开始作祟。

这与清晨产生宿醉感是同样的道理——身体内"错误程序"的运行是需要一定时间的，之后再以某些症状的形式爆发出来。瓦塔是人体内"运行"速度最快的生命能量，因此它的失衡会最先表现出来；然后是皮塔，其明显症状的产生大概需要一个月的时间；最后是卡法，这种生命能量就像冷却的蜜糖，整个冬天里都会"黏黏地"缠住你，直到春天来临时才慢慢"融化"和"流动"。如果你经常在四、五月份出现流鼻涕或鼻塞症状，那么你在 2 月时就要开始留心体内卡法是否平衡了。

❖ 生命能量与季节

与一天当中人体有节奏地运行一样，一年当中的生命能量也有其各自的循环规律，在不受干扰的情况下，人体会自动跟随这些变化而变化。阿育吠陀将一年分为三大季节，取代了传统意义上的四季。

卡法季节在春季：3 月中旬— 6 月中旬

皮塔季节在夏季和初秋：6 月中旬— 10 月中旬

瓦塔季节横跨晚秋和冬季：10 月中旬— 3 月中旬

一年当中完整的生命能量循环顺序是卡法→皮塔→瓦塔，而这个顺序也与人体一年的循环顺序非常符合。我们要尤其注意秋季，因为秋季在这里被一分为二，分别属于两种生命能量。初秋属于皮塔，当时还是比较炎热的天气占主导地位；接着它被瓦塔掌控，天气转冷、变干燥并经常刮风。体内瓦塔占主导地位的人应该在秋高气爽的 10 月份多出去散步，此时的天气会令他们感觉非常舒畅——没有什么比这种天气更有利于瓦塔人了。另外，充满灵性和令人神清气爽的秋季特征也会消除这些人的疲劳和压抑感，而瓦塔人对于风比较敏感，大风会点燃他们体内的"生物火"，直至"熊熊燃烧"。因此，每个人都要注意全年的身体平衡，尤其是在易受"攻击"的时候就更要特别留意自己的体质。

阿育吠陀三大季节只是一个大概的划分，人们必须根据当地的天气情况作出相应调整。比如，在印度有 6 个季节，雨季和其他气候变化的多样性使其整体天气情况与美国大相径庭。而另一方面，美国佛罗里达地区则全年适合皮塔人居住，对于卡法人和瓦塔人来说，那里的冬季有些过于短暂了。

其实，告诉人们生命能量将要失衡的并不是日历，而是大自然本身。任何时候潮湿、寒冷和乌云密布的天气都会导致卡法的积聚，无论是在秋季还是在冬季和春季。生命能量有一双异常敏锐的"天气之眼"，即便是在美国的佛罗里达，生命能量也会根据占主导地位的气候条件进行轻微调整，可以让人体严格按照卡法→皮塔→瓦塔的顺序经历一整年的循环过程。

❖ 季节养生

从传统意义上来讲，阿育吠陀建议每个人都要注重季节养生，从而在季节变换时平衡自己体内的生命能量。这种养生并不是要人们改变自己的生活习惯，只是稍微作出一些调整。每个人都应该按照阿育吠陀日常养生方法去做——这是尤其重要的——遵照一定的季节饮食习惯，"安抚"体内占主导地位的生命能量，这些生活习惯的变化要逐步融入季节的变化。

卡法季节（春季至初夏）

多食清淡、干燥的食物，相对于其他季节，这段时间要少食油性食物。减少属"厚"的奶制品，如乳酪、酸奶和冰激凌的摄入，因为这些食物会加重体内卡法的积聚。多食温热的食物和温开水，多吃辣味、苦味和涩味食品，少食甜味、酸味和咸味食品。

皮塔季节（仲夏至初秋）

炎热天气里人体内的生物火会越来越弱，因此夏季人们通常会觉得缺少食欲，请尊重这种人体变化，不要吃得过多，可以多吃一些凉食，多喝一些凉饮，但不要喝冰镇饮料。天气热时人们会非常想喝水，但饭后不要立即喝凉水，这会"浇灭"体内的消化之火。多食甜味、苦味和涩味食品，少食酸味、咸味和辣味食品。

瓦塔季节（晚秋至整个冬季）

多食温热食物，多喝温开水，这段时间可以多吃一些稍"厚"和稍"油"的食物。要保证食物经过充分烹调，并且容易消化，吃饭时多喝一些温开水，最好是热水和瓦塔体质药草茶。多食甜味、酸味和咸味食品，少食苦味、涩味和辣味食品。避免摄入过干或未煮熟的食品，尤其是沙拉、生水果和生蔬菜。食欲大增时请不要慌张，这是冬季里正常的人体变化，有助于安抚体内瓦塔。不过，不要吃得过多，不要让食物的摄入超出自身的消化能力。

另外，还要注意两点：

·全年保证食用新鲜的食物，最好是当地生产的。
·尽量避免食用不符合当地季节的食物，例如冬季里的西红柿和生菜、夏季里的一些谷类作物、从外地运来的半熟水果等。

正如我们所看到的，季节养生中的大部分饮食常识和饮食习惯都是我们所熟悉的。然而在寒冷的 2 月里，饭店里还是有许多人选择冰冷的沙拉和冰激凌；在不知情的情况下，几乎每个人都喜欢喝冰水、冰镇啤酒或冰镇白葡萄酒，而所有这些都会导致敏感季节里瓦塔人体内瓦塔的积聚。

　　一般来讲，季节与人体的体质类型是最相匹配的——夏季与皮塔人，冬季与瓦塔人，春季与卡法人，每个季节都有各自对应的喜好人群，也是最忠于相应人体体质特征的时期。另外，换季是瓦塔最容易受"攻击"的时候，因此当冬季向春季转换、春季向夏季转换时，尤其要注意一下体内的瓦塔，因为此时人体最易受季节性感冒和流感的侵袭。

　　如果你体内是两大生命能量占主导地位，那么大多数人都要在相应季节到来时平衡每种生命能量。让我们举一个非常实用的例子，如果你是瓦塔—皮塔体质，那么就要在初冬，即瓦塔季节，遵照瓦塔体质饮食食谱；在夏天，即皮塔季节遵照皮塔体质饮食食谱。卡法这种生命能量只有一个季节，即春季，此时对于你来说，需要的是瓦塔体质饮食与卡法体质饮食的混合，前者是你体内的首要生命能量，而后者是符合大自然的季节性食物。所谓"将两种体质饮食混合在一起"，就是同时参照瓦塔体质饮食和卡法体质饮食中"多食"一栏的食物。

　　如果只是根据季节变化而改变饮食，人们往往会晕头转向，生活也会因此而变得复杂。阿育吠陀季节养生法开辟了一条新途径，它会让人遵照自己的本能来自然选择饮食。

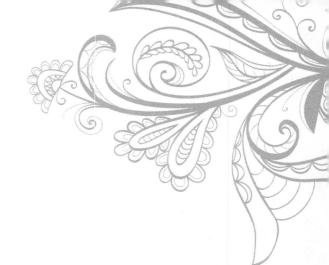

结束语

量子场之花

　　大多数人都能够接受这样的理论：人体的形成和终结都是十分明确的，生命一旦开始，就注定要无情地走向结束；每个人都源自母亲子宫里的一个细胞，最后却要"尘归尘、土归土"，长埋于地下。不过这种理论却只是一种文化信仰，而不是纯粹的事实。人的身体并没有一个明确的开始，也没有一个明确的结束，它时刻都在制造新的自己——每天不断地制造。也就是说，人体的每一刻都是"起源"，每一刻又在将某些物质"尘归尘、土归土"地深埋。如果人时刻都在制造自己，那么人完全可以"亡羊补牢，为时未晚"，我们随时都能制造一个全新的自己，从而取代过去那个错误的身体。

　　人类的每一次呼吸就是一个"制造"的过程，空气中分子的排列是无序的、随意的，如果这些分子恰巧进入了人体，它们就会神奇地获得了某种使命和某种身份。那么，这些分子在身体里又是如何"自我创新"的呢？让我们以进入人体的一个单一氧原子为例，这个氧原子只需不到千分之一秒的时间就可以穿透湿润且几近透明的肺黏膜，然后迅速附着在人体红细胞内的血红蛋白上。此时，人体会立即出现一个巨大的转化——人体血细胞变色，从血红蛋白极度缺氧时的深蓝色转变成氧气充足时的鲜红色。至此，一个游离的氧原子立刻变成了人体的一部分，它穿过了一个无形的边界线，从无生命物质变成了有生命物质。

接下来，这个氧原子只需花 60 秒的时间就可以随人体血流完成"周游"全身的"旅程"，如果人体在剧烈运动，那么这趟"旅程"则只需花费 15 秒。在这段时间里，人体内大约一半带有新氧原子的血液会进入一个肾细胞、一块肱二头肌、一个神经细胞或任何一个人体组织。而先前的那个氧原子则会"定居"在人体中的任何一个角落，时间可能是几分钟，也可能是一年，负责人体可以胜任的多种功能运行。一个氧原子可以与人体神经传递素相连接变成一个人快乐的思想，也可以与肾上腺分子结合让人体因恐惧而颤抖，它还可以与葡萄糖一起为大脑传送营养，或与白细胞黏在一起，"牺牲自己"，出现在战斗第一线，与入侵人体的细菌做顽强斗争。

这就是人类生命长河——身体长河的流动模式，它流畅、充满智慧又充满创造性。既然我们已经了解了一些阿育吠陀医学原则，那么人类对自己身体所承担的责任也会更加明朗——创造全新的自己。我们置身于自然世界，每天要做的就是创造全新的自己，这与建造一个新的宇宙是一样的。创造自己并不仅仅是一个"全职工作"，同样也是一个令人难以置信的奇迹——人类每次简单的呼吸就可以为 5 万亿个红细胞输送氧气，每个红细胞中又包含 2.8 亿个血红蛋白分子，而每个血红蛋白分子又可以"加速运输" 8 个氧原子。

如果将每个氧原子看作一块新积木，那么一次简单的呼吸就可以为人体增加 11×10^{21} 块新"积木"，这些"积木"会被传送到身体的每个角落，并且要与人体内部"严丝合缝"。单单一块新"积木"是不能改变原来的身体结构的，只有人体的长河流动起来，旧的身体才会自然流畅、毫不费力地转变成新的身体。

当今人类之所以不能拥有一个完美健康的身体，其唯一原因就在于人们总是不断地"吸入"新积木，然后将它们摆在与之前相同的老位置上。我们为什么会这样做？究其根本就是人的意识问题，人们看待自己的方式始终没有改变。如果能仔细审视一下自己的人生，你就会发现自己一直在向身体传递着某些相同的信号——旧的信仰、旧的恐惧、旧的希望、旧的生活习惯——昨天的、前天的、千篇一律的。这就是人类为何总会执着于旧身体的原因所在。

※ 全方位掌控身体

新"积木"并不会按照顺序进入人体，而是由人体内在智慧来"安排"它们的位置。这种智慧会告诉"积木"该如何建造人类的心脏、肾脏、皮肤、生物酶、激素、DNA 以及所有组织器官，它无穷无尽，并且完全可以被人们掌控。然而，人们在很大程度上并没有在意量子人体所具有的巨大创造性，也没有过多地给予关注。人的思想就像是从量子人体发射出的一道光束，这道光束会集中在某个焦点上，而这个焦点就是人类的意识，人类想要活得更久，或者活得更好，只需要一点点这样的光束，或者说是思想。例如，只需要产生决定戒烟的想法就可以让寿命延长 5 年；只需要产生决定消除过多脂肪或摄入健康食物或规律运动的想法，就会让自己多活很多年。然而这种可以集中在某个焦点上的"光束"也存在其局限性，它们不会轻易就让人拥有完美的健康，即使将光束增加 2 倍或 10 倍，也不会延长人类的生命长度，如果说有什么可能的话，它们最多只是可以提高人的生存质量。

然而，人能意识到这一点就已经是一个重大突破了，就像我们之前谈到的那样。如何才能最大限度地激发量子人体的巨大潜力？答案非常简单，人类创造自己的工程极其复杂，每天最好按以下几步付诸行动：

· 饮食。饮食是一个创造性行为，选择天然食品会让身体非常舒畅。为了确保饮食的合理性，首先，要知道自己的体质类型；然后，遵照与其相匹配的饮食食谱进食。希望读者能够仔细阅读本书中有关体质饮食的阐述，在心里反复强化这些信息，直到自己完全成为饮食原则的忠实执行者。从现在开始，请根据这些原则进食，你一定会感觉非常自在、非常舒畅。

· 消化与吸收。消化与吸收过程也是一个创造过程，可以将"积木"转变成活生生的人体组织。人体内的消化之火掌控着这两个过程，并协调二者的完美运行。希望大家能够仔细阅读本书中有关生物火的描述，了解自己某些特定功能的运作方式，然后尊重自己体内的生物火，重新规律地"点燃"它。

·排便。排便也属于人体的创造性行为，它可以净化人体，排除身体中没有被彻底消化的食物和细胞毒素，以及其他的"旧积木"。人们可以通过规律的日常养生法和阿育吠陀净化治疗方法来促进排便。在本书有关生物火的阐述中，我们曾经提到过可以净化身体的药草，另外悦性饮食也有很大的帮助，因为这些食物可以将人体杂质的摄入量减至最低。如果可以的话，请将季节性排毒融入日常养生之中，最好一年排毒3次，最少也要保证1次，这是促进人体消化的最佳治疗方法。

·呼吸。人类基本的生活习惯是其他所有生活习惯的基础，而呼吸则是人体最富有创造性的行为。正确的呼吸频率可以让人体内细胞的运行节奏与大自然保持一致。呼吸越自然、越精致，人体与外界也就越和谐。许多阿育吠陀养生法都可以帮助呼吸恢复平衡——三大生命能量体操中的所有动作和温和的调息法，每天只需几分钟就可以获得效果。

最后，我们将这些独立步骤总结为一点：

与自己的量子身体保持一致。这是一个总结性的创造行为，如果人们能够与自己的量子身体保持一致，那么日常生活中的各种行为也会像机器零件一样顺畅运作——呼吸、饮食、消化、吸收和排便。最重要的养生方法就是"超越"，这是一种与量子身体取得联系的行为，请大家详细阅读本书中有关冥想的阐述，最好每天清晨和晚上都要加入几分钟冥想，让自己的思想完全安静下来。

阿育吠陀医学理论认为，这是加速人体向更高层次迈进的途径。如果我们能够正确掌握并按照这些步骤付诸实践的话，人就会保持在平衡状态。在量子层面，我们都是"建筑队队长"，只要遵循大自然的智慧——我们的自然体质——十分庞杂的人体就会随季节、潮汐和熠熠闪烁的星辰而完美运行。

▨ 意识长河中的微波

就生命科学的本质来讲，它是一门针对个人的知识体系，并且真实可靠，它可以带领人们回归自我。现在我们已做好准备向大家介绍如何利用这门知识让自己受益。当你打开这本书时，看到"完美健康"这样的字眼，或许会有些吃惊。因为每个人都有对自己身体感到不满意的时候，似乎期望拥有一个完美健康的身体几乎是奢求。然而，阿育吠陀贤人们却采用一种截然不同的视角来看待这一点，一句著名的吠陀名言这样说道："拥有完美健康是人类自身的责任，因为人体是意识长河中的微波，如果人体出现问题——哪怕是极其微小的问题，都会对整个宇宙的和谐造成干扰。"

现在，读者们或许已经能够理解这句惊天动地的名言的含义。我们不要将自己的身体看作时间与空间中一个孤立的生物体，一个占地6立方英尺（1立方英尺 = 0.28立方米）、维持七八十年生命的生物体。我们应该意识到自己是宇宙这个"大身体"里的一个细胞，我们享有所有宇宙世界的特权，包括完美健康。大自然赋予了人类思考的能力，因此人类应该有能力认识到这个真理，正如另一句吠陀箴言所说："隐藏在人体中的内在智慧是自然界中级别最高的智力，它折射了整个宇宙的智慧。"这种智力就存在于人体内，是人类与生俱来的一部分，是人类不可随意抹杀的天性。

在量子人体阶段，人与宇宙之间并没有明显的分界线，每个人都处于一种无穷大与无穷小之间的微妙平衡中。星际中已存在至少50亿年的质子与人体中的质子是相同的，百万分之一秒就可以闪电穿过地球的中微子也是人体瞬时变化的一部分。人类不过是集合了宇宙每个角落中各种物质的长河，一条由原子和分子组成的长河，是能量的表现载体，是扩大延展于整个"统一场"的表现形式，是蓄满智慧的水库，而这个水库将永不枯竭，因为整个大自然是永不枯竭的。

阿育吠陀选择在一个成熟的历史时期登上舞台，此时"大自然重新绽放的魅力"已开始向传统物理学发出挑战——代人以前，有关宇宙是一个有生命、能呼吸、会思考的有机体的言论还备受世人的冷嘲热讽，而如今却已经被证明是一个崭新科学的全新理论。在这个大背景下，阿育吠陀医学可以乘胜追击，让人们了解什么是真正的量子医学。

对于现代人来说，疾病不是必需的，而是可以选择的——大自然不会把能够造成心脏病、糖尿病、癌症、关节炎或骨质疏松症的细菌或病毒强加给人类，这些疾病从很大程度上讲都是人类自己创造的产物。然而什么是人类要"创造"的？什么又是该"摧毁"的？如果本书能够帮助你在这次自知旅程中找到自己的思路，那么你就再也不会用以前的老眼光来审视自己。如果看起来笨重而顽固的身体也可以享受此次旅行，那么你就会从本书中获得更大的收获。人类将不再生病，完美健康也不再是一个梦想，人类的身体将获得真正的自由，变成一个由肉体包裹的完美而理想的量子身体。

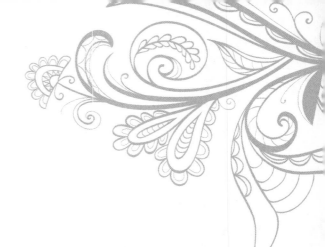

术语表

拜日式（Surya Namaskara）——阿育吠陀体质运动 12 式

残毒（ama）——沉积在人体内的残留杂质，会造成消化不良。"精神残毒"是指人类的负面情绪和负面思想，造成精神面貌不佳，身体新陈代谢不完整。

抽象的错误（pragya aparadh）——人类智商性错误（即只看部分，忽视整体）

纯质（sattva）——纯度，人体内在的进化冲动

吠陀（Veda）——"科学"或"知识"

阿育吠陀（Ayurveda）——"生命科学"或"生命知识"，是吠陀的一个分支

活力精华（ojas）——人体新陈代谢的最纯粹表现，人体对食物正常消化和吸收的最终产物

激质（rajas）——人体内在的行为冲动

极乐（ananda）——即"纯粹快乐"

季节养生（ritucharya）——阿育吠陀养生法

精油按摩（abhyanga）——日常精油按摩

卡法（Kapha）——负责身体结构的生命能量

拉萨亚那（rasayana）——阿育吠陀系列药草

嘛玛急穴（marma）——存在于意识与肉体之间的连接点（人体皮肤表面有107个嘛玛急穴，可以通过稍微用力的触碰方式进行刺激）

排毒疗法（panchakarma）——身体净化疗法（即"五业排毒疗法"）

皮塔（Pitta）——负责人体新陈代谢的生命能量

认知者（Rishi）——吠陀预言家

日常养生（dinacharya）——阿育吠陀养生法

生命能量（dosha）——与人体和精神相关的三大基本代谢原则之一

生物火（agni）——消化之火

式（asana）——瑜伽姿势

属性（guna）——任何一种基本自然属性，例如：干、湿、热、冷等，也可以被分为纯质、翳质和激质——三大属性

酥油（ghee）——清澈半流质黄油

调息（Pranayama）——阿育吠陀呼吸训练

瓦塔（Vata）——负责人体动作的生命能量

味（rasa）——六味，即第一层组织

翳质（tamas）——惰性，人体内在的停滞冲动

余味（vipak）——食物在人体内消化后对人体留下的影响

瑜伽（yoga）——吠陀中的知识分支，即一种纯粹意识领域的完美融合；动作是瑜伽知识的分支，应称之为"哈达瑜伽"

自然体质（prakruti）——人类自然的身心体质

组织（dhatu）——人体七层体组织之一，即西医中的"人体组织"

鸣 谢

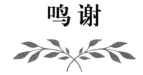

首先，我要衷心感谢我的家人，他们的深爱与支持是我完成本书的根本。

大卫·西蒙，我的朋友和同事，他的支持与深谋远虑为本书的修订工作贡献了力量；

两位伟大的代理人，我的挚友——林恩·富兰克林与穆里尔·内里斯，感谢他们对本书给予的信任；

我的亲密朋友，亨特里·邓特，他敏锐的文学判断力帮助我完善了本书的初稿写作；

我的编辑，彼得·贾扎迪力求尽善尽美的工作使我得以将最完美的著作献给读者；

最后还有所有为此书贡献力量的人们——医生、护士、教师以及乔普拉健康中心的所有工作人员，他们每日都在辛勤工作，为人类达到理想的完美健康境界而努力着。

要了解更多有关缔造完美健康的诊疗计划、产品和服务，还可登录我们的网站：www.mypotential.com。